Peter Schmidt
Ein Kaktus zum Valentinstag

Peter Schmidt

Ein Kaktus zum Valentinstag

Ein Autist und die Liebe

Patmos Verlag

VERLAGSGRUPPE PATMOS

PATMOS
ESCHBACH
GRÜNEWALD
THORBECKE
SCHWABEN

Die Verlagsgruppe
mit Sinn für das Leben

MIX
Papier aus verantwortungsvollen Quellen
FSC® C014496
FSC
www.fsc.org

Für die Schwabenverlag AG ist Nachhaltigkeit ein wichtiger Maßstab ihres Handelns. Wir achten daher auf den Einsatz umweltschonender Ressourcen und Materialien. Dieses Buch wurde auf FSC®-zertifiziertem Papier gedruckt. FSC (Forest Stewardship Council®) ist eine nicht staatliche, gemeinnützige Organisation, die sich für eine ökologische und sozial verantwortliche Nutzung der Wälder unserer Erde einsetzt.

Bibliografische Information der Deutschen Nationalbibliothek
Die Deutsche Nationalbibliothek verzeichnet diese Publikation in der Deutschen Nationalbibliografie; detaillierte bibliografische Daten sind im Internet über http://dnb.d-nb.de abrufbar.

3. Auflage 2012

www.patmos.de

Umschlaggestaltung: Finken & Bumiller, Stuttgart
Druck: GGP Media GmbH, Pößneck
Hergestellt in Deutschland
ISBN 978-3-8436-0211-2 (Print)
ISBN 978-3-8436-0264-8 (eBook)

Meiner lieben Frau, meinem Gnubbelchen, der Mau, und meinen lieben RaRas zugeeignet. Auch wenn ich es nicht auf die vielleicht aus eurer Sicht übliche Weise zeigen konnte, ich habe euch alle wirklich lieb.

Jeder Mensch aber ist nur er selber,
er ist auch der einmalige, ganz besondere,
in jedem Fall wichtige und merkwürdige Punkt,
wo die Erscheinungen der Welt sich kreuzen,
nur einmal so und nie wieder.
Darum ist jedes Menschen Geschichte wichtig.[1]

HERMANN HESSE

1 Textauszug aus: Hermann Hesse, Demian. Die Geschichte von Emil Sinclairs Jugend, in: ders.: Sämtliche Werke in 20 Bänden. Herausgegeben von Volker Michels, Band 3: Roßhalde, Knulp, Demian, Siddharta, S. 235.

278 Vorwörter

Liebe Leserinnen und Leser!

Vor Ihnen liegt eine außergewöhnliche Liebesgeschichte, geschrieben aus der Perspektive eines autistischen Menschen. Liebe mit Autismus, so sollte man meinen, das schließt sich gegenseitig aus. Das ist doch wie ein schwarzer Schimmel, eine Unmöglichkeit. In der Tat ist es in gewisser Weise so, als sei man schwul und wünscht sich aber eine Familie mit Haus, Hof und Garten.

Der Weg, dies umzusetzen, ist alles andere als üblich. Aber wo ein Wille ist, gibt es einen Weg. Und wer neue Wege gehen will, muss ohne Wegweiser auskommen! So lautet seit Schultagen mein Lebensmotto.

Diesen Weg zu gehen, bedeutet, mit konkurrierenden Sehnsüchten zurechtzukommen. Einerseits wollte ich immer allein sein, um alles unter Kontrolle zu haben. Andererseits fühlte ich mich einsam, und das wollte ich nicht sein. Die Sehnsucht nach Liebe und Geborgenheit ließ mich schließlich den Weg gehen, von dem ich nicht wusste, warum er über so viele himmelhoch eisige Berge führen musste, um endlich zum Ziel zu gelangen. Der Weg ist das Ziel! Und auch der längste Weg beginnt mit dem ersten Schritt.

Auf der Autismus-Bundestagung in Nürnberg im Jahre 2008 stellten meine Frau und ich unseren individuellen Weg vor – eine Liebe mit Autismus. Dabei stellte ich mein emotionales Erleben als Straße durch Landschaften dar. Heraus kam ein Vortrag, der von autistischen und nichtautistischen Menschen gleichermaßen sichtbar bewegend aufgenommen worden ist. Ich hatte einen Weg gefunden, darzustellen, was in mir passiert.

Seither spielte ich mit dem Gedanken, meine Geschichte aufzuschreiben. Doch die Verarbeitung meiner Autismus-Diagnose brauchte Zeit. Ein gutes Buch will aus der Distanz geschrieben sein. Denn erst wenn man auf dem Berg steht, sieht man wirklich, wie die Ebenen zu Füßen des Gebirges strukturiert sind.

Inhalt

Welt, ich komme!

Am 29. Juni 1985, einem rostbraunroten Tag, durchschreite ich zum letzten Mal das Hauptportal des Gymnasiums Groß Ilsede – als Schüler! Im wahrsten Sinne des Wortes mit dem Abi in der Tasche. Endlich frei! Welt – ich komme!

Am Abend abiballt es in einer Gaststätte. Die meiste Zeit verbringe ich dort mit den Papamamas, meinen Eltern, und mit Katrin, einer Mitschülerin, mit der ich gelegentlichen Kontakt habe. Der Ball geht allmählich zu Ende, als ich doch noch auf die Tanzfläche muss. Ich weiß nicht, ob es dreiviertelt oder vierviertelt, und überhaupt, ich kann meine Füße nicht sortieren. Arme Katrin – vermutlicherweise.

Aber dennoch spaßt es ungewöhnlich. Da spüre ich auf einmal etwas ganz Seltsames in mir, das ich von mir gar nicht kenne. Tanzen kann richtig Spaß machen! »Ja dann is Danz op de Deel, Danz op de Deel!« Nach diesem Lied tanzen Katrin und ich noch ein letztes Mal. Dann enden schließlich und endgültig die neun geduldig ertragenen Jahre auf dem Gymnasium Groß Ilsede. Das Lied echot in mir noch lange nach.

Die Schulzeit, sie ist nun endgültig und für immer vorbei. Unwiderruflich. Zeit für ein kurzes Resümee.

Es war einmal ein kleiner, geheimnisvoller Junge. Der zappelte an allen belebten Straßenkreuzungen und Bahnübergängen. Und kannte alle Länder samt ihren Umrissen und Hauptstädten. Derselbe Junge biss seine Mitschüler, wenn sie ihn ärgerten, weil er gehört hatte, dass er sich an der Schule einfach mehr durchbeißen müsse.

Ich bin nie in einen Sportverein eingetreten, weil es da viel mehr um das Gruppenerlebnis als um das Spiel ging. Auch in der Klasse fehlte mir der Zugang zur üblichen spontanen Cliquenbildung. Ich war nicht ein einziges Mal in der Disco, weil zu lärmig laut und ver-r(a)ucht, habe nicht eine einzige BRAVO selber gekauft, weil da einfach zu viel Blabla drinstand. Ich habe nicht ein einziges Glas Bier getrunken. Halt, jetzt hätte ich fast gelogen. Die einzig nennenswerte Ausnahme war auf einer Klassenfahrt. Da waren wir im Biermuseum in Heidelberg, einem offiziellen Programmpunkt, den die Klasse gegenüber der Schulleitung als Kultur verkauft hat. Ich habe auch nicht eine einzige Zigarette geraucht, weil das gesundheitsschädlich ist und obendrein sehr gardinen- und klamottenstinkend macht.

Und ich habe seit Jahren keine Geburtstagsgäste aus der Schule mehr eingeladen. Statt der Gesichter kannte ich die Nähte und Falten der Hosen der Mitschüler. Wie zum Beispiel den weißen, durchgescheuerten Ring auf der einen Tasche am Jeanshintern von Michael. Überhaupt schaute ich alle Menschen lieber von hinten an. So vermied ich den direkten, unangenehm wespenartig stechenden Blickkontakt.

Die Pubertät fiel für mich quasi aus. Weil ich nicht flirten konnte. Warum, das wusste ich nicht. Aber es war so. Ich spürte es. So zeigte ich auch keinerlei sichtbares Interesse am anderen Geschlecht. Manche meinten daher auch, ich sei schwul. Wie auch immer, ich wollte auf jeden Fall irgendwann auch einmal meine eigene Familie haben. Und die gab es nun einmal nur mit einer Frau, auch wenn manch ein Junge doch auch ganz attraktiv ausgesehen hat.

Die Schulpforte, sie liegt hinter mir. So beginne ich, das Leben nach der Schule zu planen. Die Meilensteine des Lebens sind schnell identifiziert: Studium überleben, einen Doktor machen, um endlich frei forschen zu können oder viel Geld zu verdienen, dabei möglichst eine Frau finden, später Familie gründen, Haus und Hof erstehen und vor allem viele Reisen rund um die Welt machen, um Straßen zu sammeln und Vulkane zu besteigen.

Endlich kann ich hoffen, eine Welt zu finden, die vielleicht mehr bereithält für Menschen, die so sind wie ich. Endlich kann ich hoffen, viele der ungeliebten Dinge nicht mehr tun zu müssen. Endlich kann ich meinen Plan umsetzen. Endlich ist der Klassenklatsch vorbei. Und ich habe die Aussicht, aus dem Dorfmilieu ins Rampenlicht der Welt zu treten. Aufbruchstimmung!

Clausthal-Zellerfeld ist eine überschaubare Stadt inmitten der Natur. Dort beginne ich mein Studium der Geophysik. Als mich meine Papamamas besuchen, haben sie mein grünes Büchlein mitgebracht, in das früher meine Mitschüler geschrieben haben. Ich frage meine Mutter, die für mich »die Locken« heißt, ohne dass ich sie jemals wirklich so genannt habe. Die Locken, weil ich sie als Kind immer unter der Haube mit diesen komischen, bunten, an drahtige Rohre erinnernden Lockenwicklern gesehen habe.

»Warum habt ihr denn das Ding mitgebracht?«

»Sieh mal rein, einer hat noch was reingeschrieben!«

Ich nehme das Büchlein und entdecke tatsächlich einen neuen Text auf einer Seite, die damals neben etlichen für Mitschüler vorgesehenen

Seiten auch immer leer geblieben war. Dort steht mit der Handschrift meines Vaters, des braunen Brummelbären, geschrieben:

»Gehst Du ins Leben nun hinaus,
halt eins hoch ›Dein Elternhaus‹.
Wie glücklich Dir auch fällt Dein Los,
vergiss es nicht, es zog Dich groß.

Mit den besten Wünschen
für den weiteren Lebensweg!«

Mit diesen Worten verabschiedet mich mein Vater, der sich nur selten um mich gekümmert hat, in die Unabhängigkeit. Brauner Brummelbär heißt er deswegen, weil er oft brummelte und meist braune Stoffhosen trug, wenn er gerade mal nicht in blauen Arbeitsklamotten steckte.

Als ich am nächsten Tag von der Uni nach Hause komme, finde ich einen kleinen Zettel auf meinem Schreibtisch. Darauf steht: »Ihre Mutter hat angerufen! Ihre Tante ist gestern Abend gestorben und am Mittwoch ist die Beerdigung. Sie möchten einmal daran denken.« Es dauert eine Weile, bis ich begreife, dass es sich um Tante Else handelt.

Die Locken kennt keine Tränen der Trauer von mir. Auch deswegen fordert sie mich immer wieder auf, »menschlicher« zu werden. Als zum Beispiel meine Omas starben, zogen für mich ihre hinterbliebenen Körper auf den Friedhof. Dort wurden sie zu Erblassern. So stand es jedenfalls immer auf einem Formularzettel. Tote nennt man im Amtsdeutsch offenbar so merkwürdig, weil ihre Hautfarbe erblasst, dachte ich. Das war alles. Ich trauere auch, aber anders als die Menschen, die ich kenne. Die regnen bei einem Todesfall oft im Gesicht, was ich bis heute nicht verstehe.

Tante Else war die Frau von Onkel Willi, der mit mir früher die lange Brücke über die Gleisspaghetti der Eisenbahn überquert hat, um mit mir zur autovollen Straße am Bahnhof und zur autoleeren Berlin-Autobahn zu gehen. Wo es leider keine Ausbeute für meine Autonummernbücher gab, in denen ich alle Fahrzeuge notierte, deren Ortskennzeichen ich zum ersten Mal sah. Beide wohnten früher in Peine, dort, wo das Eisen fauchend glühte und wo die Rohre im Rohrraum gluckurgelten.

Ganz in der Nähe ihrer alten Wohnung lag auch der Bahnhof. Immer wenn dort ein Zug hielt, tönte es aus schwarzlochigen, blechernen Trichtern: »Peine, hier Peine!« Gleich neben dem Bahnhof lag damals auch der drohglockende, rot-weiß gestangte, klengschrankende Bahnübergang. Das war früher die beste Stelle in der ganzen Stadt. Denn dort woppten die Autos über die schräglagigen Gleise. Rauf rein in die Stadt. Runter raus aus der Stadt. Bis die rot-weißen Stangenschranken drohglockten und immer wieder alles zugwartend erstarrte.

Dort erlebte ich stets ekstatische Freude. Dann tänzelte ich mit den Beinen und flatterte mit den Armen und Händen. Wie ein Vogel, so nannten es andere, die es sahen. Für diese anderen war ich stets der geheimnisvolle kleine Junge, der immer und überall seltsame Sachen machte.

Die gute alte Tante Else brauchte sich nun also endlich nicht mehr im Bett wund zu liegen, brauchte endlich keinen Gehbock mehr zu heben. Bei Tante Else durfte ich alle Schränke aufmachen, um zu schauen, was drinnen stand und lag. Tante Else, die mich immer fest drücken wollte, gegen meinen Widerstand, weil ich Schwierigkeiten hatte, angefasst zu werden. Tante Else, die immer den kuchigen Kaffee hatte, diese Tante Else ist nun also entkörpert.

Sie hatte allen Grund zu verzweifeln, doch sie war bis zuletzt ein lebensfroher Mensch gewesen. Auch dann noch, als sie längst ans Bett gefesselt war. Tante Else war immer lieb zu mir, sie war eine der Tanten, die mich bewunderten.

Immer mehr lieb gewonnene Menschen entschwinden auf einmal aus meinem Erleben, ohne dass neue nachkommen. Menschen, die meine Kindheit beeinflussten. Ältere Menschen, denn mit Gleichaltrigen spielte ich selten, als Jugendlicher fast gar nicht mehr. Ich spüre, wie ich immer mehr alleine zurückbleibe.

Ich muss selber für neue Freunde sorgen, die alte ersetzen können. Und in ferner Zukunft auch für eigene Kinder. Und das alles fällt mir schwer. Warum? Tante Elses Tod führt mir wieder einmal die Vergänglichkeit allen Seins vor Augen. Alles, aber auch alles, was deine Zeit als Kind geprägt hat, entschwindet auf einmal, sage ich mir.

Das Land, von dem ich aufbrach, ist auf einmal außer Sichtweite. Vor mir liegt unbekanntes Terrain. Wie ein Entdecker auf einem Schiff, der aufbricht, um unbekannte Welten zu finden, plane ich das Abenteuer, versuche ich, das Unbeherrschbare unter Kontrolle zu bringen. Einerseits fühle ich mich gefangen im eigenen Körper. Andererseits scheint es so zu sein, dass die Welt erst durch Körperung erlebbar ist: Welt, ich komme!

Vorboten einer fernen Sehnsucht

Hohe Tannen rauschen draußen im Winterwind. Ich bin im warmen Drinnen und schaue aus dem geöffneten Fenster. Es ist Dezember. Der dunkelste Monat im Jahr. Es sind nur noch wenige Tage bis Weihnachten. Starr stehe ich am Fenster. Starr sehe ich hinaus.

Mein Blick gilt einem Fußweg, der im fahlen, punktuellen Licht der Straßenlaternen liegt und steil einen Berghang hinaufführt. Von dort bin ich vor fast zwei Stunden hergekommen.

Meine Ohren lauschen dem stillen Rauschen der hohen Tannen, deren Zweige da draußen im Winde wedeln. Das erinnert mich an die still gelegene Hütte des Alm-Öhi aus der Zeichentrickserie »Heidi«. Genauso wie in diesem Film rauschen die Tannen jetzt in der Einsamkeit, meiner empfundenen Einsamkeit.

In meinem Gesicht beginnt es zu regnen. Ich war noch niemals im Leben so traurig wie jetzt. Es ist etwas passiert, das ich so noch nie vorher erfahren habe. Ich glaube, die Menschen nennen es Liebe, die verloren ging.

Mein Gesicht regnet sich ein, erst ein paar Tropfen, dann gießt es kitzelnde Ströme auf der Haut. Dieses Gesichtswetter dauert mehrere Stunden, es regnet mal stärker, mal wieder schwächer. Ich bin nicht in der Lage, so wie sonst der Natur vor meinem Fenster einfach nur zuzuschauen, einfach die Stille des Augenblicks zu genießen. Stattdessen erkenntnisse ich, dass ich das erste Mal im Leben im Zusammenhang mit einem Menschen traurig bin. Und damit vor allem, dass ich mein Leben nicht einsam und allein verbringen will.

Die latent in mir schlummernde Sehnsucht nach zweisamer Romantik ist erwacht. Noch nie fühlte ich mich so einsam. Allein sein, das kann ich immer wieder genießen, weil ich dann selbst bestimmen kann, was geschehen soll und was nicht. Aber einsam sein? Das will ich nicht. Diese Erkenntnis überkommt mich, wie die Morgenröte die Nacht ablöst.

Die Liebe kam an mich nicht ran. Und ich kam nicht an die Liebe ran. Und wer weiß, ob das, was ich glaube unter Liebe nun verstehen zu können, auch das ist, was die geliebte Person darunter versteht. Am fernen Horizont der wüstenhaften Gegend, die mein aktuelles inneres Erleben beschreibt, zeichnet sich eine spitzgratige Silhouette scheinbar unüberwindlicher Berge ab. Meine Lebensstraße führt geradewegs darauf zu.

Die Liebe, die ich entdeckte und noch bis vor wenigen Minuten sah, verschwand bei meiner Annäherung wie eine Fata Morgana. Vor mir liegen nichts als viele, viele Meilen Wüste. Vom grünen Land der Liebe ist weit und breit nichts mehr zu sehen. Gar nichts. Ganz im Gegenteil.

Die spitzgratigen Berge am Horizont verheißen himmelhohe Gebirge, also Gebiete eisiger Kälte, die zu überwinden sind, um in ein Land zu gelangen, in dem ich meine eigene Familie haben werde, in dem ich glücklich sein kann.

Ich spüre, dass für mich der Weg zu so einer wahren Freundschaft und Liebesbeziehung unermesslich lang und unendlich schwer sein könnte. Einige meinen ja sogar, es gebe ihn für mich gar nicht. Warum? Was steht da bloß im Weg, das ich nicht sehen kann? Ich verstehe das nicht.

Immer wieder ist es das versteckte Zwischenmenschliche, das alle Menschen um mich herum auf Anhieb verstehen, ich dagegen nicht. Und immer wieder frage ich mich, warum die Menschen Dinge wie Wegstrecken und Logik, die für mich auf Anhieb klar sind, nicht oder nur sehr mühsam begreifen.

Wieder einmal fühle ich mich einsam – verlassen – abgeschoben – verstoßen. Was war geschehen? Wie konnte es dazu kommen?

Ich war verliebt – ohne Gegenliebe.

Jeden Dienstag und jeden Donnerstag tanzten wir zusammen. Ich kannte Gesa aus den Geologieseminaren und habe sie vor acht Monaten gefragt, ob sie Lust habe, mit mir zu tanzen. Sie stimmte zu, und so tanzten wir uns im Laufe der Monate zusammen. Ganz am Anfang wusste ich nicht, wann es dreivierteIte und wann es vierviertelte. Ich tanzte einfach irgendwie. Es dauerte lange, bis ich einigermaßen Taktgefühl bekam. Und es dauerte auch lange, bis ich es ertragen konnte, ganzkörperlich berührt zu werden. Aber ich schaffte es. Ich verordnete mir dieses Training genauso wie das Training in der Gemeinschaft wie eine Art von Therapie.

Dafür trat ich vor zwei Jahren in die nichtschlagende, musikalische Studentenverbindung Ascania Halle-Clausthal ein, zu der auch Andreas gehörte. Ein Mensch, der stets das Gute in den Menschen sah. Mein erster freundschaftlicher Kontakt nach der Schulzeit. Er hatte mich in die Verbindung eingeführt. Und das, obwohl ich weder wirklich gut singen noch ein Instrument spielen konnte. Mit Andreas erlebte ich einsame Wanderwege im Oberharz, unsere gemeinsame Navigationshilfe war die verflixte Wanderkarte, auf der so mancher Weg nicht richtig eingetragen war. Offiziell in der Verbindung aufgenommen fühlte ich mich nach dem ersten »Zipfeltausch«, einem Ritual, das die Verbundenheit stärken soll. »Alles fest im Griff?!«, lautete damals mein Motto, das auf dem »Zipfel« eingraviert wurde, den ich von einem anderen »Bundesbruder« erhielt.

Je nachdem, wie die Rahmenbedingungen aussahen, hatte ich »alles fest im Griff« oder eben auch nicht. Fachliche Angelegenheiten im Studium waren meist unproblematisch, die Herausforderungen meines Lebens warteten ganz klar bei allem, was mit Beziehungen zwischen Menschen und mit Kommunikation zu tun hatte. Und um mich in diesem Bereich zu verbessern, versuchte ich mich in der Verbindung aktiv einzubringen.

Es kam sogar zu Auftritten vor den Alten Herren. *Mein kleiner grüner Kaktus* war eines meiner Lieblingsstücke, die wir sangen. Und besonders viel Spaß brachte mir stets die gesangliche Vertonung des Hauptsatzes der Differential- und Integralrechnung nebst Beweis, einer wichtigen Säule der höheren Mathematik.

Auch wurde es nötig, an den ganzen Stiftungsfestbällen aktiv teilzunehmen. Da trat ich dann den Damen auf der Tanzfläche erst einmal kräftig auf die Füße. Ich musste einfach parkettsicherer werden. Zum Glück gab es im Hochschulsportprogramm der TU Clausthal kostenlose Tanzkurse, die mich beim Lösen dieser schweren Aufgabe unterstützen sollten.

Die Tanztherapie schlug an. Von Mal zu Mal wurde ich besser. Ich erlebte geradezu eine Renaissance des Tanzens. Denn den ersten Tanzkurs zur Konfirmation, da wurde ich mehr getanzt, als dass ich selbst etwas im Griff hatte. Damals war ich froh, als dieses dorfübliche Pflichtprogramm endlich endete.

Tanzen, das war nichts für mich. Das erreichte mich überhaupt nicht. Und nun passierte schleichend gar das Gegenteil. Tanzen wurde zum Ritual. So konnte ich mir irgendwann gar nicht mehr vorstellen, wie ein Leben ohne regelmäßiges Tanzen überhaupt funktionieren sollte.

Es gelang mir, Gesa auf den nächsten Stiftungsfestball der Studentenverbindung Ascania Halle-Clausthal mitzunehmen. Das war gar nicht so einfach, denn sie hatte einen Freund, der in einer anderen Stadt studierte. Und sie trafen sich immer am Wochenende. Für diesen Ball musste sie in Clausthal bleiben, konnte also ihren Freund nicht sehen.

Für mich war das ein hohes Zeichen dafür, dass sie mich auch mochte, dass sie mich annahm, so wie ich gebaut war. Solche Menschen gab es bisher nur wenige. So erlebte ich auf diesem Ball mit ihr einen wahren Tanzrausch. Wann immer die Musik spielte, tanzten wir beide uns die Füße platt. Manchmal auch ganz alleine vor allen Leuten. Auch so etwas hatte es mit mir noch nie vorher gegeben.

Wir tanzten und tanzten und tanzten Kleid und Anzug amazonasnass. Amazonas, so heißt der Schweißfluss, der mir oft beim Schwitzen in der Rückgratkuhle körperabwärts hinten in die Hose fließt. Dieser Fluss trat hoffnungslos über die Ufer. Mein Anzug war bis aufs Jackett durchgeschwitzt. Die Hose klebte am Hintern fest.

Gesa hatte mir ganz nebenbei ein doppeltes Geschenk gemacht: Sie befreite mich vom blöden Small Talk an den Balltischen, den ich nie senden konnte und der mich auch nie wirklich erreichte. Und sie tanzte mit mir, was das Parkett vertragen konnte. Manchmal im Takt, manchmal im Gegentakt, manchmal doppeltes Tempo, Hauptsache Spaß – Spaß – Spaß.

»Peter, wo hast du DAS denn gelernt, vor einem Jahr konntest du doch noch nicht einmal einen Walzer von einem Foxtrott unterscheiden, und jetzt kannst du keinen Tanz auslassen! Was ist denn da passiert?«, wollten viele Bundesbrüder und Alte Herren wissen.

»Jeder Tanzkurs beginnt mit dem ersten Schritt!«, sagte ich nur. Kurzum, ich fühlte mich wie ein Fakir, der sein Nagelbrett umdreht und feststellt: »Ich glaub, ich hab da was Wunderbares entdeckt!«

Der Bewunderung für meine Tanzkünste stand aber auch Kritik gegenüber: Ich hätte mich viel zu wenig unterhalten, viel zu wenig am Tisch gesessen und vor allem, ich hätte vergessen, auch die anderen Damen, zumindest die an meinem Tisch, aufzufordern.

Ja, einzelne Tänze mit anderen Damen gab es ja, aber das war immer nur ein Rumstolpern. Auf diese Damen konnte ich mich nicht einstellen. Das Tanzen mit denen war kein Vergleich zu dem, wie geschmeidig es mit Gesa funktionierte.

Ich hatte Glück mit meiner Tanzpartnerin. Sie schien mich interessant zu finden. Irgendwann spürte ich, dass ich diese Partnerin für mehr als nur fürs Tanzen haben wollte. Das musste keimende Liebe sein!

Denn im Laufe der Zeit gehörte es dazu, sich nach dem Tanzen noch zu unterhalten. Dabei erzählte ich Gesa viele, viele Dinge, auch über Geologie und Astronomie, die sie anscheinend äußerst spannend fand, denn es dauerte oft Stunden, bis wir den Abend oben auf dem Berg, wo das Tanztraining im Foyer einer Schule stattfand, endlich beendeten. Anschließend ging ich stets den Fußweg an den hohen Tannen vorbei, der den Tanztrainingsort mit meiner Straße verband.

Heute aber war alles anders als sonst. Diesmal kam Gesa diesen Weg bis zu meiner Straße fahrradschiebend mit, denn ich hatte noch etwas Wichtiges zu sagen und bat sie, mich ein Stück zu begleiten.

Das Tanzen mit Gesa lieferte herrliche Erlebnisse. Ich wollte sie niemals mehr vermissen. Und obendrein hatte sie etwas, das mir offenkundig fehlte: das Gespür für zwischenmenschliche Kommunikation.

Kurzum, ich meinte, die ideale Partnerin vor mir zu sehen. So hatte ich mich in Gesa verliebt. Und das musste sie unbedingt jetzt zu wissen bekommen. Aber bloß wie – wie – wie?

Als sie sich verabschieden wollte und sich schon zum Fortfahren umdrehte, fasste ich allen Mut zusammen und sagte stotternd schlicht das, was ich die ganze Zeit über glaubte ihr sagen zu müssen, ohne dessen Konsequenzen wirklich durchdacht zu haben: »Gesa, du hast in mir bislang verborgene Sehnsüchte geweckt. Ich kann dich eigentlich nicht mehr hergeben. Ich glaube zu wissen, dass ich dich liebe! Gesa, ich habe gelernt, dich zu lieben. Ich liebe dich, ich habe dich geliebt, wenn du jetzt wegfährst, sollst du das wenigstens gewusst haben!«

Sie drehte sich wieder um und sagte zunächst nichts. Wir schwiegen uns an. Nach einiger Zeit fing sie an zu schluchzen, dann zu heulen, das sah ich, obwohl ich so etwas sonst nie sah, aber diesmal war es mehr als deutlich.

Dann erzählte sie mir, warum wir beide niemals zusammen kommen könnten – gesichtsregnend, über zwei Stunden lang. Ich erhielt das bis dahin wertvollste Feedback auf meine Außenwirkung mit konkreten illustrativen Beispielen: »Iiiih, mit DEM tanzt du?!«, »Dieser Typ ist doch total komisch, der hat doch gar keine Gefühle«, »Wie der schon geht, irgendwie steif und immer auf Zehenspitzen«, all das und noch viel mehr sollen andere über mich zu ihr gesagt haben.

Es waren nicht die Informationen an sich, die mich berührten, sondern dass Gesa trotz solcher Bemerkungen anderer über mich weiterhin mit mir getanzt hatte, dass sie sich davon offenbar überhaupt nicht hatte irritieren lassen. Respekt. Dann wurden vor ihr auch meine Augen feucht. Mich überrannten bisher nie da gewesene Gefühle. Wie eine Art Resonanz verschlechterte sich das Gesichtswetter von Gesa noch mehr. Ich hatte noch niemals eine Frau so regnen gesehen. Als sie ihre Stimme wiederfand, sagte sie:

»Peter, es ist wichtig, wie man miteinander umgeht, dass man miteinander glücklich wird, dass man den anderen auch versteht, mitfühlen kann. Du reagierst einfach nicht auf emotionale Signale, die dir andere senden. Es mögen Missverständnisse sein, aber das irritiert, man fühlt sich vernachlässigt.«

»Das kann ich halt nicht so wie andere, jeder Mensch hat Fehler!«

»Ja, aber es gibt Fehler, mit denen kann ich leben, und es gibt Fehler, mit denen kann ich nicht leben, wenn ich eng mit jemandem zusammen bin!«

»Du glaubst also nicht, dass wir trotz erheblicher gemeinsamer Interessen gut zusammen auskommen würden!«

»Ehrlich gesagt, nein! Auch dann nicht, wenn ich noch keinen Freund hätte!«

Das alles war hammerhart für mich. Doch ich wollte noch genauer erfahren, was andere über mich dachten:

»Gibt es noch mehr Beispiele, über die du reden kannst, was die Leute an mir komisch finden?«

»In den Geologieübungen zum Beispiel bist du allen sofort dadurch aufgefallen, dass du immer Steine dazugelegt hast, die du selber mitgebracht hattest. Das kam nicht gut an!«

»Ich wollte halt wissen, ob die Assistenten nur die Steine kannten, die in der Kiste waren, oder ob sie wirklich Ahnung von Geologie hatten!«

»Die anderen fühlten sich genervt! Irgendwie hatte ich auch den Eindruck, dass du von irgendetwas ablenken wolltest, dass du dich hinter deinen Witzen versteckst!«

Ja, ich hatte ihr gerne Witze erzählt, um kurzweiligen Gesprächsstoff zu haben. Ich dachte, Witze aller Art würden sie unterhalten. Daher fragte ich sie:

»Ablenken, wovon, verstecken, wovor?«

»Das weiß ich nicht. Aber ich habe das Gefühl, dass du hinter einer Art Mauer bist! Du bist liebenswürdig, keine Frage, aber ich komme irgendwie nicht richtig an dich ran.« Und dann nach einer Pause: »Stefan ist mein Freund – und das soll auch so bleiben.«

Während ich so das Straßenpflaster musterte, wandte sie sich ab und fuhr davon. Ich schaute ihr so lange nach, bis sie unten an der Kreuzung verschwand. Denn ich fühlte, wie ein wichtiges Kapitel in meinem Leben zu Ende ging.

Ja, dass sie zu ihrem Freund steht, das ist eigentlich eine sehr wertvolle Eigenschaft, die ich mir auch von einer Freundin wünschen würde. Und wenn sie Stefan für mich verlassen würde, würde sie gerade diese wichtige Eigenschaft verlieren. Da wird mir klar, dass ich mich zukünftig nur noch mit einer Frau anfreunden kann, die definitiv noch keinen Freund hatte, also jungfräulich ist!

Irgendwie bedanke ich mich im Stillen für diese allererste wirklich umfassende, unverhüllte Rückmeldung von Gesa. Es ist ein Schock. Aber auch ein wertvolles Feedback, das ich mir unbedingt zum Feedforward machen muss. Mir wird klar: Eine Liebe beruht nun mal auf Gegenseitigkeit, wenn von der anderen Seite nichts kommen kann, dann geht es eben nicht. Dann ist es gut so. Dann muss jetzt Schluss sein, alles andere wäre wirklich ein Irrweg.

Noch vor einem halben Jahr hatte ich nichts, aber auch gar nichts gefühlt. Ich war kalt, total kalt. Und jetzt hätte ich diese Gesa am liebsten nicht mehr hergegeben. In meinem Zimmer lege ich Musik in meinen Kassettenrekorder. Bei der Melodie von *Room with a view*, Zimmer mit Aussicht, überkommen mich die Gefühle. Ich gehe auf den Flur, um dort am Fenster zu sein. *Am Fenster*, ja, so hieß auch mal ein Lied, das ich immer wieder und wieder abspielte. Damals, als ich sechzehn war und ich beobachtete, wie alle anderen sich menschlich von mir immer weiter entfernten.

Nun bin ich melancholisch. Ich war genau genommen immer allein. Aber es hat mich nie wirklich gestört. Ich genoss es zu reisen, ich genoss Amerika, ich genoss Island, die Kanarischen Inseln, immer mit mir selbst. Keiner quatschte dazwischen, keiner nölte mich voll, keiner wollte was von mir. Ich bestimmte, wo es langgehen sollte, und da ging es auch lang, ohne Wenn und Aber. Das war ein schönes Gefühl.

Und nun zeichnen sich in mir konkurrierende Sehnsüchte ab: Zum einen die Sehnsucht nach Erhalt und Beherrschung der Situation. Und zum anderen die Sehnsucht nach menschlicher Geborgenheit und Heimat in einer eigenen Familie. Wie kriege ich das bloß zusammen? Ich glaube verschwommen zu ahnen, dass da noch ganz andere, für mich bislang äußerst nebulöse Dinge eine Rolle spielen.

»Gott, Manitu, Allah oder wie du auch immer heißen magst, wenn da ein Weg für mich existiert, dann lass mich ihn finden!« So bete ich mich gerne voran. Mein Weg wird kein leichter sein, denn bisher waren immer nur die Wege ausgeschildert, die nicht zu mir passen. Denn für schwierige, nicht alltägliche Wege über himmelhohe Gebirge und abgrundtiefe Schluchten scheint es keine Wegweiser zu geben. Da hilft nur Gott.

In ewig echoenden Gedanken versunken lege ich mich auf mein Bett. Mitsamt Klamotten schlafe ich schließlich darüber ein.

Über Weihnachten rette ich mich erst einmal auf meine Insel, indem ich nach Hause, in mein Elternhaus, fahre. Dort bin ich allein, aber nicht einsam. Die verbleibende Studienzeit bis zur Abgabe der Diplomarbeit werde ich von dort managen. Und die Prüfungsvorbereitungen werde ich auch von zu Hause machen. Ich muss dafür nicht jeden Tag an der Uni anwesend sein.

Wenige Monate später, nach viereinhalb Jahren Studium, habe ich mein Diplom geschafft: Diplom-Geophysiker steht auf der Urkunde der Universität. In der Geologieprüfung wurde ich Dinge gefragt, die so einfach waren, dass ich diese Prüfung sogar mit meinem Wissen aus der Grundschule hätte bestehen können.

Das Studium war über weite Strecken reine Urlaubszeit, vor allem in der sogenannten vorlesungsfreien Zeit, die ich immer als Semesterferien gesehen habe und nicht als Zeit für lästige Praktika oder Lernen. Ich brauchte die Zeit, um mich von den Menschen und ihrem Gehabe zu erholen. Das gelang mir immer am besten, wenn ich irgendwo auf den Straßen der Welt unterwegs war oder Vulkane bestiegen habe.

Es mag paradox klingen, aber ich studierte gerade dadurch sehr schnell und effektiv, weil ich vier Monate Ferien im Jahr hatte! Wieder einmal zeigte sich, dass nur ich selbst wusste, was für mich gut war und was nicht. Alle warnten mich davor, so viel Urlaub zu machen, ich würde ja nie fertig mit dem Studium. Wäre ich diesen Ratschlägen gefolgt, wäre ich noch lange nicht fertig, sondern hätte mich im Frust festgefressen.

Da das mit der Liebe in Clausthal ja erst mal nichts geworden ist und mir auch niemand einen wirklich attraktiven Job angeboten hat, entscheide ich mich, einen Kindheitstraum zu verwirklichen: Ich will das Ende der Gleise vom klengschrankenden Bahnübergang erleben. So steige ich in Peine in den Zug. Motto: Go East.

Was für ein herrliches Konzert, das bei Marienborn östlich von Helmstedt beginnt: Rattatta-klack-klack – Rattatta-klack-klack. So geht das bis nach Berlin und immer weiter und weiter – Warschau – Brest – Minsk – Moskau – Jaroslawl – vorbei an den vielen Schranken-Babuschkas, die in der Sowjetunion die Bahnschranken kurbeln, wie früher auch in Peine – Omsk – Nowosibirsk – Irkutsk – Ulan-Bator – Beijing – Wuhan – Changsha – Guangzhou – und schließlich Hongkong. Es ist einfach herrlich, aus dem Zugfenster zu schauen und die vorbeiziehenden Landschaften und Städte zu genießen. Die endlose Taiga, die innerasiatischen Steppen, die Wüste Gobi, die Reislandschaften und wilden, verdschungelten Berge im Süden Chinas.

Nach einem Intermezzo als Meeresgeophysiker an der Universität Hamburg entscheide ich mich, im Sommer auch noch in die andere Richtung bis ans Ende der Gleise zu fahren. Mit einem Interrailticket reise ich bis nach Marrakesch in Marokko und bis nach Narvik in Nordnorwegen. Es gibt nichts Schöneres als fahren – fahren – fahren.

Insbesondere auf diesen Zugfahrten und an den Orten, die ich besichtigt habe, fallen mir immer wieder die vielen reisenden Paare auf. Ob ich dieses Erlebnis auch einmal haben werde, frage ich mich immer öfter. So gewinnt die in mir schlummernde Sehnsucht nach Liebe wieder an Bedeutung. Sie überblendet mit jedem gefahrenen Kilometer die ewige Sehnsucht nach dem geplanten Abenteuer des Reisens.

Vom Tanzen zur Checkliste

Mein Studium setze ich als Doktorand an der Universität in Kiel fort, weil ich dort wenigstens halbwegs meinen Neigungen als Forscher nachgehen darf. Abseits der quirligen Stadt Kiel mitten in Gettorf finde ich meine Oase der Ruhe. Ich habe mir ein Zimmer bei einer alten Dame namens Vogt gemietet. Auf ihrem Anwesen herrscht eine häusliche, Geborgenheit ausstrahlende Atmosphäre.

Ihr Haus hat einen wunderschönen Gemeinschaftsraum, eine helle, freundliche, blumenreiche Loggia mit Fernsehgerät und einer total gemütlichen Eckbank. Von dort geht mein Blick stets in ihren grünen Garten, in dem auch viele ganz hohe Bäume stehen. In der Loggia esse ich morgens mein Frühstück, das gibt jedem einzelnen Tag den richtigen Schwung. Auch Abendessen mache ich mir hier regelmäßig. Und nicht selten setzt sich die Vermieterin dazu. Und dann erzählt sie mir spannende Geschichten aus Ostpreußen. Dort spielten sich ihre Kindheit und Jugend vor dem Krieg ab.

Dinge, die sie selber erlebt hat, ja erleben musste. Dinge, die sie gezeichnet haben. Vom großen Treck. Von eisiger Winterkälte. Und von ihren Partnerschaften und ihrem Mann, den sie lange Zeit hatte. Ostpreußische Strenge, Herzlichkeit und Herrlichkeit prägten sie nachhaltig. Heute ist sie Witwe und teilt ihr Haus gern mit Studenten und Doktoranden.

Natürlich besuche ich an meiner neuen Wirkungsstätte auch sofort die Tanzkurse des Hochschulsports. Auch finde ich dort problemlos Tanzpartnerinnen. Mit der Zeit ergibt es sich, dass ich mich dauerhaft und regelmäßig mit Brigitte, einer Studentin der Pharmazie, zum Tanzen verabrede. Obwohl sie auch schon einen Freund hat, macht mit ihr das Tanzen immer mehr Spaß. Sie eröffnet mir neue Welten.

Zum Beispiel entdecke ich mit ihr langsam, aber sicher auch die Diskothek für mich. Immer dann, wenn in Kiels größter Disco, der »MAX Music Hall«, die »Ballnacht« angesagt ist, wird auf der Fläche hauptsächlich Standard und Latein, aber auch Discofox getanzt. So gehen wir zusammen dorthin, um spaßige Tanzpraxis zu bekommen. Für mich ist das eine Art Disco-Therapie.

Ich merke schnell, dass Discos für mich keine Orte sind, um einmal meine Frau fürs Leben zu finden. Die ganzen Frauen, die da hingehen, sind nicht mein Typ. Und der Lärm und der Rauch werden mit zunehmender Stunde am Abend immer unerträglicher. Und die Musik ist leider immer viel zu laut.

Immerhin schaffe ich es, Brigitte zu überreden, dass wir unsere Tanzpausen immer lärmfrei und erholsam vor der Disco einlegen. Im Winter ziehen wir uns dazu sogar in mein Auto zurück, das in der Nähe auf einem Parkplatz steht. Natürlich habe ich darin auch einen Vorrat an Getränken gebunkert. Das spart ganz nebenbei noch Verzehrkosten.

Nach wie vor spaßt es viel beim Tanzen. Und ich möchte das Tanzen nicht mehr missen. Aber aus irgendeinem Grund scheint es für mich nicht vorgesehen zu sein, auch einmal eine Frau beim Tanzen kennen zu lernen. Denn da gehen anscheinend nur vier Arten von Damen hin:

1. solche, die schon lange gerne tanzen und demzufolge auch bereits einen Partner haben;
2. solche, die zwar gerne tanzen, aber die mit einem tanzfeindlichen Partner zusammen sind und keinen Partner außerhalb des Tanzens mehr haben wollen;
3. solche, die das Tanzen nur benutzen, um jemanden zum kurzfristigen Spaß kennen zu lernen, und
4. solche, die zwar auch einen Partner suchen, die aber irgendetwas an sich haben, was auch andere schon abgeschreckt hat, also solche, die keinen Partner abbekommen.

Wo ich für mich mal eine Freundin finden soll, weiß ich nicht. An der Uni unternehme ich viele Versuche, Freundschaften zu knüpfen. Wir treffen uns in Studentenkneipen, wo es immer so viel Gezwatscher, ein undefinierbares Stimmendurcheinander, gibt. Wir spazieren durch den Botanischen Garten, tanzen zusammen. Mehr passiert nicht. Denn immer wieder wollen die Damen außer der gegebenen Freizeitbeschäftigung mit mir tiefer gehend keinerlei Bindungen eingehen. Lockere Freundschaften: ja, aber engere Beziehungen: nein. Aus irgendeinem geheimnisvollen Grund wird daraus nie etwas.

Ich mache mir Gedanken. Vielleicht muss ich wählerischer sein, um mein Ziel zu erreichen? Im Laufe der Zeit erarbeite ich mir eine Checkliste mit wichtigen Merkmalen und Eigenschaften, die eine Frau haben muss, damit sie zu mir passt:

- Ehrlichkeit, Offenheit und Transparenz
- Verlässlichkeit
- natürlicher, häuslicher und familiärer Typ
- ähnlicher Musikgeschmack
- Ruhe ausstrahlender Typ
- Interesse an gemeinsamen Freizeitaktivitäten, die das Partnererlebnis nachhaltig stärken, zum Beispiel Fahrradfahren, Wandern, Tanzen, Reisen; entweder sollte sie mitmachen oder zumin-

dest akzeptieren, dass ich diesen Aktivitäten zeitweise alleine nachgehe
- Nichtraucherin
- alkoholphobe Einstellung

Innere Werte sind für mich viel wichtiger als ihre äußere Erscheinung. Insbesondere wünsche ich mir keine nach Selbstdarstellung oder ewigem Flirt lechzende Discotante, die zwar vielleicht vom Äußeren her sexuell anregend ist, aber ansonsten nichts zu bieten hat. Mit einer Frau, die vielleicht nicht so toll aussieht, aber dafür ein »Schatz« ist, werde ich letztendlich viel glücklicher werden.

Ich werde bei allen Bekanntschaften, die ich in Zukunft mache, sofort überprüfen, ob eine Frau diese Punkte erfüllt, bevor ich mich weiter mit ihr beschäftigen werde. Im Laufe der Zeit lerne ich mehrere potentielle Freundinnen kennen. Die meisten davon beim Tanzen im Rahmen des Hochschulsports, andere irgendwo an der Uni. Auch schalte ich eine Annonce im Kieler Stadtmagazin:

> »Doktorand, 24/176 (kein Discotyp), sucht nichtrauchende Sie (19–26 J.). Begeistern auch dich phantastische Landschaften, Naturerlebnisse und Traumstraßen? Bringst du noch Spaß am Tanzen mit und zählen für dich Natürlichkeit, Romantik und Offenheit, dann sollten wir uns endlich kennen lernen!«

Neben einer Fülle unseriöser Angebote sind einige Damen dabei, mit denen ich mich treffe. Aber keine davon erfüllt wenigstens eine Mindestanzahl der Punkte auf meiner Checkliste. Die Frau, die ich suche, scheint es nicht zu geben.

Der Winter neigt sich dem Ende zu. Mittlerweile ist es morgens bereits hell. Wenn ich wach werde, begrüßt mich herrliches, helles Vogelgezwitscher, das von Tag zu Tag immer mehr wird. Es erweckt in mir die Lebensfreude. Und es verstärkt meine Sehnsucht nach einer Partnerin.

Erste Beziehungspraxis

Derjenige, über den ich seinerzeit mein Zimmer in Gettorf vermittelt bekam, ist Mitglied einer Kieler Studentenverbindung. Als er von mir erfährt, dass ich ebenfalls einer Verbindung angehöre, lädt er mich zum Ball anlässlich des Stiftungsfestes seiner Verbindung ein. Dort lerne ich Cordula kennen, mit der ich mich auch nach dem Fest immer mal wieder treffe.

Ganz vorsichtig tasten wir uns von Treffen zu Treffen mehr an den anderen heran. So lernen wir uns immer besser kennen und beginnen uns zu mögen. Jedenfalls hat es den Anschein, denn ich darf ausprobieren, wie es ist, sie zu umarmen und zu berühren. Und sie darf mich auch berühren.

Gelegentlich tauschen wir sogar schon Küsse aus, obwohl mir das überhaupt nicht gefällt. Denn nach meinem Kennenlernplan, den ich mir mittlerweile aufgestellt habe, ist das Küssen noch nicht dran. Mindestens neun Monate müssen eigentlich vergehen, bevor ich sagen kann, ob ich sie wirklich lieben kann oder nicht.

Aber sie will es schneller. Frauen scheinen das so zu wollen. Das bestätigen diverse Filme im Fernsehen. Also bin ich bereit, mich darauf einzulassen. Aber es sind irgendwie noch keine echten Liebesküsse. Wir tanzen auch miteinander, wir fahren Fahrrad, machen Ausflüge, besuchen Flohmärkte und auf ihre Initiative hin Kulturveranstaltungen.

Ich bin froh, dass wir so viel gemeinsam unternehmen können, eine solche Zweisamkeit habe ich vorher noch nie erlebt. Das bringt uns immer näher zusammen. Natürlich stelle ich Cordula meiner Vermieterin vor. Nachdem sie gegangen ist, bekomme ich am Abend ein seltsames, ermahnendes Feedback: »Herr Schmidt, diese Dame ist für Sie viel zu unterkühlt. Sie haben zwar Schwierigkeiten, Gefühle zu zeigen und zu erkennen, aber Sie sind innerlich warm, sehr warm. Und Sie brauchen eine Frau, die innen auch warm ist, so wie Sie. Diese Dame, Herr Schmidt, diese Dame ist viel zu kalt für Sie.«

Ich kann mit diesen Worten wenig anfangen. Menschen haben immer eine Temperatur von ungefähr 37 Grad. Haben sie eine höhere oder niedrigere Temperatur, dann sind sie krank. Aber ich spüre auch, dass Cordula nicht so ist wie ich. Und dann sind da ja noch die Punkte meiner Checkliste, die sie nicht wirklich erfüllt: Sie kann nicht so lange tanzen wie ich, nicht so lange Fahrrad fahren wie ich und geht andauernd in ein Fitness-Studio.

Immer wieder hat Cordula keine Zeit für gemeinsame Unternehmungen. Das finde ich sehr bedauerlich. Wer keine Zeit hat, für den ist etwas anderes wichtiger. Und das ist ohne Wertung. Für mich heißt das, dass ich in dieser Zeit nicht so wichtig in ihrem Leben bin wie ihre Gesundheit! Das ist grundsätzlich okay, denn auch für mich ist die Gesundheit das Wichtigste, aber warum muss man sich Gesundheit in Fitness-Studios abholen?

Solche Fitness-Center sind für mich wie Folterkammern, vor allem diese Krafträume darin. Warum mühen sich Menschen in geschlossenen Räumen ab, wenn sie doch draußen so schön Ausdauersport in Form von Fahrrad fahren machen könnten? Dafür hat Cordula dann keine Zeit mehr oder ist schon bald komplett erschöpft. Schade.

Wenn ich joggen wollen würde, würde ich draußen Strecke machen, die Natur dabei erleben, Eindrücke aufsaugen, frische Luft einatmen, aber doch nicht auf der Stelle laufen, während die Gummistraße unter mir durchzieht. Wie frustrierend, man läuft, macht und tut und kommt dennoch nicht vom Fleck!

Ich weiß nicht, ob ich Cordula wirklich liebe oder nicht. Ich weiß nur eines, ich will eine Frau haben, mit der ich ewig zusammen sein kann. Ich zweifle immer mehr, ob Cordula diese Frau ist.

Den Sommerurlaub verbringen wir ohnehin getrennt. Sie fährt mit einer Reisegruppe quer durch die USA. Diese Tour hatte sie schon gebucht, bevor wir uns kennen gelernt haben. Und ich bin mit dem Forschungsschiff »Meteor« zwischen Teneriffa und Gran Canaria unterwegs mit abschließender Überfahrt nach Hamburg.

Bei herrlichstem Sommerwetter passieren wir nach vielen tausend Seemeilen die deutsche Nordseeküste. Fremdartig wie eine Fata Morgana sehen die Inseln und die fern hinter dem Horizont liegenden Häfen aus. Gewaltige Luftspiegelungen lassen die ententeichartig glatte Oberfläche des Wassers mit dem Himmel bizarr verschwimmen. Wie ein surrealistisches Gemälde. Welch verkehrte Welt, durch Mauern aus Luft verzerrt.

Schiffe, die scheinbar kieloben fahren, weil deren Aufbauten nach unten zeigen, Inseln, die in der Luft hängen, und Schiffe, die auf einmal zu Strichen zusammenschmelzen, bevor sie wieder größer werden, wenn sie sich der »Meteor« nähern. Die Menschen an Bord brutzeln sich unter der stechenden, steil stehenden Sonne braun – und das auf der Nordsee!

Mit Einbruch der Dunkelheit tuckern wir in eine tropisch anmutende laue Nacht hinein. Es geht die breite Elbe hinauf. Als wir am nächsten Morgen schließlich im Hafen von Hamburg ankommen, ist da niemand, der mich abholt. Auch keine Cordula, denn sie ist ja in Amerika. So fühle ich mich verlassen.

Wochenlang saß ich mit anderen Menschen im wahrsten Wortsinne im selben Boot. Es war zeitweise anstrengend, weil manche Menschen mit meiner Art zu sein nichts anfangen konnten oder wollten. Aber es war auch sehr schön, was das Sammeln von Erfahrungen und Erlebnissen angeht.

Nach dem Ende der Forschungsfahrt erreicht mich eine Postkarte aus Amerika. Merkwürdige Dinge stehen darauf. Sätzeweise berichtet Cordula über die Reisegruppe. Wie toll die ganzen Leute so seien und dass ihr die Reise deswegen sehr gut gefalle. Kaum ein Wort über die Landschaft oder über Amerika. Das gibt mir zu denken. Sie berichtet zwar vom Yellowstone-Nationalpark, aber vor allem, dass sie dort just dann auf Toilette musste, als der Old-Faithful-Geysir ausbrach. Und dass danach die Gruppe, zu der sie gehörte, abgefahren sei. Und dass sie daher leider den Ausbruch nicht erleben konnte. Und dass das ja nicht so schlimm sei.

Wenn ich dringend auf Toilette gemusst hätte und ausgerechnet in diesen Minuten der Geysir ausgebrochen wäre, der nur alle zwei Stunden spuckt, dann hätte ich mit Nachdruck darauf bestanden, diese Zeit abzuwarten. Ich wäre niemals in den Yellowstone-Park gekommen, um statt des berühmten Old Faithful in Eruption nur eine Toilette zu sehen. Yellowstone ohne Old Faithful, das käme einer Amputation der Reise gleich. Da wäre die ganze Reise sofort mit ungenügend bewertet worden. Und wenn die ganze Gruppe ohne mich weitergefahren wäre! Da hätte es keine Argumente seitens des Reiseleiters oder der Gruppe gegeben, die mich von meiner Blockade abgebracht hätten. Mir wird auch klar, dass ich den Rest der Reise in dieser Gruppe kein Wort mehr über die Lippen bekommen hätte, wenn man mir dieses Verhalten übel genommen hätte.

Ich spüre, dass hier ein grundlegender Unterschied zwischen uns beiden liegt. Dass wir uns hier fatal fürchterlich gestritten hätten, wären wir gemeinsam auf Reisen gewesen, weil ihr die Gruppe und ihr Ansehen in der Gruppe wichtiger sind als der Old Faithful. Amerika scheint für sie nur eine Kulisse zu sein. Es geht ihr mehr um das Gruppenerlebnis als um das Ziel. Das ist bei mir völlig anders. Wenn ich verreise, dann will ich eine neue Gegend kennen lernen. Ich will mich nicht mit einer Reisegruppe amüsieren. Im Gegenteil, auf die könnte ich auch verzichten. Eine liebe Postkarte, die mich dennoch zum Grübeln bringt.

Ich entschließe mich, zu Cordulas Eltern zu fahren und mit ihnen über Cordula zu reden. Denen erzähle ich, dass ich es sehr schade finde, dass ihre Tochter leider viel zu schnell schlappmacht beim Ausdauertanzen und beim Fahrradfahren. Da habe ich mir Frauen anders vorgestellt. Daraufhin sagen sie mir, dass Cordula eben nicht so ausdauernd sei wie manch andere Frau. Das bedeutet für mich sofort, dass nicht alle Frauen so sind wie Cordula, dass es da noch Alternativen geben könnte, mit denen ich langfristig erheblich glücklicher werden könnte.

Ich beginne in mir zu spüren, dass ich Dinge, die mir etwas bedeuten, niemals dem Interesse, endlich eine Beziehung zu haben, unterordnen darf. In mir konkurrierende rationale und emotionale Sehnsüchte müssen kooperieren können. So komme ich immer mehr zu dem Schluss, dass Cordula sich bei vielen Begebenheiten nicht so verhält, wie ich es mir gewünscht hätte.

Ich identifiziere diese Situationen als Testbestandteile, die sie (noch) nicht erfüllt. Dazu gehört der Trutschentest – sie verbringt zu viel Zeit beim Juwelier, so viel Geld sind mir diese kleinen Klunker einfach nicht wert. Auch versagt sie beim Etepetete-Test, weil sie zu viel Wert auf Status und Symbole legt, zu viel essen gehen will. Da wünsche ich mir definitiv doch einen häuslicheren Typ. Eine Frau, die mir später auch mal bei Alltagsschwierigkeiten den sprichwörtlichen Rücken freihalten kann.

Auch ihre Idee, dass wir ja im Winter zusammen nach Skandinavien fahren könnten, um dort urgemütliche Stunden in einer Holzhütte am offenen Kamin zu verbringen, klingt zunächst reizvoll, ist aber bei genauerem Hinsehen nicht das, was ich möchte, nämlich gemeinsam die große, weite Welt zu entdecken.

Oder bin ich doch zu hart? Ist sie wirklich durchgefallen oder muss ich meine Ansprüche anpassen, wenn ich wirklich eine Beziehung begründen möchte? Das Parlament in mir kämpft. Die rationale Fraktion diskutiert gegen die intuitive Fraktion, immer wieder ohne Ergebnis.

Aber dennoch merke ich in mir, wie die Liebe, die ich zu spüren glaubte, von Tag zu Tag weniger wird. Da man sich auf mich verlassen kann, versprochen ist versprochen, hole ich Cordula wie verabredet vom Flughafen in Hamburg ab. Dabei spüre ich deutlich mehr Distanz als vor der langen Trennung. Die Beziehung hat sich abgekühlt. Hat Frau Vogt also doch recht? Und diese Postkarte, zeigt sie nicht doch, dass sie ein ganz anderer Mensch ist als ich? Aber Menschen, und vor allem Frauen, sind sowieso anders, tröste ich mich selbst.

Wenige Wochen später verabreden wir uns in einer Pizzeria. Dort erzähle ich ihr von meinen Beobachtungen, denn ich brauche einfach Klarheit, Offenheit, Ehrlichkeit und Transparenz. Interessanterweise sieht sie die gleichen Differenzen, so dass wir im gegenseitigen Einvernehmen unsere Beziehung zu einer Freundschaft degradieren. Es war eine schöne Zeit, beide haben wir viel gelernt, vor allem ich.

Als ich die Pizzeria verlasse, fühle ich mich verlassen. Wieder allein. Aber es ist nun mal die nackte Wahrheit, die Beziehung gewann einfach keine Höhe. Wenn alle Frauen so sind, werde ich wohl allein bleiben müssen. Die einzige Hoffnung, die ich noch habe, ist die Aussage von Frau Vogt, dass Cordula für mich zu kalt gewesen sein soll. Und dass es warme Frauen geben soll. Aber wie ich die finden und sogar ansprechen soll, das weiß ich nicht.

Auf der Straße nach Irgendwo

Ich blicke auf den vor mir liegenden Abschnitt der Lebensstraße, auf die von mir selbst vielbesungene *Road to Anywhere*. Dort sehe ich immer noch in weiter Ferne die Silhouette spitzgratiger Berge, die einfach nicht näher kommen wollen. Sie müssen unermesslich hoch sein, wenn ich sie aus dieser Entfernung sehen kann. Hoffentlich entpuppt sich die gewählte Route des Lebens nicht als *Vainy Mountain Road*, als Straße, die sich in den Bergen verliert, ohne sie jemals zu überqueren.

Wieder einmal überlege ich, ob ich wirklich auf dem richtigen Weg bin. Vielleicht bin ich ja ein Wüstenmensch und finde in der endlosen Weite mehr Glück, als wenn ich dorthin fahre, wo die Zweisamkeit regiert. Wer weiß das schon? Immer wieder gibt es unbeschilderte Abzweigungen. Immer wieder werde ich unsicher. In mir konkurrieren die Sehnsucht nach Weite und die Sehnsucht nach Nähe. Nähe haben können, wenn ich sie brauche, Ferne und Weite, wenn ich das brauche.

An einer Abzweigung auf der Straße meines Lebens mache ich eine Rast, um mich zu sammeln. Ganz genau trage ich zusammen, was dafür spricht, von hier fortan den einen oder den anderen Weg zu nehmen. Und das sieht dann so aus:

Wenn ich den Weg des Alleinseins nehme, dann hat das folgende Vorteile:

- Alles bleibt unter eigener Kontrolle
- Planbarkeit der Reise
- Keine fremden Bedürfnisse zu berücksichtigen
- Ruhe in der Wohnung
- Keine Konflikte
- Kann machen, was ich will
- Ende der Suche, denn es gibt sowieso keinen perfekten Partner

Wenn ich dagegen weiterhin den Weg zu einer Partnerschaft verfolge, dann kann das folgende Vorteile haben, vorausgesetzt, ich finde einen Weg über diese Berge am Horizont:

- Gemeinsames Erleben
- Familie mit Kindern
- Menschliche Wärme und Leben im Haus, keine Einsamkeit
- Aufgabenteilungen
- Fokus auf eigene Stärken durch Kompensation von Schwächen durch den Partner
- Horizonterweiterungen/Anregungen
- Unterstützung durch den Partner
- Sexuelles Erleben

Ich sitze in der hölzernen Loggia und schaue nach draußen. Dann schalte ich den dort stehenden Fernseher ein. Ich schaue selten fern, aber vielleicht lenkt mich das nun ein wenig ab. Es läuft gerade eine Sendung, die mich sehr an meine Kindheit erinnert.

Dieses dörfliche Ensemble. Wie ich im Garten meine Straßen anlegte, wie ich das Gebüsch als den heimischen Dschungel sah, wie andere Kinder mit mir Schule spielten, ich war dann immer der Lehrer, weil nur diese Rollenverteilung für mich und alle anderen Spaß brachte, wie ich stundenlang in meinem Zimmer Mehrtausendteile-Puzzles zusammenbauen konnte, wie ich mit dem Fahrrad überall hinfuhr, um alle Straßen gesehen zu haben.

Bei dem Gedanken, dass diese Zeiten für immer und ewig in meinem Leben vorbei sind, beginnt mein Gesicht nass zu werden. Stundenlang hallen die hellen Stimmen der Kinder aus dem Dorf im Fernsehen noch nach. Mir wird immer klarer, dass es nur genau eine einzige Möglichkeit gibt, diese Zeit noch einmal zu erleben. Indem ich eigene Kinder habe.

Begegnung mit einem toten Freund

Wieder ist ein Wäschepaket bei mir eingetroffen. Von der Locken, wie alle sechs Wochen. Inmitten der duftenden, mich streichelnden, sauberen Wäsche finde ich ein Kuvert mit einem Zeitungsausschnitt sowie einen Zettel mit ein paar Zeilen meiner Mutter.

Der Zeitungsausschnitt entstammt der letzten Seite, auf der immer die Todesanzeigen stehen. Doch diese Anzeige ist anders. Da steht nicht der Name einer alten Oma drauf, sondern der Name eines Menschen, mit dem ich etliche Jahre zusammen an der Schule verbracht habe: Roland.

Er war einer der vier Geeks und Nerds meines Abijahrgangs, einer der vier Mathefreaks, einer der vier Physikcracks und einer der vier einzigen Schüler, die den noch schulfrischen Informatikunterricht genossen. Einer von denen, die immer mehr wussten als der Lehrer.

Er war schon an der Schule krank, obwohl man ihm nichts ansah. Seine Mutter stand einmal vor dem Lehrerzimmer und sagte nur wenige Worte, die sich mir deswegen einbrannten: »Es ist ernst, sehr ernst!« Dann regnete es in ihrem Gesicht. So erfuhr ich, dass er Krebs im Blut haben sollte. Doch gesehen hatte man es nicht.

Er trug oft eine weinrote, enge Hose, dazu ein gelbes knappes Shirt. Oder eine enge ausgewaschene Jeans, bei der die Naht hinten schief war, deren eine Tasche geflickt und aufgesetzt war und die ihm vorne bei einer Schneeballschlacht an der Schulbushaltestelle platzte, weil zu eng im Schritt.

Er war eine Frohnatur, er hatte nicht – so wie ich – diese Mauer in sich, die sowieso keiner an der Schule zu haben schien. Er nahm seine Krankheit sehr gelassen. Er ging das Leben offensiv an. Er hatte überhaupt keine Probleme im Umgang mit seinen Mitschülern. Er war überall beliebt.

Nun halte ich eine Anzeige in der Hand, auf der sein Name steht. Es war also tatsächlich sehr ernst. Er hat den Kampf mit dem Krebs verloren. Er hatte keine Gelegenheit, das Leben jenseits der Schulpforte in vollen Zügen zu erforschen.

Ich bin getroffen. Und weiß eigentlich gar nicht, warum. Ich bin nicht traurig, nein, ich bin getroffen. Weil mir die Vergänglichkeit des Seins wieder einmal unmittelbar begegnet. In diesem Moment. Sein Tod ist ein untrügliches Zeichen der ewigen Veränderung. Er kannte mich, ich kannte ihn.

Damals, als meine Omas starben, erreichte mich das nicht. Man war vorbereitet auf den Abschied, auf den Umzug des morschen und faltigen Körpers auf den Friedhof. Das gehörte zum Plan. Aber dass dieser Typ mit den engen Jeans nicht mehr da sein soll, macht mich betroffen.

Er war jünger als ich, er hatte im Sommer Geburtstag. Auch das weiß ich noch. Er hätte, wenn er es sich gewünscht hätte, als Kind zum Geburtstag sicherlich ein Kettcar bekommen, das Kettcar, das ich nie bekam, weil ich im Winter Geburtstag habe. Und im Sommer gab es keine Kettcars als Geschenk. Jedenfalls nicht bei meinen Papamamas. Weil da ja kein besonderer Tag im Kalender stand.

In den wenigen Zeilen empfiehlt mir die Locken, ihm doch eine Trauerkarte zu schreiben. Wie und warum soll ich ihm eine Karte schreiben, er kann sie doch sowieso nicht mehr lesen? Aber eine tiefe Stimme in mir sagt, dass ich seinen am Grabstein stehenden Verwandten mitteilen müsse, dass ich an ihn denken musste.

Trauerkarten, die bekommen doch immer diejenigen, die noch da sind, die ihn kannten, die mit ihm verwandt waren. So kaufe ich eine Karte und schreibe darauf folgende Zeilen:

Lieber Gott! – Warum?
Er war doch so jung und rein,
sorgte für manchen Sonnenschein
und kämpfte, um zu leben,
tat nach Höherem streben;

und dennoch – es sollte nicht sein!
Es herrscht Silentium!
Peter Schmidt

Dann frankiere ich das Kuvert und bringe es zum Briefkasten. Auf dem Rückweg frage ich mich, warum ich das getan habe. Er war doch gar kein richtiger Freund von mir. Einfach nur ein Kurskamerad an der Schule. Privat habe ich den doch nie besucht – und er mich auch nicht. Wir verstanden uns nur, weil er genauso wie ich die Sprache der Mathematik und die der Formeln, die einzig ehrliche Sprache der Welt, wohlwollend beherrschte. Das verband uns.

So beginne ich mir Gedanken darüber zu machen, was denn überhaupt ein Freund ist. War er ein Freund oder nicht? Und was gibt es für Arten von Freunden? Meine Überlegungen finden Eintrag im »Philos«, meinem Tagebuch. Das besteht sowohl aus Buchkalendern, in denen Ereignisse und Meilensteine festgehalten werden, als auch aus losen Seiten, die dann in Ordnern themenbezogen zusammengefasst werden.

Der Freundekomet

Wann ist ein Freund also ein Freund? Freunde können Menschen sein, die ich

- nicht kenne, die mir ganz schlicht und einfach wohlgesonnen sind;
- flüchtig kenne, die mir wohlgesonnen sind;
- etwas besser kenne, weil sie zum Beispiel in derselben Klasse sind, und die mir wohlgesonnen sind;
- etwas besser kenne und mit denen ich mich auch hin und wieder mal treffe;
- etwas besser kenne und mit denen ich mich oft treffe;
- ganz gut kenne und mit denen ich mich öfter treffe;
- die ich sehr gut kenne und mit denen ich öfter zusammen bin;
- die ich so gut kenne, dass ich ihnen mehr über mich erzählen kann als das, was andere auch von irgendwoher über mich wissen könnten.

Dann höre ich auf zu sammeln, weil die Worte zu unübersichtlich werden. Weiter bringt mich immer das Denken in Strukturen und Bildern, deshalb fertige ich ein Diagramm an. Das sieht etwa so aus:

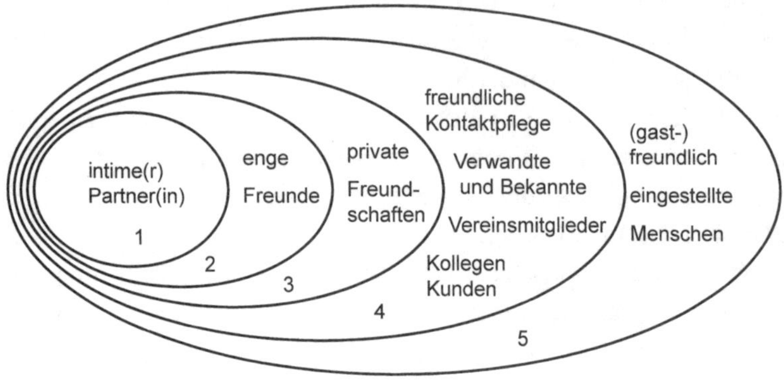

Der „Freundekomet"

Das Bild zeigt mir wichtige Sachen. Es gibt den harten Kern wie bei einem Kometen. Das sind intime und enge Freunde. Und es gibt den weichen Bereich, angefangen von privaten Freundschaften über weitere Verwandte und Bekannte aus unterschiedlichsten Gruppen bis hin zu einfach mir gegenüber freundlich gesonnenen Menschen, die mich kennen.

Das Modell ist so zu verstehen, dass jeder innere Ring immer Teil des äußeren ist. Zum Beispiel ist eine intime Partnerschaft immer auch automatisch eine enge Freundschaft. Umgekehrt gilt dies natürlich nicht. Damit bestimmt bei mir allein der Grad der Vertraulichkeit die verschiedenen Arten einer Freundschaft.

Für mich sagt dieses Diagramm zum Beispiel aus, dass ich mir nur mit einem engen Freund oder einer engen Freundin intimen oder körperlichen Kontakt vorstellen kann. Das heißt, zu einer Partnerin müsste engste Vertraulichkeit bestehen, also sind Offenheit und Ehrlichkeit absolute Notwendigkeiten.

Aber beim Anblick dieses Modells offenbaren sich mir weitere interessante Erkenntnisse. So wird zum Beispiel transparent, dass Eltern, also meine Papamamas, nicht automatisch zum innersten Kreis gehören. Und dass Klassenkameraden, Mitstudenten, Tanzpartnerinnen und auch Nachbarskinder, mit denen ich früher gelegentlich gespielt habe, in äußere Kreise einzuordnen wären. Roland zum Beispiel wäre in der Kategorie 4.

Die Papamamas gehören wohl noch am ehesten zu den privaten Freunden, zumindest in den allermeisten Angelegenheiten. Vor allem in der Kindheit gehörten sie vielleicht noch zu den engeren Freunden. Aber das ist schon fragwürdig, weil es Definitionssache wäre. Die körperliche Nähe ist ja verordnet worden. Die habe ich mir nicht ausgesucht, deshalb zählt sie für dieses Modell nicht.

Was meinen nun die Menschen, wenn sie sagen, dass sie zehn oder zwanzig Freunde haben? Wo gehören zum Beispiel Brieffreunde hin? Ist jeder Kamerad in einer Sportmannschaft ein Freund? Der Gegner in einem Freundschaftsspiel auch? Gibt es zeitlich befristete Freunde?

Je mehr ich mir das Diagramm anschaue, desto mehr stelle ich fest, dass ich streng genommen gar keine engen, sogenannten wahren, echten Freunde habe. Wie soll ich nun also eine Partnerin, also eine Freundin der Kategorie 1, finden, wenn es mir noch nicht einmal gelungen ist, enge Freunde der Kategorie 2 zu haben?

Nicht einmal die Locken, nicht einmal der braune Brummelbär fallen ja in diesen innersten Kreis. Denn enge Freunde, das sind für mich Menschen, denen ich sehr viel über mich anvertrauen kann, mit denen ich diskutieren könnte, was in mir vorgeht. Ich habe solche Menschen bis heute nicht kennen gelernt. Nicht wirklich. Das macht mich traurig.

Weil es solche Menschen angeblich geben soll. Und laut meinem Diagramm sogar geben muss. Dieses Diagramm bringt es auf den Punkt. Ich habe nur Freunde im Schweif des Kometen, nicht aber im Kernbereich. Das bildhafte Denken offenbart mir, dass ich noch nie zu den Kernkategorien des Freundemodells vorgestoßen bin.

Und was ist mit Liebe? Die fehlt ja noch total in meinem Freundemodell! Liebe, das muss die Mutter aller Arten von Freundschaften sein. Sozusagen die Masterfreundschaft. Die Freundschaft, die mehr wiegt als alle einzelnen Freundearten zusammen.

Und was ist mit Sex? Oh Gott! Dazu müsste ich ja dort angefasst werden, wo mich noch niemals jemand angefasst hat. Vielleicht hätte ich doch mal die BRAVO lesen sollen. Denn ich kenne niemanden, mit dem ich über solche Dinge reden konnte und kann. Niemanden.

Mich verfolgt ein seltsames Gefühl des Hinterherhinkens. Während ich an Schule und Uni dem Umfeld weit voraus war und bin, hinke ich bei allem, was den Umgang mit anderen Menschen angeht, hinterher. Mit einer jahrzehntelangen Verzögerung.

Also, wie soll ich nun Liebe und Sex in mein hierarchisches Freundemodell einbauen?

Wenn andere Leute sagen, sie »lieben sich«, dann haben sie oft einfach nur Sex miteinander. Ist Sex nur ein anderes Wort für Liebe? Oder ist Sex ein Teil von Liebe? Oder hat das eine mit dem anderen gar nichts zu tun?

Nach stundenlangem Grübeln, um die Thematik sauber zu strukturieren, halte ich fest, dass es für die Liebe eine notwendige Bedingung ist, wenn man einen innigen Freund hat, dem man alles erzählen kann, den man körperlich berühren kann. Die Kategorie 1 also.

Ein inniger Freund, mit dem man Sex haben kann, den liebt man. Einen Menschen, mit dem man Sex haben kann, ohne dass er ein inniger Freund ist, den liebt man anders. Es gibt also mehrere Arten von Liebe. Die Liebe, die ich suche, ist diejenige, die sich auf den innersten Kreis bezieht. Das definiere ich jetzt so.

So steht das also nun auf dem Papier. Da fällt mir auf, dass ich in meinem Freundemodell immer nur von Freunden spreche, aber nie von Freundinnen. Ich definiere, dass für Freundinnen ganz genau dasselbe gilt. Und wenn ich eine Freundin dann heirate, würde sie zu meiner Frau, die im Zentrum meines Freundediagramms steht. Das bedeutet, dass sie alle anderen Stadien einer Freundschaft mit mir erfolgreich durchlaufen haben muss, um diesen Zentralstatus zu erlangen. Und ich auch bei ihr. Nur dann ist es beiderseitige Liebe. Uff, da wartet ein hartes Stück Weg auf mich!

Und das sagt sogar Frau Vogt, als wir mal wieder zusammen im Eckbankzimmer sitzen: »Herr Schmidt, wissen Sie, das mit der Liebe, das ist nicht so ganz einfach. Es gibt einen weisen Spruch darüber: Die Liebe ist ein scheuer Vogel, der den Schlüssel deines Gefängnisses um seinen Hals trägt. Sie müssen also erst einmal eine warme Dame finden. Aber diejenigen, die innig lieben können, sind meist am schwersten zu bekommen. Erst wenn Sie Ihren Liebesvogel fangen können, werden Sie aus dem Junggesellenleben befreit.«

Ostpreußische Flirtkunde

Die befristete Beziehung mit Cordula macht mir klar, dass ich ergänzend zur bereits bestehenden Checkliste zukünftig weitere Dinge unbedingt vorher austesten muss. Dazu gehört vor allem, ob die potentielle Partnerin offen ist, dass es keine Tabuthemen gibt, dass alles transparent kommunizierbar ist.

Eine Frau muss auch bereit sein, temporäre »Fehler« zu akzeptieren. Denn »Fehler«, das sind letztendlich Eigenschaften, die keine Fehler im Wortsinne sind, sondern andersartiges, unerwünschtes Verhalten darstellen. Sie muss mich »bedingungslos« lieben können, spätestens, wenn die gegenseitige Testphase vorbei ist.

Außerdem muss ich unbedingt sicherstellen, dass sie eine Frau mit Tiefgang ist. Cordula zum Beispiel schien gerne Small Talk zu betreiben. Das war immer sehr anstrengend und mit zunehmender Beziehungsdauer immer belastender. Mit Small Talk habe ich große Probleme. Das beherrsche ich einfach nicht. Natürlich ist das ein Nachteil bei der Partnersuche. Entweder habe ich Frauen angeschwiegen oder sie anscheinend zugetextet. Zum Beispiel über das Wetter. Da kenne ich mich aus. Da halte ich immer gerne einen ausführlichen Vortrag. Meine Wettervorhersagen sind nicht selten gefragt, weil sie oft besser sind als die offiziellen.

Auch habe ich bei Cordula Robustheit vermisst, sie konnte weder ausdauernd tanzen, noch riesige Strecken mit dem Fahrrad fahren. In Zukunft muss ich meine Checkliste außerdem um zwei weitere wichtige Punkte erweitern: Flug- und Tropentauglichkeit.

All diese Dinge erzähle ich natürlich auch Frau Vogt. Sie nimmt nach wie vor großen Anteil an meinen bislang vergeblichen Versuchen, die »Frau fürs Leben« zu finden: »Herr Schmidt, Sie sind so ein netter, vor allem aufrichtiger Mensch. Ich wünsche Ihnen von ganzem Herzen, dass Sie einmal die Frau finden, die für Sie bestimmt ist. Aber wissen Sie was, Frauen wollen umworben sein. So schenkt man seiner Angebeteten zum Beispiel zum Valentinstag einen schicken Blumenstrauß!«

Nach einer Gedankenpause ergänzt sie:

»Und noch etwas, die Frau, die Sie suchen, die erobert man nicht in wenigen Stunden. Um eine Frau mit Tiefgang, wie Sie das nennen, zu finden, da brauchen Sie Geduld. Viel Geduld. Eine Frau, die mit Ihnen gleich ins Bett steigt, die nimmt sich bei der nächsten Gelegenheit den

Nächsten. Sie können nichts erzwingen. Wahre Liebe kommt meist dann, wenn Sie damit gar nicht rechnen!«

Wieder gedankliche Stille. Nur unser sanftes Schmatzen beim Abendessen stört die Ruhe im gemütlichen Eckbankzimmer. Ich frage mich, wie ich das bloß hinkriegen soll, wenn ich nicht mehr nachhelfen soll und nicht aktiv auf Brautschau gehen soll? Das frage ich auch Frau Vogt, als es aus ihrem Mund seltsam wörtert:

»Herr Schmidt, Sie dürfen natürlich nicht mit der Tür ins Haus fallen!«

»Aber warum soll denn die Tür ins Haus fallen? Das verstehe ich nicht!«

»Liebe muss reifen, Herr Schmidt!«

So reden wir fortan jeden Abend viele Stunden lang über das Leben der Menschen, das ich so noch nie gesehen habe. Und ich lerne ganz nebenbei ein wahres Wörterbuch voller Satzvokabeln wie »Da haben Sie das Kind mit dem Bade ausgeschüttet« oder »Man müsse die Kirche im Dorf lassen«, obwohl ich nie die Absicht hatte, eine Kirche umzubetten.

So erteilt Frau Vogt in ihrer Gutsherrinnenart mir ab sofort sichtlich vergnügt Lektionen in ostpreußischer Flirtkunde. Dabei ist nicht einmal ihr eigenes Sexualleben ein Tabuthema. Theorie und Praxisbeispiele aus ihrem Leben treffen sich wörterweise. Ich erfahre Dinge, die ich ihrer Meinung nach längst hätte wissen müssen.

Da gebe es doch Eltern oder wieder diese BRAVO, das Fernsehen und eben vor allem Freunde, mit denen man darüber redet! Meine Papamamas, die haben darüber nie was erzählt. Und Freunde, mit denen ich über so etwas hätte reden können, hatte ich keine. Leider. Aber die Sache mit dem Fernsehen, die lässt mich nicht mehr los. Das ist eine Quelle!

Hier im Eckbankzimmer steht ja ein Fernseher. Und nun kommt mir eine großartige Idee. Liebesfilme! Ich muss einfach herausfinden, wie ein optimaler Kennenlernprozess aussieht und worauf es beim Flirten ankommt. Fortan quäle ich mich durch Spielfilme, die ich mir sonst nie angeschaut hätte. Bisher interessierten mich nur Dokumentationen und Abenteuerfilme, in denen tolle Landschaften zu sehen waren. So sah ich als Kind gerne »Im Reich der wilden Tiere« oder »Die geheimnisvolle Insel«, auf der es diese seltsamen Lichtblitze gab. Das war so ein Abenteuerfilm, in dem mich weniger die Handlung, sondern hauptsächlich die Vulkanlandschaft der Insel am Bildschirm fesselte. Nun sind also Spielfilme dran, die das Thema Liebe zum Inhalt haben. Wie Schulfernsehen.

Nachdem ich mir etliche Liebesfilme angeschaut habe, darunter »Die Dornenvögel«, »Dort oben wo die Alpen glühn« und »Vom Winde verweht«, also Klassiker und Klischeefilme, wird klar, dass echte, filmreife Liebe immer romantische Kulissen benötigt. Dazu gehören anscheinend plätscherndes Wasser oder ein Aussichtspunkt, von dem man weit über das Land blicken kann. Wald, Wiesen und Wege und ganz wichtig: ein Sonnenuntergang. Am besten noch die richtige Filmmusik dazu. Die habe ich ja zum Glück sogar schon in meiner Plattensammlung.

Es wird aber auch klar, dass Frauen viel Blabla haben wollen. Blabla, das so nichtssagend ist, dass es anscheinend gerade dadurch wichtig wird. Komplimente scheinen wichtig zu sein, über Kleidung und Aussehen, die vielleicht gar nicht ernst gemeint sind. Es überwiegen Zweifel. Wie soll ich bloß die bestmögliche Frau für mich finden? Eine Frau, die in allen Bereichen meiner Checkliste die höchstmögliche Punktzahl, nämlich 15, liefert?

Eine 15-Punkte-Frau, das klingt nach dem theoretischen Idealfall, den es eigentlich gar nicht findbar gibt. Cordula hätte rückwirkend zwischen 6 und 7 Punkte bekommen. So definiere ich, dass eine Frau, die nachhaltige Liebe liefern könnte, mindestens 10 von 15 Punkten haben muss.

Mittlerweile bin ich seit mehr als einem Jahr nicht mehr in Clausthal. Und eine dauerhafte Partnerin ist nach wie vor leider nicht in Sicht. Vor und nach der Zeit mit Cordula lerne ich zwar einige sehr verschiedene Damen kennen, aber es ist einfach keine darunter, die mir geeignet erscheint, um mit ihr ein ganzes Leben zu teilen.

Echte Liebe will also reifen. Um sie wirklich zu erleben, muss ich in einer Frau die ewige Sehnsucht zu mir erwecken. Dazu muss ich ihr Erinnerungen an schöne Tage schenken, die wir gemeinsam verbringen. Erinnerungen, von denen sie notfalls sogar lebenslang positiv zehren kann, wenn es mal Durststrecken gibt.

Denn wenn ich eines gelernt habe über Menschen, dann das: Es sind ihre Sehnsüchte, die sie antreiben. Das ist einer der wenigen Punkte, bei dem ich genauso funktioniere wie alle anderen, auch wenn ich ansonsten emotional und zwischenmenschlich anscheinend ganz anders gepolt bin.

Apropos anders gepolt: Als ich mit Gesa tanzte, habe ich nie einen Trieb oder ein Verlangen gespürt, mit ihr Sex zu haben. Ich habe noch nie mit einem anderen Menschen Sex gehabt. Und so eine Frau will sicherlich auch Sex haben! Wie ich das allerdings anstellen soll, ist mir ein Rätsel.

Attraktiv angezogene Menschen reizen mich übrigens viel eher als nackte Menschen. Vor allem dann, wenn deren Klamotten deutlich sichtbare und gespannte Nähte aufweisen, die sich wie Leitlinien im Rhythmus beiniger Bewegungen falten und entfalten. Ob das bei anderen Menschen auch so ist, scheint fragwürdig. Denn ich bin immer der Einzige, der sich an die Hosennähte anderer Leute erinnern kann. Da muss ich nämlich immer zuerst hinschauen. Hosennähte leiten regelrecht meinen Blick. Dafür kann ich mir keine Gesichter merken.

Manchmal denke ich, dass ich auch schwul sein könnte. Denn einen echten Unterschied in der Attraktivität der Geschlechter sehe ich für mich nicht. Genau genommen sind es sogar noch eher Jungen oder Männer, die ich attraktiv finde. Vielleicht bin ich ja auch Viersiebtel schwul und Dreisiebtel nicht schwul? Wer weiß das schon?

Aber letztendlich will ich einmal eine eigene Familie mit Haus, Hof und Garten haben. Mit der Familie die ganze Welt bereisen. Mit ihr mit dem Auto alle möglichen Straßen abfahren. Das geht nicht, wenn ich schwul sein sollte. Also bin ich wohl auch nicht schwul.

Ich gehe zu meinem Plattenschrank. Ich habe mir weitere Musik gekauft, die helfen soll, die eigenartige Mauer, die in mir ist, zu überwinden. Musik, mit der ich meine Gefühle spürbar machen kann. Gefühle, die wichtig sind, damit man mich überhaupt für mehr als nur eine Standardfreundschaft mögen kann.

Musik ist wie kein anderes Medium in der Lage, die in mir sitzende emotionale Mauer zu durchdringen. Musik ist der Verstärker, den ich brauche, um aus mir herauszukommen. Dafür habe ich mir ganz bewusst auch Kuschelrock-Platten gekauft.

Und die werde ich wie Filmmusik einsetzen, wenn ich einmal wieder eine Frau kennen lernen sollte. *I'm waiting for a girl like you, Room with a view, Oceans apart* und viele andere Songs sollen mir helfen, dahin zu kommen, wo ich hin will, in eine romantische Partnerschaft voller Liebe.

Ach, wie viele Filme im Fernsehen wären stinklangweilig, wenn da nicht die Filmmusik wäre, die mir die Gefühle der Figuren anzeigt. Schade, dass es im echten Leben keine Filmmusik gibt. Das werde ich ändern. Das muss ich ändern! Die richtige Musik zur richtigen Zeit am richtigen Ort. Ja, das ist es: Wenn ich eine Frau kennen lernen will, muss ich unbedingt meine Filmmusik spielen, die die Emotionen darstellt, die ich ihr entweder entlocken will oder die ich nicht richtig zeigen kann. Zumindest in Gedanken. Besser in echt.

Ein folgenreicher Zahnarztbesuch

Es ist wieder einmal so weit. Ein Zahnarztbesuch steht an. Eigentlich soll es ja nur ein Gebiss-TÜV werden, eine einfache Kontrolle, aber der Zahnarzt wird wohl wieder was finden. Das war bis jetzt fast immer so. Trotzdem hoffe ich auch diesmal, gleich die Plakette »Gebiss ist so weit sichtbar okay« zu bekommen.

Im Behandlungszimmer fällt mir eine Frau auf, die in mir ganz eigenartige Schwingungen auslöst. Alles beginnt mit ihrer Stimme. Und ihren weißen Klamotten, besonders der Hose. Es ist nicht die Stimme einer typischen Zahnarzthelferin, die mich erreicht. Es ist eine Stimme, die etwas sendet, das ich so noch nie empfangen habe.

Ich weiß nicht, was es ist, aber ich spüre es. Ich spüre, dass sie diesen Job zwar besonders gründlich und gut macht, aber dennoch nicht für diesen Job geschaffen ist, sondern vielleicht für mich. Aber wie komme ich bloß darauf? Was ist das? Ich finde keine Antwort, sondern nur starke seltsame Schwingungen.

Besonders gern schaue ich mir diese Frau von hinten an, weil sie mich dann nicht sehen kann. Und über die Schwingungen hinaus sind es ihre knapp sitzenden weißen Klamotten, die mich regelrecht angeilen.

Was mich hier zusätzlich anspricht, ist, dass diese Frau anscheinend nicht dauerhaft in diese Zahnarzthelferinnenwelt passt. Sie könnte eine Ärztin sein, ist es aber offenbar nicht. Sie hat irgendetwas an sich, das sie anders macht als die anderen. Genauso, wie ich mich immer anders fühle.

Damit der Gebiss-TÜV möglichst angenehm verläuft, mache ich es mir auf dem Behandlungsstuhl bequem. Kurze Zeit darauf erscheint der Zahnarzt. W. z. e. w., wie zu erwarten war, findet er natürlich erhebliche Mängel im Gebiss. Ja, da sei ja sogar ein ganzer Zahn weg. Mir ist da mal ein Zahn gezogen worden, und diese Lücke gibt es bis heute. Nun wird das Ding ernst. Eine Brücke soll ich hier endlich mal bekommen. Die Behandlung wird also noch länger dauern, und teuer wird es auch.

Aber die Zahnlücke ist nicht alles, was zu behandeln ist. An eine weitere kleine Kariesstelle geht er sofort heran. Während er sich mit meinem Gebiss beschäftigt, mustere ich die Frau. Zunächst verfolge ich jede einzelne Naht, jedes Detail ihrer Klamotten. Und ich versuche, sie anzuschauen. Besonders intensiv, ohne ihr dabei in die Augen zu blicken.

Denn das kann ich nicht, dafür habe ich ja den Nasenwurzelblickkontakt. Den habe ich mal in einem Rhetorikkurs gelernt. Der Blick sieht für andere so aus, als würde ich sie anschauen, in Wahrheit aber sehe ich knapp an den Augen vorbei. Warum ich anderen Menschen nicht in die Augen schauen kann, weiß ich nicht.

Die Schwingungen, die mich erreichen, werden stärker. Ich bin beim Zahnarzt und erlebe sehr seltsame Emotionen, die sich in mir regen wollen. Aber ich spüre auch wieder diese Mauer.

Es ist, als wenn ich auf meiner Lebensstraße in einem sanft hügeligen Gebirge umherfahre, um die Kurve komme und die einst von Ferne gesehenen spitzgratigen Berge auf einmal deutlich näher vor mir liegen. Sie sind die Mauer, die es auf dem Weg zur Befriedigung der Liebessehnsucht zu überwinden gilt. Zweigt hier etwa die Straße ab, die durch und über dieses schier unüberwindbare Gebirge führt? An einer Stelle, an der ich rational nie nach einem Pass gesucht hätte? Beim Zahnarzt, nicht etwa beim Tanzen oder in einer Disco? Aber diese Stelle sieht irgendwie gar nicht aus, als wenn man hier die Berge überqueren könnte.

In diesem Moment erinnere ich mich an Island, wo ich auf einer Reise kurz nach meinem Abitur einer Lehrerin geholfen habe, einen tiefen, eiskalten und stark strömenden Gletscherfluss brückenlos zu queren. Damals sagte ich ihr: »Einen reißenden Fluss durchquerst du nicht an seiner schmalsten, sondern an seiner breitesten Stelle.« Denn dort, wo der Fluss schmal ist, ist er schnell und besonders tief. Wo der Fluss aber breit ist, ist er langsam und flach.

Da, wo es einfach aussieht, ist es am schwersten. Und da, wo es kompliziert scheint, ist es einfach. Ob das jetzt hier im Lebensgebirge auch so ist? Es ist eine ganz eigenartige, von ganz innen kommende Stimme, die mir auf einmal sagt: »Hier bist du richtig. Nicht beim schmalen, reißenden Tanzen, wo es möglicher aussieht, sondern hier ist dein Weg. Und die Wege der anderen, die funktionieren für dich sowieso nicht! Und die Wege, die du gehen musst, funktionieren andersherum für die anderen nicht. Gehe immer deinen Weg, wenn du dich nach den anderen richtest, wirst du deinen Weg nie finden!«

Dieses Gebirge ist ein anderes Bild für meine eigenartige Mauer, die meine Kommunikation entfremdet und blockiert. Verdammt noch mal, wie fange ich bloß ein Gespräch mit dieser weißgehosten Frau an? In diesem Moment erinnere ich mich an die erste Lektion in ostpreußischer Flirtkunde, die mir meine Vermieterin erteilte.

Lächeln. Da war was! Lächeln. Da ist was! Also lege ich ein breites Grinsen auf. Während der Zahnarzt mit seinen Bohr-, Schmirgel- und Schleifapparaturen in meinem Mund herumfummelt, beginne ich, die Theorie aus der Flirtkunde in der Praxis auszuprobieren.

Ich habe auch keine Ahnung, ob sie von mir Notiz genommen hat. Oder ob ich bei ihr nur einer von vielen Patienten bin. Woran soll ich das bloß merken? Das ist doch hier keine Disco, wo ich jetzt einfach fragen könnte, ob sie vielleicht eine Frau ist, die man mal kennen lernen und später heiraten kann.

Irgendwann ist die Behandlung zu Ende. Ich stehe auf, vereinbare bei einer anderen Arzthelferin einen Folgetermin und verlasse die Praxis. Es ist das erste Mal, dass ich mich darauf freue, bald wieder zum Zahnarzt gehen zu können.

Zwei Wochen später bin ich erneut dort. Und die Frau mit den engen weißen Klamotten ist auch wieder da. Wunderbar! Und die Schwingungen erreichen mich sogar noch stärker als beim letzten Mal. Wieder setze ich mein breites Grinsen auf. Und schaue sie dabei ganz doll an.

Aber ansonsten passiert leider wieder nichts. Keine Reaktion von ihr. Nichts als kommunikative Stille erreicht mich. Lautes Schweigen liegt in der Luft. Warum zieht sie mich nur so magisch an?

Es folgen mehrere Behandlungen, bei denen ich die Frau nicht sehe. Schade. Sie war wohl doch eine junge Ärztin, die mal kurz in der Praxis ausgeholfen hat. Dass mein Mund zur Großbaustelle wird, ich mir meine erste Brücke im Leben ins Gebiss einpassen lasse, das alles wird zur Nebensache.

Da es mir wiederholt nicht gelungen ist, einen Kontakt herzustellen, erzähle ich meiner Vermieterin von den vergangenen Begegnungen, um herauszufinden, ob man die Frau doch noch wiederfinden kann. Ich bin verzweifelt darüber, dass ich trotz Flirt nicht in der Lage war, ein Gespräch mit dieser Frau zu beginnen.

Schließlich sagt Frau Vogt mit ihrer hellen, ostpreußisch-herben Stimme zu mir: »Herr Schmidt! Sie haben da wohl ganz gut geflirtet. Sie müssen doch gemerkt haben, wie die Dame darauf reagiert hat! Auch wenn sie gar nichts gesagt hat.«

»Woran soll ich das denn bloß gemerkt haben?«, frage ich zurück.

»Herr Schmidt! So etwas merkt man! Hat sie sich abgewendet, oder hat sie die Blicke erwidert? Hat sie mit Ihnen gespielt?«

»Nein, sie hat mit mir nicht gespielt. Was soll man auch mit mir spielen, wenn da der Bohrer in meinem Gebiss steckt.«

»Wissen Sie was, Herr Schmidt? Ich glaube, dass die Dame zurückgeflirtet hat. Wissen Sie, warum ich das glaube?«

»Nein?!«

»Weil sie nichts gesagt hat. Entweder hat die Dame auch mit Ihnen geflirtet, oder sie ist von Ihnen total genervt. Da sie aber im Behandlungsraum geblieben ist, scheint sie von Ihnen nicht genervt, sondern angetan zu sein. Ich versuche Ihnen da mal zu helfen!«

»Wie das denn?«

»Ich lasse mir da etwas einfallen. Es wäre doch schade, wenn die Frau Ihres Lebens so nah an Ihnen dran war und dann wieder entschwindet. Herr Schmidt, Sie müssen jetzt handeln! Solche Damen pflegen zu warten!!!«, sagt sie noch mit Nachdruck.

Einige Tage später setzt sich Frau Vogt zu mir in die Loggia: »Herr Schmidt, ich habe mich erkundigt. Ich habe für Sie beim Zahnarzt angerufen und ihm Ihr Problem geschildert ...« Schließlich erhalte ich von ihr unverlangt Informationen über die junge Frau aus der Praxis.

Sie heißt Martina Piepgras, hat Abitur und macht gerade eine Ausbildung als Zahnarzthelferin. Meine Vermieterin hat sogar ihre Telefonnummer recherchiert, die sie mir auf einem Zettel notiert: »Da können Sie ja morgen mal anrufen! Ich glaube, sie würde sich freuen!«

Doch am nächsten Tag habe ich sowieso einen kurzen Kontrolltermin in der Praxis. Wieder sehe ich die Frau, von der ich jetzt weiß, dass sie Martina Piepgras heißt. Wie ich heiße, kann sie ja einfach in der Patientendatei nachlesen, denke ich so. Die Vermieterin sagte wiederholt, dass ich anfangen müsse, den Kontakt herzustellen.

So lächele ich die Frau erneut an. Aber wieder bemerke ich keine sichtbare Reaktion. Aber sie geht auch nicht weg. Merkwürdig, merkartig. Mann, es wäre viel, viel einfacher, wenn sie mich einfach mal ansprechen würde! Aber auch das passiert nicht. Es passiert nicht nur das nicht, es passiert rein gar nichts.

Schließlich verlasse ich erneut die Praxis unverrichteter Dinge. Vor meinem geistigen Auge blicke ich wieder auf das spitzgratige Gebirge. Vor mir sehe ich eine Abzweigung. Während die Hauptstraße entlang des Tales weiterführt, biegt rechts eine kleinere, aber gute Straße ab, die geradewegs auf die Berge zuführt. Und in der Ferne erkennt man sogar die Serpentinen, in denen sie sich die ersten Anhöhen vor dem Hauptkamm hochwindet.

Ich halte inne, die Straße ist nicht beschildert, aber sie zeigt in die Richtung, in die ich will. Niemand kann mir jetzt sagen, ob ich da einbiegen soll. Aber eine Freundin zu finden, das bedeutet Veränderung. Nach langem Überlegen bin ich bereit für diese Veränderung. Ich vereinbare mit mir selbst, mich allen Herausforderungen zu stellen, die auf diesem Weg auf mich warten und mich fit machen werden, noch viele Bergketten zu überqueren.

Das satanische Telefonat

Die ersten richtigen Berge liegen unmittelbar vor mir. Jetzt gilt es, die Serpentinen raufzufahren. Ich hole den Zettel mit der Telefonnummer, gehe still zum Telefon der Vermieterin und wähle die Nummer. Eine ältere Frau nimmt den Hörer ab. Es stellt sich schnell heraus, dass es die Mutter der Frau aus der Praxis ist.

Als ich mich nach Martina erkundige, sagt die, dass ihre Tochter gerade in der »Versammlung« sei. »Was für eine Versammlung?«, frage ich. Wie ich erfahre, ist Martina bei den Zeugen Jehovas und besucht regelmäßig deren Versammlungen, die wie Gottesdienste seien.

Wunderbar, denke ich mir, so kann ich der Mutter gleich erzählen, wer ich bin und warum ich anrufe. Ich nutze die Gelegenheit, um gleich zu fragen, ob Martina schon einen Freund hat. Denn so etwas wie mit Gesa möchte ich nicht noch einmal erleben. Und als ich erfahre, dass sie keinen Freund hat, beginne ich, über mich zu erzählen und mich über Martina zu erkundigen.

So erzähle ich der Mutter, dass ich gerne tanze und viele Reisen mache und dass ich gerade auch Segelfliegen auf dem Flugplatz in Kiel-Holtenau lerne. Auf diese Weise versuche ich ihr klarzumachen, dass ich für ihre Tochter attraktiv sein könnte, weil ich ihr ein Leben bieten kann, das anders ist als bei anderen Männern.

Dabei erfahre ich, dass Martina neunzehn Jahre alt ist, so gut wie keine Reisen gemacht hat im Leben, noch nie geflogen ist und überhaupt ganz andere Interessen hat als ich. Tanzen würde sie wohl schnell lernen können, meint die Mutter, aber augenblicklich würde sie nicht tanzen. Schade eigentlich – oder besser zum Glück für mich!

Es stellt sich schnell heraus, dass es bei Martina eher die grundsätzlichen Einstellungen, sozusagen die inneren Werte sind, die mich ansprechen. Was das genau ist, weiß ich nicht, aber ich spüre es.

Schließlich frage ich weiter nach, ob sie als Mutter einschätzen könne, ob ihre Tochter einen Freund haben wolle. Und da japst die Mutter und bejaht meine Frage: »Jach! Ja! Die Martina ist heute Abend da. Da können Sie sie anrufen!« Daraufhin verabschiede ich mich und verspreche mich am Abend wieder zu melden.

Als es draußen längst dunkel geworden ist, rufe ich wieder bei Piepgras an. Als ich zum Telefon der Vermieterin greife, wünscht sie mir viel Glück. Ich wähle die Nummer, die sie mir gegeben hat, und horche gespannt in die telefontutende Leitung.

Dann ein Klack und ein knappes »Martina Piepgras«. Der Moment der Momente, er ist da, jetzt musst du deinen Mund aufmachen. Nicht auflegen! Während ich starr den Hörer in der Hand halte, erinnere ich mich an die Sache mit der Flussquerung. Jetzt musst du ins kalte Wasser gehen, denn der Fluss ist gerade breit und flach.

So eröffne ich das Gespräch: »Ich bin Peter Schmidt, ich kenne Sie aus der Praxis da beim Zahnarzt in Gettorf! Vorhin habe ich schon mal angerufen, da …«, weiter komme ich nicht, denn Martina, die Frau aus der Praxis, unterbricht mich:

»Ja, ja, meine Mutter hat mir davon erzählt …«

In diesem Moment durchzuckt mich ein Blitz. In mir präsentiert sich, was ihre Mutter mir über sie erzählt hat. Zum Beispiel, dass Martina bei den Zeugen Jehovas sei. Das ist doch die Gelegenheit, darüber etwas zu erfahren. Die Chance, um Small Talk herumzukommen, denn wenn das Telefonat dahin abdriftet, habe ich gleich verloren. So unterbreche ich Martina ebenfalls und gehe zum Du über:

»Ah ja, genau, sie sagte, du wärst bei den Zeugen Jehovas in der Versammlung. Erzähl mir doch mal was darüber.«

Am anderen Ende der Leitung herrscht auf einmal merkwürdige Stille. Da müsste doch prompt etwas kommen, aber ihre Antwort dauert eine Weile. In zweifacher Hinsicht: Erstens dauert es, bis sie anfängt zu antworten, und zweitens ist ihre Antwort romanartig lang. Letzteres nehme ich mit Genugtuung auf, denn das bedeutet, dass ich kaum Gefahr laufen werde, sie einseitig vollzulabern.

So bin ich froh, dass sie nun von sich aus über sich berichtet. Das ist eine Steilvorlage für mich, denn so gibt es eine Fülle von Stichwörtern, an denen ich eine Fortsetzung des Gesprächs anknüpfen kann. Ich bin um das Problem herumgekommen, mit mir selbst anzufangen, sondern kann das aufgreifen, was von ihr kommt. Und ich höre am Telefon allein ihre Stimme, ich sehe sonst nichts, was mich irritieren kann. Besser kann es ja gar nicht kommen, denke ich. Jetzt nur keinen Kardinalfehler machen!

Sie erzählt mir, dass sie streng nach der Bibel lebt. Und dass man aus der Bibel ersehen kann, dass die heutige Zeit das Ende dessen einläutet, was wir gerade erleben. Sie nennt das Harmagedon. Ein interessant klingendes Wort, das sich mir noch nie vorgestellt hat. Schließlich sagt sie: »Gott hat uns, den Zeugen Jehovas, den Auftrag gegeben, die Menschheit vor dem, was kommen soll, zu warnen. Bald wird die Zeit, in der wir leben, in Harmagedon ihren Höhepunkt finden, und nur, wer auf Jehovas Seite steht, wird gerettet werden. Wie aber sollen die Menschen von Jehova erfahren, wenn ihnen nicht jemand predigt?«

Was das ist, dieses Harmagedon, will ich wissen und frage sie danach.

»Harmagedon ist der Abschluss dieses Systems der Dinge. Gott wird die Welt und die Regierungen, wie sie jetzt bestehen, endlich vernichten. Alle Bösen werden untergehen. Danach werden die Überlebenden das Paradies auf der Erde wiederherstellen, so wie es die Bibel verheißen hat. Dann werden Tod und Krankheiten nicht mehr sein, und auf der ganzen Erde wird Frieden herrschen.« Diese merkartigen Worte erhalte ich als Antwort. Um zu verstehen, was sie mir damit sagen will, frage ich:

»Du möchtest also, dass auf der Welt Frieden herrscht?«

»Natürlich. Wer wollte das nicht?«

»Aber kann man Frieden denn nicht auch ohne die Zeugen Jehovas erreichen?«

»Haben die Menschen das denn jemals geschafft? Seit die Menschen aus dem Paradies vertrieben wurden, gab es immer irgendwo auf der Welt Krieg. Die Menschen sind nicht dafür geschaffen, sich selbst zu regieren. Da gibt es immer irgendwelche Spielverderber. Gott aber kann diese ein für alle Mal beseitigen. Und für ewiges Leben und ewige Gesundheit kann auch nur Gott sorgen.«

»Sicher«, erwidere ich, »völligen Frieden auf der ganzen Welt wird man wohl nie erreichen, aber trotzdem kann doch jeder für sich dafür sorgen, dass es um ihn herum so friedlich wie möglich wird. Wenn man da realistisch bleibt, kann man, denke ich, eine Menge erreichen.«

Wieder Stille am anderen Ende der Leitung. Nach einer Weile fährt sie fort:

»Gott hat aber verheißen, dass er die ganze Welt zu einem Paradies machen wird, in dem Frieden herrscht. Er wird die Menschen ein für alle Mal von der Herrschaft Satans befreien und ...«

Satan? Was für ein gewalttätiges Wort! Das Wort veranlasst mich, sie sofort zu unterbrechen:

»Herrschaft Satans? Du glaubst also an einen Satan?«

»Die Bibel zeigt, dass Satan der Herrscher dieser Welt ist. Anders sind doch diese vielen Kriege und anderen Grausamkeiten kaum zu erklären. Bald aber wird er im Krieg von Harmagedon unschädlich gemacht werden. Alle, die auf Satans Seite stehen, werden in diesem Krieg umkommen.«

Ich bin geschockt. Gott, Manitu, Allah, Buddha oder wie du auch immer heißen magst, womit beschäftigen sich denn bloß die Menschen? Muss ich jetzt etwa auch noch besonders religiös werden, um Liebe zu empfangen? Wie auch immer, ich bin geneigt, sofort aufzulegen, aber dann hätte ich gleich aufgegeben, wäre schon bei der ersten kleinen Steigung des noch langen Gebirgspasses gescheitert. Daher bleibe ich doch dran. Mehr noch, ich muss das alles noch genauer wissen.

»Ihr macht also auf Kosten der Bibel einen Satanskult?«

»Nein, nein, wir sehen nur, was die Bibel darüber sagt.«

»Aber, ich meine ... die Bibel ist doch auch nur von Menschen geschrieben worden.«

Ich versuche ihr klarzumachen, dass die Bibel ein Geschichtenbuch ist, deren Wahrheit nicht mehr überprüfbar ist. Und dass es vor allem ein Buch ist, das Menschen und niemand sonst geschrieben haben.

»Natürlich, aber Gott hat diese Menschen inspiriert. Er hat ihnen eingegeben, was sie schreiben sollen, so dass wir die ganze Bibel als das Wort Gottes betrachten können. ›Dein Wort ist Wahrheit‹, hat sogar Jesus dazu gesagt.«

»Du glaubst also, dass alles, was in der Bibel steht, stimmt?«, frage ich noch einmal.

»So ist es.«

An dieser Stelle erlebe ich zum ersten Mal einen Menschen hautnah, der sehr gläubig ist. Ein Mensch, der an Dinge glaubt, die einer ganz genauen Prüfung meiner Meinung nach nicht standhalten können; der an Dinge glaubt, die Auslegungssache sind. Die man auch anders verstehen und leben könnte, bei gleichem Bibeltext. Die Bibel ist doch letztendlich eine Art Richtlinie zur Lebensgestaltung, das versuche ich ihr klarzumachen. Aber die Diskussion darüber dreht sich im Kreis. Es ist eine echte Religionsdiskussion. Ich hasse derartige Diskussionen. Was will mir Gott damit bloß sagen? Dass ich bei der Liebe auch dieses Thema beachten muss. Aber das kann doch nicht alles sein! Es gibt nur eine Erklärung: Jedem seinen eigenen Weg im Glauben. Jeder soll den nehmen, der für ihn kulturell angemessen ist. Aber alle diese Wege haben doch letztendlich ein gemeinsames Ziel: die Erfüllung.

Auch mit mir gibt es erhebliche Schwierigkeiten, wenn man mir den Weg vorschreiben will. Zielvorgaben sind wichtig, aber willkommen sind nur Wegvorschläge, keine konkreten Wegvorschriften. Ich möchte die Wege, die für mich machbar und effektiv sind, um Zielvorgaben zu erreichen, selber aussuchen. Warum schreiben sich die Menschen gegenseitig vor, auf welchem Weg man zu diesen für alle Menschen doch gleichen Zielen gelangt? So gibt es so viele völlig unnötige Konflikte!

Da ich letztendlich bei diesem Telefonat herausfinden möchte, ob Martina eine Frau für mich sein könnte, versuche ich eine Brücke zu bauen, die sie als Person mit dem Thema ihres Glaubens verbindet. So frage ich sie:

»Das mit dem Wie-und-was-man-glaubt ist die eine Sache, aber erzähle mir doch mal etwas über dich. Ich meine, wie ist es so, als Zeuge Jehovas zu leben? Was bedeutet es für dich ganz konkret?«

Das Gespräch beginnt zu stocken. Ich merke, jetzt kommen die eigentlich relevanten Dinge dran, die ich jetzt wissen muss. Nun gilt es, die entscheidenden weiteren Anknüpfungspunkte zu sammeln, die mich vor einem Abgleiten in den Small Talk schützen.

»Nun«, stottert sie das Gespräch weiter, »ich richte mein Leben nach Gottes Grundsätzen aus, so wie sie die Bibel uns vorgibt. Der Dienst für Gott bestimmt mein ganzes Leben. Ich studiere regelmäßig die Bibel, ich besuche die Versammlungen im Königreichssaal und ich verkündige die gute Botschaft vom Königreich. Feste der Kirche wie Weihnachten oder auch Geburtstagsfeiern feiere ich nicht mehr und kann dadurch ein gutes Gewissen Gott gegenüber haben.«

Ich bin zwar auch kein Freund von großen Feiern, vor allem wenn da viele Leute kommen, die mich anstrengen und leicht zum Wutausbruch bringen könnten, aber dass man sich Feste verbieten lässt, das kommt mir sehr merkartig vor:

»Aber dann hast du dir ja die schönen Dinge des Lebens selbst verboten!«

»Nein, nein. Ich brauche das alles nicht. Wir Zeugen Jehovas sind überaus glückliche Menschen, und jeder, der uns kennen lernt, muss das zugeben. Der Dienst für Gott macht uns glücklich!«

Sie redet immer wieder vom Predigen. Warum kann man denn nicht an etwas glauben, ohne selber ein aktiver Prediger zu sein? Deshalb frage ich sie:

»Aber warum MUSST du denn predigen?«

»Weil Gott uns den Auftrag gegeben hat, die Menschheit vor dem, was kommen soll, zu warnen. Nur so haben die Menschen doch die Möglichkeit, zu Gott umzukehren und gerettet zu werden. Dadurch, dass ich so viel wie möglich predige, kann ich womöglich einigen helfen, in Harmagedon gerettet zu werden.«

»Aha?!«, mehr fällt mir dazu nicht mehr ein.

Wieder dieses Wort: Harmagedon. Darum scheint sich alles zu drehen. So eine Angstvision, um Menschen in Schach zu halten. Oder was soll das sein? Dass die Welt nicht so bleibt, wie sie jetzt ist, das zeigt doch allein die Erdgeschichte. Das ist Teil des Laufs der Dinge. Ich kann diese Emotion der Angst hier nicht nachvollziehen. Ich kann selten so viel Angst fühlen wie andere Menschen. Angst ist kein Mittel, mit dem man mich nachhaltig führen könnte. Darüber bin ich froh.

Aber trotz aller Harmagedon-Diskussionen erreichen mich weiterhin ganz starke Schwingungen, dass diese »Menschin« es ist, die ich suche. Aber wie ich das mit diesem Harmagedon-Glauben zusammenbringen soll, das weiß ich noch nicht – wie ich vieles nicht weiß, was anscheinend die Menschen bewegt.

So versuche ich nun, diese leidige Harmagedon-Thematik zu beenden und das in Erfahrung zu bringen, was ich wirklich wissen will. Sollte sie das nervig finden und auflegen, dann wäre sie nicht die Freundin oder Frau, die ich suche.

Dazu muss ich zumindest einige Teile meiner Checkliste klären. Denn es gibt da Punkte, die müssen erfüllt sein, damit es von meiner Seite überhaupt funktionieren kann und soll.

Also bringe ich unser Gespräch zurück auf den Boden der Tatsachen. Schnell habe ich abgeklärt, dass sie nicht raucht und trinkt. Auch scheint sie sich für ähnlich klingende Musik zu interessieren. Sie mag auch keine Überdosis an Klassik und keinen Hardrock zum Beispiel. Und sie scheint nach dem, was sie mir über ihre Heimat und Mutter erzählt, ein häuslicher Typ zu sein.

Auch die Art und Weise, wie wir reden, spricht dafür, dass sie grundsätzlich ehrlich, offen und verlässlich ist. Alle Dinge, die vorherige Bekanntschaften nicht zu Beziehungen heranreifen ließen, muss ich jetzt und gleich ausschließen, damit nicht wertvolle Zeit und auch Geld in eine Freundschaft gesteckt wird, die am Ende des Tages wieder nicht zum Ziel führt: zur eigenen Familie mit Haus, Hof und Garten und vielen Reisen.

So erzähle ich ihr, was mir Spaß macht und wie ich mir mein Leben vorstelle. Und ich frage sie nach Freizeitaktivitäten wie Fahrradfahren, Wandern, Tanzen und Reisen. Ja, sehr gerne würde sie so etwas erleben. Das würde sicherlich viel Spaß machen, auch wenn sie zugibt, selber nicht tanzen zu können und auch noch nie richtig weit weg von zu Hause gewesen zu sein.

Das Gespräch verläuft jetzt über gefühlte zwanzig Minuten im echten Dialog. Dabei wird deutlich, dass man mit ihr auf einem hohen Niveau diskutieren und philosophieren kann. Sie hat eindeutig ein solides Allgemeinwissen, vor allem auch in Bereichen, in denen ich mich weniger auskenne. Letztendlich bestätigt sich immer mehr mein Eindruck, dass sie eher eine Ärztin als eine Zahnarzthelferin sein könnte. Und so frage ich sie:

»Und du machst jetzt also eine Ausbildung beim Zahnarzt. Deine Mutter hat mir erzählt, dass du Abitur hast. Warum machst du kein Studium?«

Schnell landet sie wieder bei ihrem Thema:

»Der Dienst für Gott bestimmt mein Leben. Die Bibel zeigt uns, dass heute dieses große Predigtwerk durchgeführt werden muss. Das ist das Wichtigste für mich. Dafür brauche ich kein Studium und dafür will ich auch einmal so viel Zeit wie nur möglich verwenden. Außerdem hält mich mein Studium des Wortes Gottes schon beschäftigt genug. Ich lese regelmäßig den Wachtturm und ich besuche regelmäßig die Versammlungen, die an drei Tagen in der Woche stattfinden.«

»Ach so, wegen all dem Predigen, Lesen und den Versammlungen hast du also keine Zeit für ein Studium?«

»Hm … ja, so könnte man es ausdrücken. Ich mache auch deswegen kein Studium, weil ich dann die ganze Zeit mit Leuten zusammen wäre, die Gott und der Bibel kritisch gegenüberstehen. Diese Einstellung könnte auf mich abfärben und mich im Dienst für Gott nachlässig machen. Die Bibel rät uns, dass wir uns nicht in ›schlechte Gesellschaft‹ begeben sollen.«

Wieder Stille in der Leitung. Diesmal von meiner Seite. Denn wenn ich das eben richtig verstanden habe, wäre ich nicht würdig, mich mit ihr zu befreunden. Das muss ich natürlich sofort genauer wissen:

»Das heißt … ich wäre für dich ›schlechte Gesellschaft‹?«

»Richtig«, presst sie kraftvoll aus sich raus.

»Und wieso telefonieren wir dann überhaupt?«, will ich wissen.

»Weil wir natürlich anderen Menschen gegenüber verpflichtet sind, über unseren Glauben Rechenschaft abzulegen, und sie so die Chance haben, darin die Wahrheit zu erkennen.«

»Das heißt, nur zu diesem Zweck darfst du mit anderen reden?«

Stille. Telefonische Stille. Dann nimmt sie das Gespräch wieder auf:

»So hart würde ich es nicht ausdrücken. Natürlich kann ich auch so mit anderen zusammen sein, aber richtige Freunde müssten Zeugen Jehovas sein.«

»Dann könntest du dir also auch nicht vorstellen, mit jemandem eine Familie zu gründen, der kein Zeuge Jehovas ist?«

»Nein«, antwortet sie energisch laut und fügt hinzu: »Das ist für mich völlig unmöglich.«

Das Ganze mit dem Glauben kommt mir nun doch alles etwas zu seltsam vor. Deswegen sage ich ihr, damit sie weiß, was ich will:

»Nun, nach dem, was ich bisher von dir gehört habe, steht für mich jedenfalls fest: Wenn das mal was mit uns werden sollte, müsstest DU auf jeden Fall bei den Zeugen Jehovas austreten. Ich bin ja sonst sehr tolerant und lasse jedem seinen eigenen Glauben, aber wie ihr euch durch die Bibel gefangen nehmen lasst, kann ich nicht tolerieren.«

»Das sehe ich aber anders!«, schnappt sie auf einmal unfreundlich zurück. Das ist für mich der Anlass, mich mit einem knappen »Tschüss!« zu verabschieden. Die wird es wohl doch nicht werden! Was soll ich daraus jetzt lernen? Was ist meine Lektion? Und wieder einmal gibt es viele neue Warums, die keine Antwort finden. Alle Warums haben eines gemeinsam: Emotionen, die ich nicht nachvollziehen kann.

Durch eine Ebene der Leere

Am Ende des Tages sitze ich geistig leergebrannt in der Loggia. Starre nach draußen in die Dunkelheit. Dies ist wohl doch nicht die Straße, die mich über das Gebirge führt, es waren nur einige Vorberge. Mehr nicht. Ich bin latent traurig. Ich weiß einfach nicht, wie ich eine Beziehung einfädeln kann, wenn es so nicht funktionieren will.

Warum muss alles im Leben bloß immer einen Haken haben? Schaue ich mir vergangene Freundschaften an, stelle ich ernüchternd fest: Die eine ist schon vergeben, die nächste zeigt viel zu wenig Interesse an dem, was mich interessiert, oder sie raucht oder will immer unter Leuten sein oder hat Probleme, die ich nicht lösen kann. Irgendwas scheint immer nicht zu passen.

Das erinnert mich an die Wohnungssuche. Entweder ist sie zu teuer oder zu klein oder zu laut. Oder die Nachbarn sind unangenehm oder sie liegt ungünstig. Irgendwas ist immer nicht in Ordnung. Es gibt keine billige Wohnung, die groß, hervorragend gelegen und dann auch noch im Tipptoppzustand ist.

Es scheint so, als müsse ich mich noch einmal grundsätzlich fragen, ob ich allein bleiben oder eine Frau haben will. Die vermeintlichen Schwingungen waren wohl eine Fata Morgana. So vergeht erstmalig seit meiner Kindheit ein ganzer Sommer, ohne dass ich eine Reise gemacht habe, um Straßen zu sammeln.

Stattdessen kümmere ich mich darum, meine Doktorarbeit voranzutreiben. Aber es ist schon komisch. So eine Doktorarbeit zu schreiben, scheint für mich erheblich einfacher zu sein, als eine Partnerin zu finden. Bei den allermeisten Menschen ist es genau andersherum.

An der Uni bekomme ich bald die Gelegenheit, an einer langen Forschungsfahrt teilzunehmen. Das werde ich auf jeden Fall machen. Das bringt auf jeden Fall Glück, auch wenn ich allein bin. Das kann ich planen! Ja, das ist es. Eine Freundin zu haben, ist nicht planbar.

Im Oktober fahre ich nach Gadenstedt, um den Geburtstag der Locken zu feiern. Dort sind wieder einmal viele Menschen, viel zu viele, so dass ich mich in mein altes Jugendzimmer zurückziehe. Dort bin ich zwar allein, aber nicht einsam. Dort hänge ich in Gedanken den längst vergangenen Zeiten nach.

Vielleicht bin ich ja doch schwul, denke ich zum wiederholten Mal. Und das ist der Grund, warum es mit einer Freundin nicht klappt. Aber einen Mann anzusprechen, das würde mir noch viel schwerer fallen als eine Frau. Somit kann dies auch nicht der vorgesehene Weg für mich sein, denke ich.

Als ich wieder zurück in Gettorf bin, begrüßt mich meine Vermieterin mit vielen hellen Worten. Dann schmatzt sie ein wenig und sagt:

»Herr Schmidt, die Frau beim Zahnarzt. Mit der Sie so lange telefoniert hatten. Im Sommer.«

»Ja, ich erinnere mich, was ist mit ihr?«

»Sie hat angerufen!«

»Angerufen? Was wollte die denn auf einmal noch?«

»Herr Schmidt. Das ist ein so liebes Mädchen. Sie wollte Sie unbedingt sprechen. Da habe ich ihr gesagt, dass Sie nicht nur einfach so eine Freundin suchen, sondern eine Frau fürs Leben! Ich habe ihr gesagt, dass Sie momentan bei Ihrer Mutter sind. Bei Hannover. Dass Sie dort den Geburtstag Ihrer Mutter feiern und dass Sie erst nächste Woche wieder da sind!«

»Und was wollte sie denn nun eigentlich?«

»Herr Schmidt, Sie sollen sich bei ihr einmal melden. Es habe sich, so wörtlich, ›etwas Grundlegendes‹ geändert!«

So sitze ich nun im hellen Eckbankloggiazimmer. Starre nach draußen. Suche Erklärungen. Natürlich bin ich neugierig. So rufe ich schließlich Martina an:

»Martina Piepgras.«

»Hallo, hier ist Peter Schmidt. Sie haben mir über Frau Vogt, meine Vermieterin, ausrichten lassen, dass Sie mich sprechen wollen!« Ich sieze sie sicherheitshalber, wie ich es immer mache, wenn ich nicht mehr weiß, ob man schon beim »Du« war. Das kann ich mir nämlich immer schlecht merken.

»Ja, das ist ja toll, dass du dich doch noch mal meldest, nachdem ich dich so zugetextet habe.«

»Frau Vogt sagte, bei dir habe sich was Grundlegendes geändert. Das sei der Grund für den Anruf?«

»Ich habe dir doch von Harmagedon und dem ganzen Kram erzählt. Ich bin bei den Zeugen Jehovas ausgetreten!«

»Waaaaas? Wie geht das denn? Und so schnell auch noch? Du warst doch total überzeugt von dem, was die so glauben. Und jetzt auf einmal nicht mehr? Hä?«

Dann erzählt sie mir etwas von »geistiger Speise«, die sie tagtäglich durch das Studium von Zeugen-Jehovas-Literatur zu nehmen hatte, und dass sie im Laufe der Zeit immer mehr das Gefühl hatte, dass der eigene Glaube gezielt manipuliert wurde. Dass sie auf Denkverbote stieß, die ihr zu schaffen machten, und sie somit dort nicht das gefunden hatte, was sie gesucht hatte. Auf der Basis bereits ausgetauschter Informationen verabreden wir uns zu einem ersten Date.

Am Fuß des emotionalen Gebirges

Es ist der 14.10.1991, ein wiesengrüner Tag. Das erste Date mit Martina steht an. Würde ich sie wiedererkennen? Wer ist sie wirklich? Wird sie Interesse an einer Freundschaft mit Potential für mehr haben? Und wie lernt man überhaupt jemanden kennen? Valentinstag ist heute nicht. Also braucht man heute auch keine Blumen. Um exakt 12:28 Uhr biege ich in die Straße ein, in der wir uns für 12:30 Uhr verabredet haben.

Vor der Zahnarztpraxis steht eine Mädchenfrau in ockerfarbener Jacke mit einem großen Dreieck auf dem Rücken. Stimmt, in den engen weißen Klamotten aus der Praxis kann ich sie hier draußen wohl kaum erwarten. So schaue ich etwas genauer hin, ob sie es wirklich ist, als bereits eine deutlich sichtbare körperliche Reaktion ihrerseits auf mein Erscheinen erfolgt.

So kann ich davon ausgehen, dass sie es auch wirklich ist. Puh, das ist geschafft! Denn früher dauerte es fast ein halbes Jahr, bis ich in der Klasse alle kannte. Und an der Uni, ja, auch da gibt es immer wieder peinliche Verwechslungen. Leider kann ich mir keine Gesichter merken, die ich nicht immer wieder und wieder sehe.

Ein gegenseitiges, freundliches »Hallo« räumt letzte Unsicherheiten endgültig aus und bestätigt die richtige Einschätzung. Erleichterung macht sich in mir breit. Nun gilt es, schnellstmöglich herauszufinden, ob sie die Frau fürs Leben ist. Solange ich mir vorstellen kann, dass sie tatsächlich die Gesuchte sein kann, werde ich ihr nun Erinnerungen an gemeinsam verbrachte Zeit schenken, die dafür sorgen sollen, dass wir uns wieder und wieder verabreden. Am besten für immer. Somit müssen es vor allem schöne Erinnerungen sein, Dinge, die sie nur mit mir erleben kann. Wenn mir das gelingt, wäre es für sie auch einfacher, Dinge an mir zu akzeptieren, die sie vielleicht nicht mag oder die sie merkwürdig finden wird. Und davon wird es sicher einige geben.

Unser erstes Zusammentreffen besteht darin, dass wir durch Gettorf spazieren. Ich will nun erst einmal wissen, wieso sie sich auf einmal doch für mich interessiert. Dabei stellt sich heraus, dass sie nur noch Freundschaften bei den Zeugen Jehovas hatte, die nun ja nicht mehr erlaubt seien. Natürlich erzähle ich ihr dabei auch mehr über mich. So lernen wir uns allmählich genauer kennen.

Die zweistündige Mittagspause der Praxis nähert sich schnell dem Ende. Aber es kommt zur Vereinbarung eines Folgetermins. Und das gleich am nächsten Tag! Geil! Oberaffengeil!

Ein paar Tage später komme ich zum ersten Mal nach Lehmsiekberg. So heißt das Vier-Häuser-Bauerndorf inmitten eines Naturschutzgebietes bei Fleckeby, wo Martina aufgewachsen ist und heute zusammen mit ihrer Mutter wohnt.

Sie ist eine kleindicke Karokittelmutter. Keine Frau mit knackigen Hosen, sondern eine Mutti im Babuschka-Look, wie ich sie oft in Russland gesehen habe. Überhaupt erinnert mich das Zuhause von Martina an Russland, ganz besonders an Listwjanka am Baikalsee. Das muss ich Martina natürlich gleich sagen:

»Bei euch sieht es ja aus wie in Russland!«

»Wieso Russland? Wie kommst du denn da drauf?«

»Es sieht hier aus wie in Sibirien. Moor. Einsame Wälder. Durchsetzt von Wiesen. Und dazwischen eine entlegene Siedlung. In so einer Umgebung fühle ich mich wohl. Ich liebe dieses naturnahe und idyllische Leben. Einerseits. Andererseits brauche ich das Rampenlicht der Welt, um Teil eines Ganzen sein zu können. Um Anregungen zu bekommen.«

»Viel mehr als das hier habe ich im Gegensatz zu dir noch nicht von der Welt gesehen.«

»Dann wird es aber Zeit, die Welt zu entdecken! Das können wir dann ja wunderbar zusammen machen. Es gibt genug Orte, an denen ich noch nicht war, und die erkunden wir dann gemeinsam!«

»Jetzt entdeckst du aber erst mal meine Mutter und mein Zuhause!«

Das Haus, in dem Martina groß geworden ist, ist groß, aber klein. Weil es von außen groß ist, innen aber nur wenige Räume hat. Eine Stube, Martinas Zimmer, das Elternschlafzimmer und die Küche sowie ein Bad, das entlegen über einen riesigen Raum erreicht wird, der landwirtschaftlich genutzt wird. Bauernkate nennt man so ein Haus, lerne ich von Martina.

Ihre Mutter scheint mich ja ganz nett zu finden. Jedenfalls werde ich freundlich aufgenommen. Leider kommt mir das ganze Anwesen etwas verwahrlost vor. Das liegt wohl am Geldmangel der Familie. Ihr bereits verstorbener Vater war nach Martinas Erzählungen eine Art herb-verbitterter Breitcordhosen-Landwirt.

Alles in allem ist Martinas Zuhause aber auch ein herrlicher Ort der Nostalgie. Ein lebendes Museum sozusagen. Auf ihrem Hof könnte man einen alten Heimatfilm drehen, so sieht es da aus. Wie in »Uhlenbusch«, nur noch idyllischer. Viel einsamer. Viel abgelegener. Irgendwie herrlich. Aber auch irgendwie rückständig hoch drei. Die passende Musik dazu lasse ich in meinem Kopf erklingen. So schaffe ich es, unser Kennenlernen in eine Romanze zu verwandeln.

Nach dem ersten Besuch bei Martina bin ich wieder in Gettorf. Dort erzähle ich Frau Vogt von meiner Begegnung. Sie ist ganz begeistert: »Herr Schmidt, ich gratuliere Ihnen! Ich glaube, Sie haben da eine Frau gefunden, die einmal zu Ihnen steht. Wissen Sie, es mag dort zwar arm aussehen, aber diese Frau ist dennoch reich. Ihr Herz ist voller Wärme. Das war bei den anderen Damen nicht so, die Sie bisher so kennen gelernt haben!«

Als ich mich auf mein Zimmer zurückziehe, stelle ich den Plattenspieler an, um die zur Situation passende Filmmusik zu spielen. Kuschelrock lege ich auf. *I'm waiting for a girl like you* ertönt es aus dem alten Gerät. Dabei tauche ich vollends in die gesungenen Emotionen ein. Mögen die besungenen Dinge wahr werden. Möge die Mauer, die meine Emotionen abschirmt, verschwinden oder zumindest durchlässig werden.

Da muss ich an die Mauer denken, die ja auch Martina umgeben hat. Aber bei ihr war sie selbst gewählt und nicht permanent, weil sie ja erst als Jugendliche auf der Suche nach dem Sinn des Lebens freiwillig zu den Zeugen Jehovas konvertierte. Eine hingebaute Abschirmung. Wie die Berliner Mauer. Im Gegensatz zu der geheimnisvollen

Mauer, die mich umgibt, war es bei ihr also eine Barriere, die man einfach einreißen kann, wenn man wirklich will.

Ich überlege mir, ihr zu gratulieren, dass sie diese Mauer nun abträgt, dass sie den Weg gefunden hat, die vermeintliche Sekte, in der sie die letzten zwei Jahre verbracht hat, zu verlassen. Ich gehe dazu in einen Laden, um eine dafür passende Karte zu finden. Da gibt es nur Karten zum Geburtstag, zu Jubiläen aller Art, Todeskarten und viele andere Sorten mehr.

Aber leider gibt es keine passende Karte dafür, wenn jemand seine Mauer überwindet. Schließlich entscheide ich mich für eine schlichte, neutral klingende Karte. Sie liest sich so: »Zum freudigen EREIGNIS herzliche Glückwünsche.«

Etliche der Ereigniskarten haben Bilder mit Babys drauf. Es scheinen also Glückwunschkarten für eine Geburt zu sein. Dennoch oder vielleicht gerade deshalb ist dies genau die richtige Karte, ist doch so eine Mauerüberwindung auch eine Art Neugeburt. Letztendlich kaufe ich die Karte und ergänze später die Zeilen von A. Gebauer:

»Es gibt viele Dinge in der Welt,
die man von fern für reizend hält!
Wenn sie aber uns näher kommen,
sind all die holden Farben verglommen,
und betrachtet man sie genau,
so sehn sie schwarz aus, zumindest grau.

… von einem vielleicht einmal guten Freund

Peter Schmidt
Im Oktober 1991«

Unser nächstes Treffen ist in Eckernförde. Da gebe ich ihr diese Karte. Als Andenken an den Beginn einer vielleicht reifenden, tiefer gehenden Beziehung.

Nach den ersten Tagen spricht vieles dafür, dass wir tatsächlich füreinander geschaffen sein könnten. Aber ganz anders, als ich es mir ursprünglich einmal vorgestellt habe. Denn sie hat nicht studiert, geht nicht tanzen und hat auch keine nennenswerten Reisen gemacht. Aber das sind alles Dinge, die sie NOCH nicht gemacht hat. Da geht noch was.

Und in allen grundsätzlichen Dingen, die nicht mit einem Noch änderbar sind, scheinen wir auf gleicher Wellenlänge zu funken.

In den folgenden Tagen treffen wir uns fast täglich. Meist in der Mittagspause, am Spätnachmittag und natürlich an den Wochenendtagen. Als Zeichen unserer Freundschaft beschließen wir, Hand in Hand zu gehen. Das muss es also sein, das »Miteinandergehen«, das die anderen schon damals in der Schule ausprobierten. Jahre später bin ich also auch endlich an diesem Punkt angekommen. Natürlich habe ich auch Cordula angefasst, aber das war anders als mit Martina. Hier liegen andere Schwingungen in der Luft. Das spüre ich.

So besuchen wir miteinander Hand in Hand gehend das Bauernhofmuseum in Molfsee. Und dort erfahre ich unter anderem, dass man früher mit dem Vieh zusammen unter einem Dach wohnte. Dabei war das Wohnhaus nur durch eine Wand vom Stall getrennt. Ja, dann wohnt Martina wohl wirklich in einem Museum. Denn in der Bauernkate, in der sie noch heute mit ihrer Mutter zusammen wohnt, sind die heute leer stehenden Viehställe Teil des Gebäudes.

Auch lerne ich interessante sprachliche Dinge dort. So manch eine Satzvokabel, die die Menschen heute verwenden, bekommt Leben und Sinn. Zum Beispiel, warum es heißt, du musst mal einen Zacken zulegen oder mehr Dampf machen. Heute würde man dazu sagen, du musst mehr Output bringen.

Früher hing der Topf an so einer Zackenschiene über dem Feuer. Und wenn heißer gekocht werden sollte, musste man den Topf einen Zacken weiter nach unten hängen, also einen Zacken zulegen, von oben an gerechnet. Das und noch viel mehr sind Dinge, die mich erreichen, weil ich nun die Welt auch durch die Augen meiner Freundin sehen kann. Eine Bereicherung!

Fast immer bleibt Martina bis spät in die Nacht. Wir tauschen uns über Gott und die Welt aus. Dabei versuche ich natürlich, meine anhand vorangegangener Fast-Beziehungen erarbeiteten Checklisten abzuarbeiten, damit nicht wieder wertvolle Zeit in die Anbahnung einer Beziehung gesteckt wird, deren Scheitern rational absehbar ist. Das wäre wertvolle, verlorene Zeit.

Ihre Haare und ihre Klamotten sind für meinen Geschmack nicht optimal, aber solche Äußerlichkeiten sind ja auch nicht Bestandteil der Checkliste. Äußeres kann sich rasch ändern.

Schnell stelle ich in den ersten Tagen zu meiner Freude und Begeisterung fest, dass sie auch wirklich nicht raucht und trinkt, auch keine klassische Discotante ist, dass sie auch nicht gerne tratscht und klatscht. Sie scheint klug und ruhig zu sein, nimmt auf mich und meine Eigenheiten offenbar Rücksicht. Das Allerallerwichtigste aber, die notwendigste aller Bedingungen, die vielleicht sogar als hinreichend bezeichnet werden kann, weil sie vielleicht auch Dinge kompensieren kann, die ich nicht mögen würde, ist:

Sie scheint ehrlich, transparent und offen zu sein. Man kann alles ansprechen, was es zu besprechen gibt, da sind keine Tabuthemen. Das ist äußerst wichtig. Weil ich immer wieder dieses latente Gefühl habe, dass ein Großteil der Kommunikation zwischen den Menschen an mir vorbeigeht, und außerdem sind Verschwiegenheiten aller Art grundsätzlich Gift für eine Beziehung!

Trotzdem traue ich dem Gefühl, dass sie die Richtige sein könnte, noch nicht so ganz und das sage ich ihr auch. Es fehlen einfach erlebte Fakten. Gemeinsame Erlebnisse, gemeinsame Reisen, gemeinsame Interessen. Kurzum alles, was Menschen in ihrer Identifikation zusammenbringen kann.

Immer wieder kommt es vor, dass Martina mir seltsame Dinge erzählt, von denen ich nie gedacht hätte, dass sie eine Rolle spielen. Meistens geht es dabei um Befindlichkeiten und Gedanken anderer Menschen über das eigene Verhalten und Benehmen. Wie soll ich mich an etwas ausrichten, das ich nicht spüren, geschweige denn sehen kann, frage ich sie.

»Peter, so was merkt man doch!«

»Ähhh – Beee! Das finde ich äußerst bedenklich! Wenn es da draußen lauter Menschen gibt, die das eigene Dasein nur nach unwichtigem Kram be- und verurteilen, dann hätte ich ja überhaupt keinen Einfluss darauf, sie durch Leistung oder durch Ideen zu überzeugen.«

Ich beginne zu ahnen, dass in den Gesprächen mit Martina Informationen diskutiert werden, die mich bisher in der Form noch nie erreicht haben. Das sind alles Dinge rund um Emotionen, von denen ich bislang glaubte, dass sie letztendlich doch keine nachhaltige Rolle spielen können. Denn meine Abiturnoten und mein Diplom habe ich doch schließlich für das bekommen, was ich abliefere, und nicht dafür, wie ich bin.

Als Martina wieder bei mir ist, gehe ich zum Plattenspieler. Diesmal wähle ich ganz bewusst Titel aus, die wie Filmmusik wirken sollen, Filmmusik zum realen Leben sozusagen. Titel, die man auch einfach als Anfänger betanzen können sollte. *Morning has broken* ist ein solcher Titel, der auch gleich mithelfen kann, meine innere Mauer zu überwinden.

Es dauert nicht lange, da fühle ich den Film, den eigenen Lebensfilm. Die Stimmung. Das Knistern im Raum. Ich spüre, wie sich meine Emotionen den Weg bahnen, um die Mauer zu überwinden. Aber noch tanzen wir leider nicht. So lege ich schließlich eine Platte der Kelly Family auf.

Der emotionale Durchbruch gelingt beim Song *Mull of Kintyre*. Ich fasse Martina an, stelle sie vor mir auf und beginne, ihre Füße zu sortieren. Ich zeige ihr das 1–2-3-Quadrat, den Grundschritt des langsamen Walzers. So dreiviertelt unser allererster gemeinsamer Tanz über die Auslegeware meines Zimmers. Welch ein Moment!

Ich habe es schon nicht mehr zu hoffen gewagt, so etwas noch erleben zu dürfen. Zum allerersten Mal tanze ich nun tatsächlich mit einer Dame, die noch nicht vergeben ist, die frei ist von allen Zwängen, die sich sogar mit mir beschäftigt. Ich spüre wahre innere Hingabe. Die Szene wird zum Meilenstein meines Lebens.

Fortan nehme ich sie mit zum Tanztraining der Kieler Universität. Und es gefällt mir, wie Martina das romantische Fahrradfahren in den Hüttener Bergen und entlang der Schlei genießt. Nachdem wir seit über zwei Stunden am Strampeln sind, sage ich ihr: »Hier konnte Cordula nicht mehr!« Denn Martina hat den Fahrradausdauerfahrtest bestanden! Congratulations! Kein: »Ich kann nicht mehr«, kein: »Wann fahren wir denn endlich wieder zurück?«, kein: »Muss das denn jetzt sein?« Herrlich. Der Weg ist das Ziel! Und Martina sieht es genauso! Herrlich fraulich!

Sonne, Mond und Liebe

Die Strategie mit dem Schenken von Erinnerungen ist ein Volltreffer. Sie scheint voll zu funktionieren. Seit Tagen sind wir jeden Tag zusammen. Viele kleine Radtouren rund um Gettorf und Ausflüge an die Ostseeküste zwischen Kiel und Eckernförde haben wir nun bereits zusammen gemacht.

Der Kalender zeigt bereits den 23. Oktober 1991. Das ist ein rotblauer Tag vor rostbraunweißem Hintergrund. Noch haben die Bäume Blätter. Noch liegt damit ein allerletzter Hauch Sommer in der Luft, obwohl es deutlich herbstet. Wir sind bei herrlichem Wetter zusammen mit dem Fahrrad unterwegs, um diese natürliche Energie in uns aufzunehmen. Zunächst geht es zur Schlei, dann rauf in die Hügel der Umgebung.

Wir fahren durch einen herbstlich verzauberten Wald bei Lehmsiekberg. Dann erreichen wir einen Aussichtspunkt, bei der sogenannten Hermannshütte. Dort steht eine uns einladende Holzbank. Von hier schweift der Blick über die Wiesen und Hecken, über Felder und Wasserflächen der Schlei. Und man sieht das Moor und den Hof, wo Martina aufgewachsen ist.

So lassen wir uns auf der Bank nieder, um die herrliche Aussicht zu genießen. Während mein Blick so über das Land schweift und dann Richtung Martina geht, fühle ich mich wie »so a Bua« aus so einem Heimatfilm, der mit seiner Geliebten unterwegs ist. Und der Zuschauer, der will jetzt wissen, wann und wie werden die beiden sich endlich zum allerersten Mal küssen.

In diesem Moment begreife ich, dass geradezu traumartige Bedingungen herrschen, um genau diesen nächsten Schritt zu tun. Sogar die glutrot untergehende Sonne fehlt nicht. Immer wenn es in den Filmen solche Kulissen gab, wurde es romantisch. Mehr kann Gott sicherlich nicht tun, um mir zu sagen, was ich zu tun habe.

Obwohl ich eigentlich den ersten Kuss erst nach mehreren Monaten des Kennenlernens erwartet hatte, spüre ich, dass der Moment gekommen ist. Aber gleichzeitig weiß ich nicht, wie ich es anstellen soll. Auf meiner Lebensstraße sehe ich eine Abzweigung. Wer neue Wege finden will, muss ohne Wegweiser auskommen. Ich entschließe mich, in diese neue, völlig unbekannte Straße einzubiegen. Wenigstens, um festzustellen, ob dies der Weg sein könnte, den ich gehen will, oder ob es eine Sackgasse ist.

So schauen wir zusammen der glutrot untergehenden Herbstsonne zu. Dabei wird es leider immer kühler. Von menschlicher Wärme keine Spur. Dennoch empfange ich nach wie vor starke Schwingungen, die mir anzeigen, dass es sich genau hier und jetzt entscheiden wird, ob sich aus dieser Freundschaft etwas entwickeln kann oder nicht. Wenn wir jetzt einfach aufstehen und wieder davonfahren, wird sich nichts ändern. Das spüre ich.

Also warte ich. Aber es passiert nichts. Es ist still und erhaben. Am Osthorizont geht derweil sogar noch der Vollmond auf. Das Firmament stellt nun alles bereit, was es bereitstellen kann. Mehr filmkitschige Kulissen sind nicht mehr möglich. Ein untrügliches Zeichen?!

Martina sitzt zwar neben mir auf der Bank, aber das ist für das, was jetzt kommen muss, noch viel zu weit weg. Ich beschließe, die um sich greifende Kühle zur Hilfe zu nehmen:

»Was kann man machen, damit einem warm wird, rate mal«, fordere ich sie auf.

Ihre Antwort ist für meine Zwecke leider wenig hilfreich: »Ich weiß nicht – Samba tanzen?«

»Das ist die eine Möglichkeit. Aber es gibt noch eine andere«, versuche ich es weiter.

»Ich habe nicht den blassesten Dunst. Verrat es mir!«, fordert sie mich auf. Leider ist sie immer noch kein Stückchen näher an mich herangerutscht.

Da ich einerseits keinerlei Ahnung habe, ob Martina wirklich bereit ist, und andererseits aber die gegebenen Kulissen nutzen möchte und muss, beginne ich damit, ihr die letzten Wochen in Erinnerung zu rufen:

»Du weißt doch noch, da in diesem Bauernhofmuseum, da hast du mir erzählt, dass der Kuhstall deswegen direkt neben dem Wohnhaus ist, damit man sich gegenseitig wärmen kann.« Ich erhalte leider wieder keine verwertbare Antwort.

»Körper spenden also Wärme. Wenn da also zwei Menschen sind, die dem Sonnenuntergang zuschauen, und denen ist kalt, dann …«

»Dann?«

Ich empfange einfach kein Signal, ob auch bei ihr der Moment gekommen ist, sich körperlich mehr als nur mit der Hand zu berühren. Keine Gegenfrage. Nichts – nichts – nichts. Innerlich verzweifle ich langsam. Wäre ich jetzt hier alleine, würde ich ganz stark zappelnd meine Emotion nach außen tragen. Aber ich kann mich beherrschen. Martina kennt mich noch nicht gut genug, als dass sie schon jetzt alles verstehen würde, vermute ich einmal.

Derweil sinkt die Sonne immer schneller immer tiefer. Bald ist sie untergegangen und ich habe möglicherweise die Chance meines Lebens verpasst. Lieber Gott, Manitu oder wie du auch immer heißen magst, ich brauche Hilfe. Ich habe verstanden, aber WIE soll ich es tun? Das Firmament sendet mir weiterhin deutlichste Signale einer höheren Instanz, etwas tun zu müssen. In mir echot eine herb-fordernde, englischsprachige Stimme: »Now, it's your turn! Now OR never!«

Noch ist es hier draußen wie im Film, das ist sogar viel mehr Kulisse als im Film. Aber nicht mehr lange. Was mache ich bloß? Nein, wie – wie – wie mache ich das bloß? Wieder sitze ich da. Nichts. Dann fällt mir etwas Wichtiges ein: Eine ganz wichtige Bedingung, die meine zukünftige Frau erfüllen soll, ist ja, dass sie mich so nehmen soll, wie ich nun einmal bin. Denn wenn das nicht geht, dann wären wir ja auch gar nicht füreinander bestimmt.

Während ich darüber nachdenke, wird mir klar, dass ich hier eigentlich gar nichts weiter nachzudenken habe. Wenn ich meine, der Moment ist da, dann sollte ich ihn auch da sein lassen und handeln. Irgendwie. Egal wie. Egal wie ich es mache, wenn wir füreinander bestimmt sind, wird sie es mögen. So nehme ich allen Mut zusammen und umarme sie. Und es gibt tatsächlich keine »Spinnst du«-Reaktion. Also gehe ich weiter und nehme sie mit einem »Dann können wir ja auch DAS machen« zu mir auf meinen Schoß.

Anschließend frage ich sie: »Hast du das auch gedacht?« Zwar bejaht sie das, aber irgendwie scheint da noch was zu fehlen. Einerseits gibt es keine Abstoßreaktion. Andererseits ist das, was ich mache, einfach noch nicht wie im Film. Da fehlt noch was. Das Schmusen und Küssen. Aber kann ich sie denn jetzt wirklich schon küssen? Einfach so? Mehr als ein »Spinnst du!« kann da ja eigentlich auch nicht kommen.

In diesem Moment fällt mir ein, dass es im Fernsehen einmal so eine Lektion über den idealen Kuss gab. Leider habe ich diese Lektion nicht mehr in Erinnerung. Da sagt auf einmal eine innere Stimme zu mir, so wie eine allerletzte Ermahnung:

Wenn du über einen reißenden Fluss willst, und da ist jetzt eine Brücke, gehe rüber. Wer weiß, ob und wann die nächste kommt! Auch wenn du dich unsicher und unvorbereitet fühlst!

Also muss ich da jetzt rübergehen. Ich gebe mir den alles entscheidenden Tritt zum Schritt über die Brücke. Vorsichtig nähere ich mich ihrem Gesicht. Noch ein letzter Blick auf die filmkitschige Szenerie mit dem glutroten Westhimmel bei der untergehenden Sonne und dann kleben meine Lippen auf den ihrigen.

Die Menschen auf der Erde schreiben den 23. Oktober 1991. Und mir gelingt der erste Kuss mit Martina. Romantik nach spontan geplantem Drehbuch. Schnell stellt sich heraus, dass Martina sogar die ganze Zeit nur darauf gewartet hat. Und ich Dussel hätte die Chance fast wieder einmal verpasst.

Weil ich immer alles genau planen möchte. Die Kulisse stimmte, der Ort stimmte. Aber der Kuss, ein Zeichen der Liebe, der wollte sich einfach nicht planen lassen. Gefühle lassen sich nicht planen. Und wenn das mit der Beziehung klappen soll, muss ich mich anscheinend noch viel mehr den erlebten Emotionen nach außen hingeben. Aber ich kann nicht. Warum?

Schon die Locken hatte mich früher immer mahnend und sich ewig wiederholend aufgefordert mit den Worten: »Du musst viel, viel mehr aus dir rauskommen!« Damals fragte ich mich, was sie damit bloß meinte. In diesem Moment wird es klar, glasklar. Ich will ja, aber ich kann nicht – kann nicht – kann nicht – noch nicht. Du musst es schaffen! Nein, mehr: Du schaffst es! Irgendwann! Ja! Glaube daran!

Allabendliche Auto-Sessions

Da ich nur ein Zimmer in dem gemeinschaftlich genutzten Haus der Vermieterin habe, ist es leider nur selten möglich, dort mit Martina bis spät abends zusammen zu sein. So enden unsere gemeinsamen Tage in Gettorf immer öfter im Auto auf dem Parkplatz unter den hohen Bäumen im Garten.

Dort sitzen wir noch lange und lassen den Tag noch einmal Revue passieren. Was war gut und was war weniger gut? Immer öfter diskutieren wir dabei auch über grundsätzliche Einstellungen und Meinungen. Und immer wenn Martina eine mir völlig fremde Sichtweise auf die Dinge erläutert, finde ich das äußerst bedenklich: »Ä-B.«

Immer dann, wenn ich eine Information verarbeiten soll, die mein bisheriges Weltverständnis ändern könnte oder sollte, bin ich blockiert. Dann ist Krise. Dann bin ich wie ein Computer, dessen Arbeitsspeicher randvoll ist. Ich nehme keinen Input mehr an. Das Einzige, was ich dann noch rausbringe, sind solche Sprachbruchstücke.

So werden die anfänglich als verlängerte Möglichkeit des Zusammenseins erlebten Auto-Sessions immer mehr zur Krisenbewältigung und dienen der Ausdiskussion unterschiedlicher Auffassungen und Wahrnehmungen zu ein und demselben Thema. Immer wieder stehe ich kurz davor, die Sache mit der Beziehung in Frage zu stellen. Eine

Beziehung zu führen, scheint für mich eine ganz besondere Herausforderung zu sein.

»Peter, du zerdenkst unsere Freundschaft, unsere noch junge Liebe. Warum? Bei dir kommt immer wieder so eine Wand runter. Und dann antwortest du auf einmal nicht mehr. Das kann ich nicht ertragen! Ich wüsste zu gerne, was in dir vorgeht! Aber ich finde keinen Zugang mehr. Warum machst du es uns so schwer? Es könnte doch ganz einfach sein?«

Nicht selten enden solche einseitigen Schweigezeiten mit dem Regnen in meinem Gesicht. Wenn final die Emotionen über die alles blockierende Ratio-Fraktion in meinem inneren Parlament siegen. Meine Papamamas haben diese Form der Tränen nie gesehen. Die innere Zerrissenheit, der Kampf konkurrierender Sehnsüchte. Die Sehnsucht nach Liebe, die aber unplanbar zu sein scheint, gegen die Sehnsucht nach Planbarkeit.

Gerade während dieser Auto-Sessions zeigt sich überdies, dass es auf Dauer sehr anstrengend wird, sich immer nur über Philosophie, Psychologie, Religion, Astronomie, Geologie und sonstige geistreiche Wissenschaften auszutauschen.

So merke ich irgendwann, dass es im Leben tatsächlich nötig ist, einfach nur so miteinander zu reden. Und dieser Small Talk, wie andere das nennen, der fällt mir nach wie vor schwer. So beginne ich in solchen Situationen, meiner Freundin Witze zu erzählen.

»Eine Gruppe Ingenieure und eine Gruppe Mathematiker fahren mit der Bahn zu einer Tagung. Jeder einzelne Ingenieur hat seine eigene Fahrkarte, während die ganze Gruppe Mathematiker nur eine einzige Karte hat.

Plötzlich ruft einer der Mathematiker: ›Der Schaffner kommt!‹ Sofort zwängen sich die Mathematiker alle in eine Zugtoilette. Der Schaffner kommt, kontrolliert die Ingenieure, sieht, dass das Klo besetzt ist und klopft an die WC-Tür: ›Die Fahrkarte bitte!‹ Daraufhin schiebt einer der Mathematiker die Fahrkarte unter der Tür durch. Der Schaffner zieht zufrieden ab.

Auf der Rückfahrt beschließen die Ingenieure, denselben Trick anzuwenden. Sie kaufen nur noch eine Karte für die ganze Gruppe. Sie sind sehr verwundert, als sie merken, dass die Mathematiker diesmal überhaupt gar keine Fahrkarte mehr haben!

Wieder ruft einer der Mathematiker: ›Der Schaffner kommt!‹ Sofort stürzen sich alle Ingenieure auf das nächstgelegene Klo, während die Mathematiker sich etwas gemächlicher auf den Weg zu einem anderen Klo machen. Bevor der letzte Mathematiker die Toilette betritt, klopft er noch bei den Ingenieuren an: ›Die Fahrkarte bitte!‹ Und die Moral von der Geschicht? Wende niemals die Methoden der anderen an, ohne sie wirklich zu verstehen!«

Witze zu erzählen, ist für mich eine schwierige Aufgabe. Weil ich nicht immer die richtige Betonung treffe und weil mein Gesicht anscheinend nicht das macht, was es machen müsste, damit der Witz wirkt. So bin ich immer wieder stolz, wenn es mir doch mal gelungen ist, einen aussagekräftigen Witz selber zu erzählen. Denn Lachen gehört zum Leben. Und Martina mag Witze.

Trotzdem ist der Weg zu einer wirklich festen, unumstoßbaren Beziehung noch ganz, ganz lang. Und die Berge, die früher lange Zeit am fernen Horizont meiner Lebensstraße lagen, kommen links und rechts der Straße auf einmal immer schneller immer dichter. Die ganze Gegend steigt langsam weiter an. Und die Schluchten um mich herum, sie werden allmählich tiefer und enger.

Natürlich überprüfe ich ständig, ob ich auf der richtigen Piste zu meinem Ziel bin. Nachdem ich die allerwichtigsten Dinge aus meiner Checkliste an Martina überprüft habe, halte ich für mich folgendes Testzwischenergebnis fest:

Der Tanztest hat ergeben, dass wir recht gut miteinander tanzen können werden. Die Betonung liegt auf dem »werden«, weil sie ja das richtige, figurenreiche Tanzen noch lernen muss. Aber da bin ich guter Dinge.

Auch den Flugzeugtest haben wir mittlerweile hinter uns gebracht. Dazu ging es zum Kieler Flughafen. Dort habe ich einen Fliegerkameraden, den ich vom Segelfliegen her kenne, gebeten, eine Cessna für uns startklar zu machen und mit uns eine Runde zu fliegen. So erlebte Martina ihre Heimat zum ersten Mal im Leben aus der dritten Dimension. Da sie keine Kotztüte brauchte, ist auch hier alles klar.

Viele Fahrradtouren haben mir gezeigt, dass sie viel ausdauernder als Cordula ist. Da könnte zwar noch ein bisschen mehr drin sein, aber mit mehr Übung wird sie sicher noch längere Touren mit mir machen können.

Den Trutschentest muss ich noch machen. Dazu werde ich sie in der Kieler Fußgängerzone an Juwelierläden entlangführen und schauen, wie sie sich dort verhält. Aber ich gehe davon aus, dass auch dieser Test zu meiner Zufriedenheit ausfallen wird und mir sie als häuslich bodenständigen Typ bestätigt. Alles andere würde mich wundern! Aber man weiß ja nie, bekanntlich ist Vertrauen gut, aber Kontrolle besser!

Aufgrund der recht einfachen Verhältnisse, in denen sie aufgewachsen ist, wird sie wohl auch einmal mit verminderter Hygiene auf Reisen in badezimmerferne Gefilde und Gegenden mit erheblichen Mängeln im Essensangebot zurechtkommen. Aber auch das ist natürlich noch anhand einer konkreten Reise zu checken.

Der schwierigste, weil teuerste Vorabtest ist die praktische Feststellung ihrer Tropentauglichkeit. Denn wenn sie sich dort unwohl fühlen würde, dann müsste ich zukünftig alle Reisen in die Tropen weiterhin alleine machen. Und das wäre schade, wenn nicht sogar das Ende der Beziehung.

Im Visier habe ich eine Reise nach Saint Lucia oder nach Thailand. Dort würden wir gleich mehrere dieser tollen tropischen Kokospalmenstrände und Schnorchel-Inseln besuchen. Die Tropen sind auch genau die filmgemäße Romantik, um sich näherzukommen.

Und dann käme der allerletzte Test. Der lässt sich erst ausführen, wenn wir eine gemeinsame Wohnung haben. Während wir uns bei einer gemeinsamen Reise zwar schon einmal probeweise ununterbrochen verstehen würden müssen, wartet dann der Alltag, aus dem es kein getrenntes, individuelles Erholen mehr geben würde.

Um eine Frau wirklich zu heiraten, muss man sich auch im Alltag immer verstehen. Daher muss ich noch viel genauer, als dies bei einer bloßen Freundschaft möglich ist, wissen, wie sie sich in der praktischen Lebensbewältigung verhält: Wie reagiert sie, wenn ich mal ausrasten sollte? Ist sie geduldig? Ist sie liebevoll? Lässt sie nur ihre Meinung zählen? Gibt es Punkte, bei denen wir nie eine Lösung finden würden? All das kann man nur in einer gemeinsamen Wohnung herausfinden!

Anfang November findet wieder so eine »Ballnacht« in Kiels »MAX Music Hall« statt. Zum ersten Mal gehe ich dort nun mit meiner eigenen Freundin hin. Dass Martina noch nicht so viele Tanzfiguren kennt, macht nichts, weil man dort aufgrund einer sich am Abend vollenden Tanzfläche sowieso nicht alle Figuren austanzen kann.

Ich erlebe mit Martina die bisher schönste und harmonischste Ballnacht. Wohl auch deswegen, weil das Tanzen diesmal auch ganz bewusst dem Sichnäherkommen dient. Auf der Heimfahrt beobachten wir Wetterleuchten. Und bei der Ankunft steht der Orion schon hoch am Himmel. Zeichen des Winters, aber auch der Erleuchtung.

Mir gelingt es, Martina erstmals dafür zu gewinnen, mit mir dorthin zu fahren, wo mein Leben begann. So hat sie auch Gelegenheit, die Papamamas kennen zu lernen. Denn auch dieser Punkt auf der Liebes-Checkliste ist ja noch nicht geklärt. Was bringt mir eine Freundin, die mein Zuhause, meine Papamamas nicht mag? Außerdem würde ich mir auch gerne eine Meinung meiner Papamamas über Martina einholen.

Eine Woche später fahren wir mit »Sven«, meinem Auto, nach Gadenstedt, wo ich aufgewachsen bin. Dorthin, wo ich aus dem hohen Kinderwagen die über mir wedelnden Blätter der Bäume anstarrte, um den wandernden Lichtflecken und Schattenfiguren zu folgen. Das ewige Zuhause, das die von vornherein vorübergehend angelegte Studentenheimat in Kiel und Gettorf niemals sein kann. Das eigene Reich. Das eigene Land. »Andorra State«, einem Teil der »States of Japetus on Earth«, wie ich meine irdische Kolonie einer erdfernen Welt bezeichne. Es sind die Grundstücke in der Gemarkung Gadenstedt, die der Familie Schmidt gehören. »Andorra State Headquarters«, das ist das rotverklinkerte Winkelhaus. Die Oase der Ruhe. Die gewohnte Umgebung. Der Ort der Geborgenheit. Der Ort der Nostalgie. Der Anker des Lebens.

Zu Hause feiert der braune Brummelbär seinen 1991sten minus 1934sten Geburtstag, also den 57sten. Die Locken ist durch die Fülle der Vorbereitungen gestresst. Trotzdem findet sie noch die Zeit, Martina von meiner Zeit im Krankenhaus zu erzählen. Das erste halbe Jahr meiner Körperung verbrachte ich im Haus der Weißkittelwesen. »Morbus Hirschsprung« hieß die Krankheit, die die teilweise Entfernung meines Dickdarms zur Folge hatte und dafür sorgte, dass ich erst nach einem halben Jahr bei meinen Papamamas einziehen durfte. »Der Peter braucht viel Liebe«, betont die Locken dabei immer wieder.

Unter den Geburtstagsgästen ist wie immer auch Onkel Willi. Er ist mittlerweile fast neunzig Jahre alt. Er wohnt heute noch in Peine, aber nicht mehr direkt an der Mauer, hinter der das Eisen fauchend glühte. Hinter der die flüssige Eisenlava sich in Eisenbahnschienen verwandelte, die auch in Häusern verbaut werden.

Onkel Willi mochte mich schon damals. Und er mag mich immer noch. Seine einzige Sorge scheint zu sein, dass ich immer noch nicht arbeiten gehe, immer noch kein eigenes Geld verdiene. Immer noch da rumstudiere. »Peter, wie lange musst du denn noch studieren? Wann gehst du denn endlich mal arbeiten?«

»Ich glaube nicht, dass ich jemals so arbeiten können werde, wie du es getan hast! Ich werde irgendwo im Büro sein oder durch die Gegend fahren und forschen, auf jeden Fall nicht in so einer Fabrik arbeiten, das könnte ich gar nicht!«

Onkel Willi arbeitete früher in diesem Stahlwerk, das gleich neben dem Haus stand, in dem er mit Tante Else wohnte. Natürlich unterhält sich Onkel Willi auch mit Martina. Plötzlich sagt er in ihrem Beisein: »Peter, sieh zu, dass du die Martina heiratest. Du und Martina, ich glaube, ihr passt ganz gut zusammen. Ihr seid euch in vielen Dingen ähnlich!«

Mathematische Liebe

Die ersten Monate war ich ja der Checker, der wissen wollte, ob Martina einmal alles, was an einer Frau für mich wirklich zählt, liefern kann. Doch nun habe ich das Gefühl, dass auch sie testet, was ich liefere und was nicht.

Als ich mein Gnubbelchen, wie ich sie mittlerweile nenne, wiedersehe, fragt sie mich auf einmal: »Sag mal, welche Augenfarbe habe ich?«

Ratlos blicke ich ins Land. Denn nun ist es zu spät, sie einfach anzuschauen, um die richtige Antwort zu erhalten. In diesem Moment wird mir bewusst, dass ich Martina noch nie in die Augen geschaut habe. Warum auch? Richtiger Blickkontakt ist für mich so, als wenn ich direkt in die Sonne schaue. Und das habe ich beim Sonnenfleckenbeobachten für »Jugend forscht« oft genug gemacht. Und das hat weitaus weniger wehgetan, als einem Menschen direkt in die Augen zu schauen.

Schließlich ringe ich mich zu einer fragenden Antwort durch:

»Äh, blau?«

»Nein!«

»Grün?«

»Neiiiin! Sag mal, schaust du mir denn gar nicht in die Augen?«

»Dann sind sie bestimmt braun. Und du hast so eine gnubbelige Erdbeernase!«

»Erdbeernase?«

»Ja, Erdbeernase. Weil sie mich vom Aussehen und der Oberflächenstruktur irgendwie an eine Erdbeere erinnert.«

»Okay, braun stimmt, aber das mit der Erdbeernase, ich weiß nicht.«

»Doch, meine liebste Erdbeernase. Warum ist das denn auf einmal so wichtig? Davon war ja noch nie die Rede. Weißt du denn überhaupt, welche Farbe meine Augen haben?«

»Blau! Klar weiß ich das. Wenn du nicht weißt, was ich für eine Augenfarbe habe, dann hast du mich noch nie wirklich angekuckt. Das finde ICH jetzt mal Ä-B! Jawohl! Liebst du mich dann überhaupt?«

»Ich schaue aber immer da hin!«, sage ich fingerzeigend auf ihre Nasenwurzel. »Und da grinsen mich die Pünktli auf deiner Erdbeernase an.«

Da es für mich kein Entrinnen aus diesem blöden Augenfarbenquiz gibt, kann ich nur hoffen, dass das für sie genauso unwichtig ist wie für mich. Nach einer Weile Stille im Gespräch stellt Martina auf einmal eine Frage, die mich wie ein Blitz aus blauem Himmel trifft:

»Was verstehst du denn eigentlich unter Liebe?«

Eine verdammt einfache Frage mit einer verdammt schwierigen Antwort! Ich habe keine Ahnung, was ich ihr darauf mal so eben antworten soll, ohne mir meine Rede lange und planvoll überlegt zu haben. Das Allererste, was mir durch den Kopf schießt, sind diese »Liebe-ist …«-Cartoons. Weil ich in Bildern denke, also immer erst Bilder sehe.

Da sie aber darauf besteht, jetzt oder zumindest gleich eine wörternde Antwort zu erhalten, fühle ich mich wie ein Löwe in der Ecke. Kein Entrinnen. Wenn ich sie wirklich lieben würde, müsste ich darauf eine spontane Antwort parat haben, meint sie. Wieder einmal kämpft die Spontanität in mir gegen das Verlangen nach Vorbereitung. So stammele ich erst einmal los:

»Also, es ist für mich Liebe, wenn ich etwas besonders mag, wenn ich sehr traurig würde, wenn es nicht mehr da ist, wenn …«

»Ja, aber …«

»Liebe ist auch, sich über vertraulich intime Dinge zu unterhalten, sich gegenseitig zu unterstützen. Liebe ist zum Beispiel auch unser Streicheln.«

»Aber …«

»Liebe ist, wenn wir zusammen Fahrrad fahren. Oder Liebe ist, wenn wir zusammen auf einer Bank sitzen und den Sonnenuntergang anschauen. Oder wenn …«

»Ja, aber was ist denn nun Liebe für dich? Das sind doch alles nur Sachen, die man macht oder sieht?«, würgt sie meine beginnende Aufzählung ab.

Okay, so komme ich nicht weiter. Stattdessen male ich ihr ein mathematisches Koordinatensystem auf:

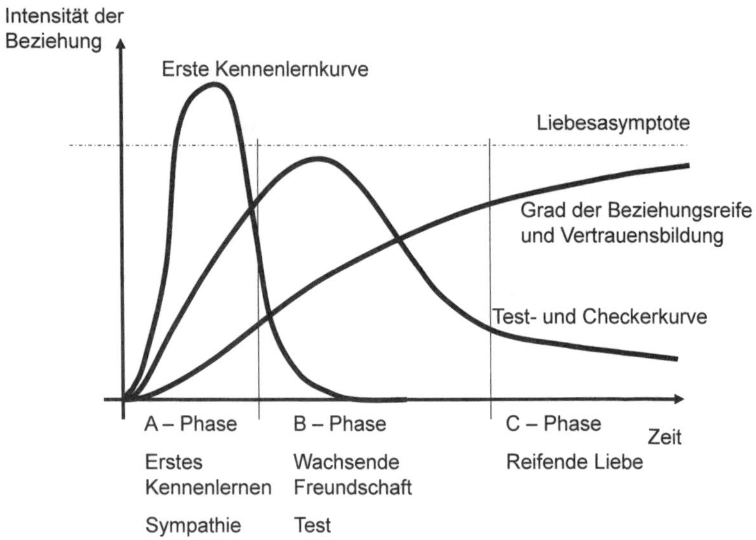

Koordinatensystem der Liebe

»Lass es mich so erklären. Da haben wir eine x-Achse, die nach rechts zeigt. Und da haben wir eine y-Achse, die nach oben zeigt. Die x-Achse zeigt den Verlauf der Zeit an. Die y-Achse stellt die Intensität der Beziehung dar. Je höher der Wert, desto intensiver ist die Beziehung. Für die Beziehungsintensität gibt es einen Idealzustand, dem man sich mit der Zeit immer mehr annähert! Liebe ist dann die Annäherung an diesen Idealzustand, der eine Asymptote ist, eine Liebesasymptote also. Je höher diese Asymptote im Koordinatensystem liegt, desto größer ist die Liebe.«

»Was für eine Tote?«

»Mathekurs, Abitur. Du musst doch wissen, was eine Asymptote ist …«

»Nee, habe ich vergessen!«

»Egal. Also jetzt ganz langsam zum Mitschreiben: Wir können nun drei Funktionen in dieses Diagramm einzeichnen, die charakteristische Verläufe haben, die ich in eine A-Phase, eine B-Phase und eine C-Phase unterteilen möchte.

In der A-Phase lernt man sich oberflächlich kennen. Zwei Menschen begegnen sich und entscheiden spontan anhand oberflächlicher Merkmale über gegenseitige Sympathie oder Antipathie. Diese A-Phase beginnt im Ursprung, also dem Moment des erstmaligen Sehens und damit dem Beginn des Kennenlernprozesses. Eine A-Phase findet mit jedem Menschen statt, mit dem ich mich kommunikativ näher beschäftige. Die A-Kurve zeigt also an, wie das erste Kennenlernen abläuft. Vom ersten Eindruck am Ursprung des Koordinatensystems bis hin zu einem Maximum an neuen Eindrücken. Die Entdeckung neuer Facetten am Gesprächspartner ist sehr intensiv und lässt allmählich immer mehr nach. Man könnte auch sagen, die A-Kurve zeigt die Intensität des oberflächlichen Kennenlernens eines Menschen an. Das könnte auch ein Mensch sein, mit dem ich beruflich zu tun habe.

Dann gibt es da die B-Phase. In dieser Phase lernen sich die beiden Menschen näher kennen. Die B-Kurve ist sozusagen der Charaktercheck. In dieser Phase stellt man im gegenseitigen Einvernehmen fest, ob man zueinander passt oder nicht. Diese Funktion beschreibt das Testen des Gesprächspartners oder Freundes auf dauerhafte Sympathie. Im Gegensatz zur A-Phase, die praktisch nur das Erstellen eines ersten Gesamteindrucks abbildet, endet diese Phase nie. Die zugehörige Kurve strebt allerdings asymptotisch gegen null. Das bedeutet, dass das Testen immer weniger wird und praktisch verschwindet, aber nie wirklich aufhört.

Die wichtigste Kurve aber ist die C-Phase. Sie gibt den Grad der Verbundenheit an. Diese Kurve startet ebenfalls im Ursprung, beginnt sozusagen bei Null. Sie erreicht erst dann eine signifikante Intensität, wenn die A-Phase ganz vorbei ist und die B-Phase ihr Maximum überschritten hat, man sich also einander auch bei etwas genauerem Hinsehen weiterhin sympathisch findet.

Und die C-Kurve schließlich, die gibt die Intensität des Zusammengehörigkeitsgefühls wieder. Und diese Kurve wächst mit der Zeit, vorausgesetzt, man überwindet die Maxima der A- und B-Kurve, so dass die positiven Eigenschaften deutlich überwiegen.

So, und Liebe, ja, die ist nun etwas, das erst dann zustandekommt, wenn die A-Kurve gegen null geht und die C-Kurve einer Sättigung, der Asymptote, entgegenstrebt und diese so gut wie erreicht hat. Wenn also diese C-Kurve asymptotisch gegen einen Grenzwert, den höchst möglichen Grad der Verbundenheit, strebt, dann beschließen die beiden Menschen, für immer zusammenzubleiben. Somit ist Liebe die asymptotische Erfüllung der Sehnsucht nach Geborgenheit.«

Stille. Während ich mir das Diagramm so anschaue, fällt mir auf, dass man die A-Phase auch mit dem aufflammenden Anzünden eines Kaminfeuers, die B-Phase mit dem hellen Brennen des Holzes und die C-Phase mit der lang anhaltenden, inneren Glut vergleichen kann.

So fortsetze ich: »Die Liebe ist also etwas Dauerhaftes. Liebe ist nicht nur ein Wort, sondern Taten, immer wiederkehrende Taten. Etwas, das sich über die Zeit entwickeln muss. Etwas, das sich mehr oder weniger schnell einstellt. Das ist wie bei einem Flugzeug, das irgendwann die Reiseflughöhe erreicht hat. Und ich denke, wir sind jetzt hier!« Dabei zeige ich auf eine Stelle oben im rechten Drittel des Diagramms. »Das bedeutet, dass ich dich liebe. Liebst du mich denn auch?«

»Ja! Dass man Liebe mathematisch formulieren kann, das finde ich hochinteressant. Liebe, das hat doch was mit Emotionen zu tun …«

»Ja, sieh es so: Emotionen sind analoge Signale, dieses Diagramm hier ist eine Art Digitalisierung der Emotionen.«

Daraufhin herrscht Stille. Weitere Kommentare folgen nicht. Weitere Fragen auch nicht. So gehe ich davon aus, dass es mir endlich gelungen ist, verständlich zu machen, was Liebe ist! Auf meine Weise.

Schließlich bemerkt Martina, dass die C-Kurve ja auch verschiedene Höhen annehmen kann. So fragt sie mich, wie groß denn nun meine Liebe zu ihr sei. Meine Antwort kommt prompt und ehrlich: »12 von 15 Punkten!«

»Was? Wieso nicht 15 Punkte?«

»Na ja, du hast keine glatten Haare und keine knackige Jeans, und dich interessieren oft andere Dinge als mich. Das gibt Abzüge in der B-Note. Aber bei allen wirklich wichtigen Dingen, die letztendlich zählen, hast du die volle Punktzahl. Bei Dingen wie Ehrlichkeit, Verlässlichkeit, Naturverbundenheit und so weiter. Na ja, vielleicht werden es ja auch noch mehr Punkte, wenn wir endlich mal in den Tropen waren!«, füge ich noch hinzu.

Nachdenkliche Stille. Jetzt habe ich wohl bei ihr eine Art Ä-B-Zustand ausgelöst. Und kann nur hoffen, dass sie sich mit meiner Ehrlichkeit anfreunden kann und darüber hinwegkommt. So wie ich meine innere Mauer überwinden muss, um sie weiter lieben zu können.

Kirche nach der Feuerzangenbowle

Ich bin weiterhin fleißig dabei, Martina Erinnerungen zu schenken. So fahren wir kurz vor Beginn der Vorweihnachtszeit in den Harz. Dort findet um diese Zeit die traditionelle Feuerzangenbowle statt, gefolgt vom traditionellen Hasenessen am nächsten Tag. Beides gehört zum alljährlich wiederkehrenden Stiftungsfest der Ascania Halle-Clausthal.

Zum Festakt der Feuerzangenbowle treffen sich »Alte Herren« mit dem studentischen Nachwuchs, um gemeinsam zu feiern und zu singen. Wenn das Präsidium »Silentium Ex! Colloquium!« ruft, dann wird im Schein der brennenden Zuckerhüte über die Zeit von damals und die Probleme von heute diskutiert. Nostalgie, aktuelle Alltagserlebnisse und anstehende Herausforderungen liefern genug smalltalkfreien Gesprächsstoff!

Und wenn die Gespräche drohen, wieder einmal in Richtung Small Talk abzudriften, dann fordert das Präsidium die Corona, das sind die versammelten Gäste, mit einem strengen »Silennnnnntium!« zum Einstellen der Gespräche auf, damit eine Biermimik, das ist ein Sketch oder etwas anderes Lustiges, vorgetragen oder ein Lied, Cantus genannt, gemeinsam gesungen werden kann.

Die ganze Veranstaltung geht mit dem »Clausthaler Mitternachtsschrei« zur Neige. Pünktlich zur mitternächtlichen Stunde verlischt das Licht, um den nächsten Tag mit dem Bergmannslied gebührend zu begrüßen. Dort wartete damals, bei meiner ersten Teilnahme, die härteste Probe, das Vorsingen!

Auf einem Bierdeckel dichtete ich damals in aller Eile die bis heute gesungene und verbreitete Strophe:

»Wir Geophysiker seins
Seins kreuzbrave Leut'

Denn wir sorgen, dass die Reben überleben das Erdbeben
und saufen's auch, und saufen's auch!«

Auch in dieser Verbindung zerrten an mir immer konkurrierende Bedürfnisse. Einerseits wollte ich immer dazugehören, andererseits war, bin und bleibe ich ein Mensch, den es in solchen Gemeinschaften normalerweise nicht gibt. Warum? Ich spüre aber, dass diese Gemeinschaft mir guttut, obwohl es sehr anstrengend ist. Wie Sport!

Nach der Veranstaltung tanzen Martina und ich uns die Straße entlang. Mitten auf der Bundesstraße, die geradewegs durchs Zentrum von Goslar nach Osterode führt. Dort, wo mich zu Studentenzeiten einmal ein Erstsemesterstudent ansprach und fragte, wo denn hier der Weg zum Zentrum sei und ich antwortete: »Du stehst mitten drin!« Da stand er vor dem Haus, das in der ganzen Stadt als einziges eine Rolltreppe hatte.

Mit dieser Feuerzangenbowle beginnt für mich seither traditionell die Vorweihnachtszeit. Wenn wir schon einmal im Harz sind, muss ich Martina auch noch die Umgebung zeigen. So fahren wir unter anderem noch zur Stabkirche nach Hahnenklee. Nur zögernd übertritt sie dort die Schwelle, um ins Innere dieser wunderschönen Holzkirche im norwegischen Stil zu gelangen.

Am Horizont zeichnen sich auf einmal Probleme ab, die ich so nie erwartet hätte und die mir zu schaffen machen. Denn Martina will mit mir nicht wirklich in diese Kirche gehen. Weil sie genug habe von all diesen Glaubenslügen, die die Menschen verbreiten.

Ihre Vergangenheit mit den Zeugen Jehovas hat sie wohl doch in einer Weise geprägt, die noch zum Stolperstein auf dem Weg zu einer Ehe mit ihr werden könnte. Denn eine Frau, die mit mir zu Weihnachten nicht in die Kirche gehen will, kann ich nicht gebrauchen. Mehr noch, mit Blick auf eine mögliche Hochzeit in ferner Zukunft frage ich sie:

»Und wie sollen wir dann bitte einmal eine weiße Hochzeit feiern? Ich meine, da musst du doch auch in eine Kirche gehen!«

Da stellt sie doch glatt diese Form des Heiratens in Frage:

»Ob ich eine weiße Hochzeit haben will, das weiß ich nicht!«

»Das finde ich Ä-B!«, antworte ich erstarrend. Krise. Ganz große Krise!

Äußerst bedenklich. Dann wird das wohl nichts mit uns, denn eine kirchliche Trauung ist mir sehr wichtig. Schade. Sehr, sehr schade. Ich erstarre weiter. Still stur starre ich vor mich hin. Und mit Weihnachtsliedern kann sie dann wohl auch nichts anfangen.

Früher, als Kind, da habe ich einen Weihnachtsliedersingplan gebastelt. Das war eine Tabelle, da stand genau drin, an welchem Tag im Dezember welches Lied gesungen werden kann, darf und sogar muss. So zum Beispiel durfte und musste das Lied *Morgen Kinder wird's was geben* nur genau am 23. Dezember gesungen werden! Ansonsten wurde ich sehr wütend. Weil es eine Verletzung der Regel dargestellt hätte.

Und jetzt soll es auf einmal gar keine Weihnachtslieder mehr geben? Das ist einerseits faszinierend, andererseits sehr beunruhigend für mich. Wie kann ein Mensch bloß nur keine Weihnachtslieder mögen? Lieder, die Liebe und Geborgenheit, gelbe Wärme und grüne Wonne ausstrahlen. Wie kann ein Mensch so entweihnachtet worden sein?

Ich liebe Martina doch! Aber diese Sache, nein, nein und nochmals nein! Und alles nur wegen dieser Geschichte mit den Zeugen Jehovas. Da muss ich gegensteuern! Jeder soll glauben können, was er will und wie er will, aber wenn zwei Menschen zusammen sein wollen, muss es Regeln geben, die für beide gleichermaßen gelten.

Letztendlich gelingt es mir, Martina doch noch vollständig in die Kirche zu lotsen. Aber sehr, sehr widerwillig. Deshalb sage ich ihr:

»Martina, ich glaube, du brauchst eine Therapie. Eine Weihnachts- und Kirchentherapie! Denn wenn wir für immer zusammenbleiben wollen, möchte ich mit dir zusammen an die fröhlichen Weihnachtszeiten meiner Kindheit zurückdenken können, und außerdem will ich dich ja mal in einem weißen Brautkleid heiraten und mit dir zusammen aus einer Kirche kommen!«

Sie sagt erst mal gar nichts. Heute haben wir zur Abwechslung mal vertauschte Rollen im Anschweigen:

»Was ist los?«, will ich wissen.

»Peter, du verlangst für mich derzeit unmögliche Dinge!«

»Das finde ich Ä-B! Ä-Ä-B! Das ist nicht unmöglich, es ist das Leben. Das Leben außerhalb dessen, was du in den letzten Jahren erlebt hast. Ich verstehe Weihnachten als das Fest der Ruhe, der Liebe, des Lichts und des Lebens. Als ich klein war, hing in unserer Kirche immer ein riesiger, gelber, leuchtender, spitzzackiger Stern an der Decke.

Der Stern, das Licht, das den Weg ins Leben zeigen soll. Das war und ist für mich die Botschaft. Wenn ich zu diesem Stern ohne dich gehen soll, dann brauche ich keine Freundin. Entweder gehen wir den Weg dorthin zusammen oder wir müssen uns jetzt trennen.«

»Warum drohst du mir immer wieder mit Trennung?«, fleht mich Martina an.

In mir toben wieder mal die ewig konkurrierenden Sehnsüchte, die sich nun zu einer sehr turbulenten Strömung vermischen. Ich will Martina, aber ich will auch das behalten, was ich brauche, um zu leben. Ich will, dass sie die Bedeutung dieser Dinge erkennt, sonst geht es einfach nicht. Es gibt Dinge, die sind nicht verhandelbar, wie die Sache mit der Kirche. Da muss sie mit rein.

»Damit du später mal wieder problemlos und unbefangen in eine Kirche gehen kannst, wäre ich jetzt dafür, dass ich endlich mal ›del *.*‹ mache, also alles bei dir lösche, und so die Sache mit den Zeugen Jehovas endlich mal ins Archiv wandert!«

»Was meinst du mit ›del *.*‹?«

»Na ja, mit diesem DOS-Befehl löscht man alles auf dem Computer! Weil du mit deiner Vergangenheit bei den Zeugen Jehovas eigentlich abgeschlossen hast, bist du für mich wie eine neu bespielbare Festplatte. Dich kann man sozusagen neu formatieren, wobei der Bootsektor natürlich erhalten bleibt, da stehen nämlich deine grundlegenden Eigenschaften drin, die ich so doll an dir liebe, mein süßes Gnubbelchen!«

Mit Computern kenne ich mich besser aus als mit Menschen. Die Reformatierung meines Gnubbelchens wird wohl noch einige Zeit in Anspruch nehmen.

Einblick in eine fremde, emotionale Welt

Das Formatieren wird in der nächsten Auto-Session fortgesetzt. Die meisten Sektoren sind bereits zu meiner Zufriedenheit geklärt.

»Bis auf die Reise- und Tropentauglichkeit, die natürlich erfüllt sein muss, damit wir auch viele Reisen in alle Welt zusammen machen können, bin ich zu dem Schluss gekommen, dass wir trotz oder gerade wegen der ganzen klärenden Auto-Sessions, die unsere Wahrnehmungsunterschiede zusammenbringen sollen, gut zusammenpassen. Aber ich weiß bis heute nicht, ob du das genauso siehst?«

Stille.

Dann sagt sie auf einmal: »Ich schreibe Tagebuch. Dort habe ich auch über uns bereits viel notiert. Ich habe den Eindruck, dass du mich nicht verstehst. Wenn du möchtest, bringe ich es morgen mal mit. Und dann darfst du es mal lesen. Vielleicht verstehst du dann, was mich bewegt und warum. Du scheinst nicht zu wissen, wie die Dinge, die du machst und sagst, auf andere wirken.«

Als wir uns das nächste Mal wieder bei Frau Vogt in Gettorf treffen, gibt mir Martina ihr Tagebuch. Ein rotes, stoffchinesisches Büchlein mit blumig eingerahmten Segelschiffen auf der einen und Fischen auf der anderen Seite. Wie Wasserzeichen im Papier. In diesem Buch lese ich für mich ganz, ganz merkwürdige Dinge.

> »Das Einzige, was mich an ihm stört, ist seine ewige Angst, dass ich nicht die Richtige für ihn sein könnte. Bei allem, was ich sage und was für ihn auf den ersten Blick unverständlich erscheint oder was er auch einfach missverstanden hat, ist er gleich erschreckt und ich muss ihn erst mal beruhigen! Ständig lebe ich in der Angst, dass ich irgendetwas an mir haben könnte, was ihn vielleicht doch so erschreckt, dass er mich fortschickt.«

Das ist ja interessant, sie hat also Angst, dass ich sie in die Prärie schicke, während ich Angst haben soll, dass sie nicht die Richtige für mich ist. Aber kann man das Angst nennen, wenn ich Bedenken habe? Skepsis würde ich das eher nennen. Natürlich bin ich erschreckt, wenn wieder etwas kommt, was ich so nicht geplant habe. Sind denn andere Menschen nicht so? Ist das Angst? Für mich ist es eher Frust, Wut, Verzweiflung, aber unter Angst verstehe ich etwas anderes. Wenn ich früher als kleiner Junge vor dem Unbeherrschbaren, dem Gewitter Angst hatte, so große Angst, dass ich schrie, dass ich mich unter der Bettdecke verkroch, weil ich dem nicht ausweichen konnte. Aber das, was Martina hier beschreibt, ist für mich keine Angst, weil ich doch jederzeit der Situation aus dem Wege gehen könnte.

> »Im Endeffekt ließ er durchblicken, dass er momentan daran zweifle, ob ich die Richtige für ihn wäre. Das machte mich alles sehr traurig!«

Traurig, wieso traurig? Das hat sie mir nicht ein einziges Mal erzählt. Wieso steht das jetzt in diesem dusseligen Tagebuch? Also frage ich Martina sofort:

»Du schreibst hier, dass du traurig warst, dass du immer wieder Angst hattest, dass ich dich verlassen könnte. Warum erzählst du mir nicht, dass du traurig bist?«

»Ach, Peter, das merkt man doch. So was sieht man doch!«

»Hä? Woran soll ich das denn merken?«

Sie versucht mir zu erklären, dass man das am Gesichtsausdruck erkennen könne. Am Gesicht kann man meiner Meinung nach nur sehen, wenn jemand traurig ist, wenn er auch regnet, wenn Flüsse die Gesichtshaut hinabfließen, die den Augenhöhlen entspringen. Sonst ist niemand traurig, das glaube ich nicht.

Einige Seiten später lese ich dann Folgendes in ihrem Tagebuch:

»Ich wollte ja nicht, dass er sagt: ›Schwamm drüber, vergessen wir die Sache‹, und die Angelegenheit mit einem Kuss zudeckt, im Gegenteil, die Sache musste genau besprochen werden. Ich wollte nur, dass er nicht mehr so kalt und lieblos zu mir ist. Er strahlte so eine Kälte aus, dass ich richtig fröstelte, er wirkte, als ob er eine Mauer vor mir runtergelassen hatte, unüberwindlich, völlig verschlossen vor mir, und da kam ich nicht ran.«

Das Lesen ihres Tagebuches ist anders, als irgendein Buch zu lesen. Denn hierbei handelt es sich um »stories behind the scenery«, die mir so noch nie klar geworden sind. Eine völlig fremde, andere Welt des Erlebens. Oh wie schrecklich muss das Leben sein, wenn man immer Angst hat, immer gleich traurig ist, nur weil es unangemessen wörtert! Dagegen bin ich anscheinend völlig immun. Und wirke deswegen also oft herzlos, gefühllos, obwohl ich alle Gefühle haben kann, die ich als Wort kenne.

Das alles sind Dinge, die meine bisherige Weltsicht über die Menschen in ihren Grundfesten erschüttern. Dinge, die mir auf eine nie vorher da gewesene Art offenbaren, was im Kopf von Martina vorgeht, dazu viele Dinge über mich und meine Wirkung auf sie, die mir so noch niemand im Leben gesagt hat. Dinge, die Martina bewegen, ja förmlich um ihren Verstand bringen, sind Dinge, die ich für völlig unwichtig und irrelevant hielt.

Ich erstarre innerlich. Dann bin ich kein Mensch wie die anderen. Nur ein Wesen in einem menschlichen Körper. Ein getarnter Außerirdischer sozusagen. Wie ich mich ja kurioserweise, ohne zu begreifen, warum, seit frühester Kindheit auch fühle. Seltsam. Alles sehr, sehr seltsam.

Ich ahne, dass ich soeben begriffen habe, warum viele Menschen mit mir ein Problem haben. Menschen, die allesamt offensichtlich gänzlich anders funktionieren als ich. Ja, nicht einmal von den Papamamas habe ich das erfahren. Die haben sich auch nur gewundert und sich dabei vieles zusammengedacht, was dann falsch war. Die Diskussion der Tagebucheinträge mit Martina zeigt, dass ich nicht nur etwas anders bin, so wie jeder Mensch ein Individuum ist, sondern auf irgendeine einzigartige Weise eine gänzlich andere Emotionsverarbeitung habe.

Um mit Martina dauerhaft glücklich zusammen sein zu können, so wie das eben in all diesen Liebesfilmen im Fernsehen immer gezeigt wird, muss ich verstehen, wie sie tickt und wie alle anderen Menschen ticken. Mir ist, als hätte ich soeben eine ganz, ganz wichtige Passstraße in meinem Leben erklommen. In meinen Ohren erklingen die Winnetou-Melodien von Martin Böttcher. Musik, die in mir immer dann ertönt, wenn ich mich irgendwo auf einem Pass befinde und sich eine ferne Sicht auf das weite Land bietet, auf unbekanntes Land.

Dunkle, helle Sternzeiten

Draußen dunkelt es immer mehr. Wie jedes Jahr zu Beginn des Winters zeigt sich der Orion immer früher tief am Osthorizont. Zeit, mein tragbares Spiegelteleskop mal wieder zu aktivieren. Dann kann ich meinem Gnubbelchen den Himmel mal etwas genauer zeigen. So erkläre ich ihr den ganzen sichtbaren Sternenhimmel, zeige ihr den noch am frühen Abend auffindbaren Andromedanebel. Für viele andere Objekte reicht die Vergrößerung meines Hobbygerätes leider nicht aus.

Auch erkläre ich ihr, dass es meiner Meinung nach nie einen Urknall gegeben hat. Dass dieser Vorstellung eine Fehlkoordinatierung der Welt, des Universums, zugrunde liegt. So wie man auch auf die Idee kommen könnte, dass die Erde am Nordpol entspringt, weil sich da alle Längengrade treffen und der 90. Breitengrad zu einem Punkt zusammenschrumpft.

Die Endlichkeit des Weltraums erkläre ich ihr so: »Wenn man auf der Erde immer weiter nach Osten geht, kommt man von Westen her wieder genau dort an, wo man herkam. Genauso kommt man wieder am Ausgangsort und sogar an der Ausgangszeit an, wenn man im All immer weiter nach oben in die Zukunft geht. Dann kommt man von unten aus der Vergangenheit im Jetzt wieder an. In einer anderen Dimension.«

Gedankliche Stille, bis ich fortsetze:

»Alles wiederholt sich, wie eine in sich geschlossene Schwingung. Im nächsten Leben bin ich vielleicht du oder ganz woanders. Erst durch die Körperung wird die Welt erlebbar! Das ist alles wie mit dem Oben. Jeder Mensch auf der Erdoberfläche sieht den Himmel oben und die Erde unten. Doch ist das Oben in Europa ein ganz anderes als in Australien. Das sieht man daran, dass man bei uns den Großen Wagen sieht und in Australien das Kreuz des Südens als Richtungsweiser hat.«

Immer wieder führen wir so endlose Gespräche über philosophische Themen. Sie findet genauso wie ich die Urfragen nach dem Woher, dem Sein und dem Wohin äußerst spannend. Und was es so interessant macht, ist, dass wir auf verschiedenen Wegen oft zum selben Ergebnis kommen.

Um noch ein bisschen genauer in die Weiten des Alls zu blicken, reserviere ich für uns die Sternwarte auf dem Dach des Physikgebäudes der Kieler Universität. Es macht mir viel Freude, ihr viele Dinge zu zeigen, die sie so noch nie vorher gesehen hat. So erhellen wir uns die dunkelnde Zeit. Die Zeit akuten Sonnenmangels hellen mittlerweile auch unzählige Kerzen und sonstige Erleuchtungen auf. Der Höhepunkt des alle Jahre wieder aufkommenden Lichterglanzes, Weihnachten, kommt immer schneller immer dichter. Diesmal wird es ein ganz besonderes Weihnachten! Denn diesmal habe ich eine Freundin, meine Freundin dabei!

Aber dieses Weihnachtsfest stellt mich auch vor bislang unbekannte Herausforderungen. Geschenke. Und die gleich im Doppelpack. Denn Martina hat auch noch ausgerechnet Weihnachten Geburtstag. In mir macht sich Verzweiflung breit. Ich habe einfach keine Ahnung, was ihr gefallen könnte.

Natürlich gibt es die Plattlösung »Blumen und Pralinen«. Doch das ist mir zu einfach. Tagelang quäle ich mich mit diesen Gedanken. Ich bin wie gelähmt, kann an nichts anderes mehr denken. Solange ich keine Lösung finde, bin ich regelrecht handlungsunfähig. Was gibt es, das uns verbindet, etwas, das so nur von mir kommen kann, und etwas, das ihr trotzdem gefällt? Ich habe gesehen, dass sie Bücher mag. Sie liest gerne und viel. Und sie interessiert sich für fremde Kulturen. Als ich daran denke, dass ich später einmal mit ihr die Straßen der Welt abfahren möchte, kommt mir eine Idee.

In einer Kieler Buchhandlung stoße ich auf ein dickes, illustriertes Buch. *Kunst und Kultur entlang der Seidenstraße.* Das ist es. Das machst du. Das kaufst du.

Zwei Wochen später fahren Martina und ich wieder nach Gadenstedt, in die States of Japetus on Earth. Jetzt stehen wir gemeinsam an der Schwelle zu derjenigen Kirche, in die ich als Kind an jedem Heiligen Abend hineingegangen bin. Die Kirche, in der immer das helle und kreisende Sternen-Glockenspiel zum allerletzten Lied, *O du fröhliche*, den Beginn des Weihnachtsfestes einläutet.

Zu Hause erwartet uns der Geruch, der jedes Weihnachten in der Kindheit begleitete. Der Duft von frischen Orangen und Tannenzweigen.

Die Locken hat früher oft gesagt: »Da haben wir die Bescherung!« Und wenn sie das sagte, dann war immer etwas passiert, das ihr nicht passte. Deshalb mag ich dieses Wort gar nicht – Bescherung, das klingt nach »Scheiße«. Und Weihnachten ist alles andere als Scheiße. Ich spreche lieber schlicht vom Geschenkeauspacken.

Als mein Gnubbelchen unter dem Weihnachtsbaum auch das von mir für sie vorgesehene Geschenk entdeckt und entwickelt, erhalte ich keine klare Rückmeldung, ob ihr das Buch nun gefällt oder nicht. Dass es sich um ein Buch handelt, konnte sie bereits durch das Tarnpapier fühlen.

Unabhängig davon entdecke ich im Geschenkewald unterm Weihnachtsbaum auch etwas für mich von ihr. Es ist flach und biegsam. Beim heiteren Geschenkeraten, was sich denn hinter dem bunten Tarnpapier verbirgt, versage ich auf ganzer Linie. Schließlich reiße ich die papierne Tarnung runter.

Während ich viel Geld ausgegeben habe, hat Martina gearbeitet, um ein Geschenk herzustellen. Von ihr bekomme ich einen Kalender für das nächste Jahr, den sie selbst gebastelt hat. Er zeigt jeden Monat ein von ihr gemaltes oder gestaltetes Bild, das ein Kapitel unserer Freundschaft zeigt. Darunter sind viele Dinge, die wir schon gemeinsam erlebt haben, und Dinge, die noch kommen sollen, wie zum Beispiel die Sterne, das Fahrradfahren oder das Genießen von Aussichtspunkten.

Damit hat mein Gnubbelchen eigentlich ein viel schöneres Geschenk in den Geschenkewald unterm Weihnachtsbaum gepflanzt. Es ist unser Geschenk. Meine Strategie, Erinnerungen zu schenken, hat sich auch hier voll niedergeschlagen. Ich bin auf dem richtigen Weg. Wir kommen zueinander! Alles ist wundervoll!

Das Drama mit den vierzig Küssen

Nach Weihnachten kommt es erneut zu einer Krise. Bei meinen Papamamas steht ein Doppelbett im Gästezimmer. Das nutzen wir natürlich. So schlafen wir miteinander, nebeneinander im Bett – ohne Sex, versteht sich. Zumindest von meiner Seite. Denn wir sind ja noch nicht verlobt, geschweige denn verheiratet.

Martina versucht, sich immer deutlicher an mich heranzudrücken. Das kann ich überhaupt nicht haben. Dann kann ich nicht schlafen. Wenn ich im Bett liege, dann zum Streicheln oder zum Schlafen. Jedenfalls war das bisher so. Bisher haben wir pro Tag, an dem wir uns sahen, drei bis fünf Küsse ausgetauscht. Und wir haben uns gestreichelt, Martina mich mehr als ich sie, weil ich, wie ich ihr immer wieder sage, »immer dauergestreichelt werden muss«.

Seit einigen Tagen schlafen wir also auch nebeneinander liegend ein. Ein altes, unter Liebenden gemeinhin übliches, aber für mich neues Ritual soll eingeführt werden: Der Gute-Nacht-Kuss. Den hat es ganz früher von der Locken auch öfter gegeben, aber wenn er schmatzig und feucht war, mochte ich ihn nicht. Ich konnte also gut und gerne darauf verzichten.

Irgendwie liegen nun Schwingungen in der Luft, die nach diesem Gute-Nacht-Kuss verlangen. Und ich weiß auch, woran das liegt. In den einschlägigen Liebesfilmen im Fernsehen gab es auch immer Gute-Nacht-Küsse. Da ich, bevor ich ihr einen Kuss geben kann, noch meine innerliche, sich türmende Mauer überwinden muss, komme ich zu spät.

Martina beugt sich mit ihrem Kopf über mich und küsst mich. Ohne Vorwarnung. Ich bin völlig überrascht und lippenstarr. Das Einzige, was ich in dieser Situation aus mir rausbringe, ist: »Iiiihhh, deine Zähne kitzeln!« Ja, da war kein Kuss, da war dieses Gebiss aus Zähnen, das sich an meinen Lippen rieb und sich gewaltsam Zugang zu meinem Mund verschaffen wollte.

Der missratene Kuss endet in einer Gute-Nacht-Diskussion, in der ich schließlich nach den Kuss-Anforderungen frage, die sie mir so noch nie mitgeteilt hat:

»So oft wie du schon von mir gestreichelt worden bist, musst du da mal was nachholen. Aber vor allem muss ich geküsst werden. Du hast mich bisher viel zu wenig geküsst. Ich muss geküsst werden, um glücklich zu sein!«, betont sie.

Ja, glücklich soll doch meine Frau sein. Das ist doch Teil der Liebe. Aber misst man Liebe nun auf einmal an der Anzahl der Küsse? Auf die Qualität kommt es doch an. Oh, halt, das ist ein Eigentor. Gemäß Martinas Tagebucheintragungen sollen meine Küsse ja nicht besonders leidenschaftlich sein, sie sind also auch noch nicht einmal gut. Was mach ich bloß?

Nach längerem Nachdenken komme ich zu dem Schluss, zunächst an der Quantität zu arbeiten und über das Üben so zur Qualität zu finden! So frage ich sie:

»Wie viel Mal soll ich dich denn nun pro Tag küssen?«

»Vierzig Mal?!«, sagt ihre Stimme ganz hell. Irgendwie liebevoll klingend. Uff, wie soll ich das denn schaffen? Vierzig Küsse. Jeden Tag. Ich weiß allerdings nicht, ob das nun eine Aufforderung oder eine Frage ist. Dass das mit dem Verlieben so läuft, hat aber kein Film im Fernsehen gezeigt. Vierzig Küsse hat da aber niemand seiner Freundin gegeben. Oder doch? Die zeigen ja auch nicht, wenn jemand aufs Klo muss und so weiter. Und zu Hause? Die Papamamas haben sich zeit meines Lebens niemals sichtbar vierzig Mal am Tag geküsst, auch nicht im Urlaub. Spinnt die nun oder ist das wirklich so, wenn man eine Freundin auf Dauer haben will?

Ich schnappe ihre Wange und schmatze gleich vier, fünf Mal hintereinander.

»So, zählt das jetzt als ein Kuss oder als fünf Küsse?«

»Na ja, eigentlich ist das nur ein Kuss!«

Ein gequantelter Kuss zählt also nur einmal.

»Und du meinst wirklich, dass ich dich vierzig Mal am Tag küssen soll?«

»Soll? Musst! Sonst hast du mich ja gar nicht lieb!«

»Also gut, vierzig Mal. Da muss ich dann wohl eine Liste anfertigen, auf der ich die Anzahl abstreichen kann! Darf ich eigentlich auch mal Schulden machen?«

»Was für Schulden?«

»Na ja, wenn ich zum Beispiel heute nur auf 27 komme, ist es dann auch okay, wenn ich dann morgen mindestens auf 53 komme, also 80 in zwei Tagen?«

»Ja, na klar!«

Uff, zum dritten Mal uff, das ist dann ja im Bereich des Möglichen.

Dann sagt sie auf einmal:

»Für mich ist das Küssen mindestens genauso wichtig wie für dich dein Reisen, okay?!« Mehr sagt sie nicht mehr und schläft in den nächsten fünfzehn Minuten neben mir ein.

In mir steigt derweil das Magma des Vulkans auf, denn ihre letzten Worte verbaffen mich. Das ist alles Ä-Ä-Ä-B-B! Dein Reisen?! Hab ich's doch geahnt, die war noch nie weit gereist, die will auch gar nicht reisen. Wenn das mit uns beiden noch halten soll, dann wird die Sache mit dem Reisen umso dringender und wichtiger. Und solange ich mit ihr nicht auf einer kitschigen, klischeehaften, tropischen Kokospalmeninsel gewesen bin, läuft da am besten erst einmal gar nichts mehr. Ich will Liebe wie im Film oder gar keine – oder ich bin dann eben doch besser schwul. Aber das hier, nein danke!

An Schlaf ist nicht mehr zu denken. Und die Tante schläft da neben mir in aller Seelenruhe auch noch ein. Die merkt gar nicht, was hier gerade für ein Vulkanausbruch droht, der vernichtend sein kann, vernichtend für diese frische Liebe. Wie eisigster Frost, der auf die frisch blühenden Bäume trifft und alles zerfrieren lässt. Ja, so ist das.

In mir kocht das Magma höher und höher, der Wutvulkan droht auszubrechen. Ich muss aufstehen und mich entfernen. Dazu gehe ich in mein altes Zimmer. Dort lege ich mich in mein altes Bett, in dem ich früher immer geschlafen habe. Als Schüler. In mir tagt das Parlament. Die rationale Fraktion gegen die intuitiv-emotional gesteuerte Fraktion.

Argumente werden in mir selbst ausgetauscht, das Gehirn muss voller Lichtblitze sein. Ich bin hellwach. Am Ende der inneren Diskussion sinkt der Magmaspiegel des Wutvulkans. Bei der Abstimmung siegt die Intuition über die Ratio. Begründung: Die Ratio kann nicht alle Dinge benennen, die bei einer Beziehungs- und Liebesgeschichte ausschlaggebend sein könnten.

Auf die Frage nach dem »Wohin willst du gehen?« kam die selbstgegebende Antwort: »In eine lebenslängliche Partnerschaft!« Und das bedeutet, die Ratio wachsam sein zu lassen, aber in Zweifelsfällen der Intuition den Vortritt zu lassen. So geschieht es hier. Ganz allmählich beruhige ich mich. Doch einschlafen kann ich leider nicht.

Wie als Kind schmeiße ich mich im Bett hin und her. Etwa eine Stunde lang. Doch der Weg in den Schlaf bleibt versperrt. Schließlich bricht in mir die Erkenntnis durch, dass Martina letztendlich doch genau das Verhalten gezeigt hat, das die Frau meiner Träume zeigen muss: Ehrlichkeit, Direktheit und Offenheit. Die Wut schlägt auf einmal in Sorge um, sie zu verlieren. Durch Fehlverhalten. Durch Verhalten, das als lieblos gelten könnte. Zu oft kam es vor, dass sie sagte: »Peter, das merkt man doch!«, oder fragte: »Merkst du denn gar nicht, dass …?« Die drohende Explosion verwandelt sich in ein friedliches, Erneuerung schaffendes Ausfließen glutrot glühender Lava, das sich als Tränenfluss auf meinem Gesicht manifestiert.

Drei Stunden später, von dem Moment an gerechnet, als ich von Martina wegging, bin ich wieder bei ihr. Ohne Worte. Die Lava ist wieder erstarrt. Ich lege mich neben sie. Ich schnappe ihren Kopf und drücke ihn ganz fest an mich. So wie nie zuvor.

Ich glaube, es ist der allererste, wirkliche, leidenschaftlich anmutende Kuss, der sich den Weg durch meine innere Mauer bahnt.

Silvester verbringen wir tänzerisch auf dem Haus einer musikalischen Studentenverbindung hoch oben über der Altstadt von Marburg. Um Punkt null Uhr stoßen wir mit einem Glas Sekt auf das kommende Jahr unserer Liebe an, derweil die Böller und Raketen unter uns über den Marburger Stadthimmel um die Wette fliegen und knallen.

In diesem Moment sagt Martina: »Auch wenn wir immer wieder diese nervenden Diskussionen haben, ich muss dir sagen, dass ich dich vielleicht gerade deswegen total liebe!« Da ist was dran, ist es doch gelebte Transparenz.

Drei wichtige Punkte meiner Checkliste. So kann ich nur bestätigend hinzufügen: »Ich dich auch!« Fortan wird dieses gegenseitige Liebesbekenntnis zu einem tagtäglichen Ritual: »Ich liebe dich!« – »Ich dich auch!« So zeigt sich erstes zaghaftes Grün auf meiner Straße jenseits der Passhöhe über das emotionale Gebirge.

Ein apokalyptisches Candle-Light-Dinner

Es ist der 23. Januar 1992, ein blasslilafarbener Tag. Mein Gnubbelchen und ich sind nun vom Kussdatum an gerechnet seit vier Monaten zusammen. Um diesen Tag angemessen zu würdigen, entscheiden wir uns für die Kieler Pizzeria »Hippopotamus«. Denn da sind wir schon öfter gewesen und es hat immer sehr gut geschmeckt.

Wir finden für uns einen schönen Vierertisch, den wir zu zweit nutzen, damit ich genug Raum habe, ohne mich beengt zu fühlen. Der Ober lässt auch nicht lange auf sich warten, zündet die auf dem Tisch stehenden Kerzen an und bringt kurze Zeit später die gleich georderten Getränke. Spezi. Wie immer.

Nachdem wir auch unsere Pizzen in Auftrag gegeben haben, steht unserem romantischen Candle-Light-Dinner nichts mehr im Wege. Auch die später gelieferten Pizzen schmecken wieder hervorragend. Die Kerzen brennen leicht knisternd friedlich vor sich hin, während wir uns über mögliche Urlaubsziele unterhalten und wieder einmal über Gott und die Welt philosophieren. Ein paar Witze, die Martina beisteuert, geben der ganzen Unterhaltung die nötige Würze.

Alles ist wunderbar. Bis Martina mir auf einmal eröffnet, dass sie gerne so schnell wie möglich mit mir zusammenziehen möchte. Die Romantik des Abends schmilzt dahin wie ein Speiseeis in praller Sonne. Es tropft vom Stiel auf das T-Shirt, in die Hände. Alles klebt und schmiert, vom Genuss bleibt nichts mehr übrig.

Ein romantisches Candle-Light-Dinner sollte das hier werden, und jetzt gibt es auf einmal so eine leidige Diskussion wegen so einer blöden Wohnung. Warum jetzt? Warum hier? Ich erstarre innerlich. Ob man zusammen wohnen kann, sei doch sicherlich auch noch so ein Test von mir, meint Martina.

Natürlich ist das Miteinander-Zusammenleben auch noch so ein offener Test. Muss es ja sein. Aber dieser finale Test, der kann doch erst kommen, wenn alles andere geklärt ist, wenn zum Beispiel auch die Sache mit der Tropentauglichkeit abschließend und sicher positiv beantwortet ist.

Auch richtigen Sex hatten wir ja noch gar nicht, Streicheln und Küssen zählen nicht. Auch Sex muss natürlich getestet werden, und auch den kann man doch erst ausprobieren, wenn es vorher nichts mehr gibt, was dagegenspricht, zusammenzuwachsen. Also, erster Sex und gemeinsame Wohnung, das sind sozusagen die letzten beiden Tests vor irgendwelchen Hochzeits- oder gar Familienplanungen.

Um einen Kompromiss zu finden, schlage ich ihr nach längerem Nachdenken vor: »Wenn wir zusammenziehen, bevor wir zusammen auf so eine tropische Kokospalmeninsel wie Saint Lucia gefahren sind, dann würde ich unsere gemeinsame Wohnung aber zunächst wie eine unverbindliche WG betrachten. Wie wäre das für dich, als Kompromiss?«

»Dann kann ich mir auch gleich eine Wohnung für mich alleine suchen. Für mich ist es Zeit, von zu Hause auszuziehen, und zwar am besten noch in diesem Frühling!«

»Waaaaas?«

»Ja, und am schönsten wäre es doch, wenn ich mir eine Zweizimmerwohnung suche und wir da gleich zusammen einziehen könnten!«

»Ich will jetzt erst mal diese Doktorarbeit da an der Uni zu Ende bringen. Und da kann ich keinen anderen Stress gebrauchen. Ich kann mich nicht um zwei so wichtige Dinge gleichzeitig kümmern. Kann das denn nicht noch ein Jahr warten?«

»Nein, dann suche ich mir zumindest erst einmal eine Einzimmerwohnung für mich alleine!«

Ich starre nach unten. Das war's dann wohl wieder einmal. Ich bin getroffen. Am liebsten würde ich aufstehen und gehen. »S…« zische ich, ich bin so sauer, dass ich kein weiteres Wort herausbringe.

Apokalyptische Stille an unserem Tisch.

Mein Parlament tagt schon wieder. Das Leben folgt Grundsätzen, die ich nicht verstehe. Es ist so, als ob ich jetzt hier »Mensch-ärgere-dich-nicht« spielen soll, ohne dass mir einer die Regeln erklärt hat. Es sieht so aus, als wenn ich einfach spielen muss. Und beim Spielen die Regeln lernen kann.

Die drohenden Veränderungen, die Dinge, die ich nicht planen kann, sie beschäftigen mein Hirn. Ganz gewaltig. Mein ganzer Arbeitsspeicher ist voll. Da geht nichts anderes mehr rein. Auch keine Liebe. So stellen sich die letzten Wintertage auf einmal dar wie die Serpentinen, die ich ja noch runter ins Tal fahren muss, um in mein Zielgebiet zu kommen. Die Gegend, in der das Klima endlich wieder milder, die Strecken wieder weniger herausfordernd sind, und vor allem, wo das Land der Sehnsucht endlich beginnt, ist doch noch ferner als ich dachte. Die Serpentinen sind eng, steil und die Seite zum Abgrund ist ohne Geländer. Eine verrissene Lenkradbewegung, und es ist aus. Obwohl ich anscheinend schon hinter dem Hauptkamm des Gebirges bin.

Die Pizza ist längst aufgegessen, als ich mir meiner Absichten und meiner Liebe zu Martina wieder bewusst werde. Meine Starre weicht pfennigweise. Niemals wäre ich in der Lage gewesen, Martina hier und heute einfach sitzen zu lassen und die Pizzeria allein zu verlassen. Niemals, das weiß ich.

Krokusse, Kakteen und Kakerlaken

Um diese Sache mit der Tropentauglichkeit zu erledigen, versuche ich, für uns über Ostern eine zweiwöchige Reise nach Saint Lucia zu organisieren. Denn das ist für die Karibik die ideale Reisezeit. Martina könnte dann wegen der Ferien kurzfristig Urlaub bekommen und wir könnten sowohl Vulkane als auch Tropenstrand genießen. Doch leider gibt es den gewünschten Flug so kurzfristig für diese Zeit nicht mehr zu einem akzeptablen Preis. Schade.

Stattdessen zeichnet sich ab, dass ich in diesem Sommer fast vier Monate nicht in Schleswig-Holstein sein werde. Dass ich stattdessen zuerst zwei Monate mit dem Forschungsschiff »Sonne« unterwegs bin, um die Geologie des Meeresbodens im östlichen pazifischen Ozean rund um die Osterinsel zu erforschen. Und anschließend die Gelegenheit nutzen werde, gleich noch ein paar Andenvulkane zu besichtigen und einige tausend Kilometer der Panamericana, jener Straße, die Amerika von Nord nach Süd in seiner ganzen Länge durchzieht, mit einzusammeln.

Martina ist natürlich alles andere als begeistert, dass ich vier Monate weg sein werde, aber das Abenteuer Südamerika ruft. So einige ich mich mit Martina darauf, dass ich mein Studentenzimmer pünktlich zum Abflug nach Valparaiso kündigen werde, auf diese Weise spare ich gleich einige Monate Miete. Und wenn ich wiederkomme, dann können wir zusammenziehen. Vorausgesetzt, wir finden vor meiner Abreise eine geeignete Wohnung.

Und was die Testerei von Martina angeht, entschließe ich mich, einfach mal vorauszusetzen, dass sie tropentauglich ist. Ich kann einfach nichts erkennen, das den Schluss zulassen würde, dass es in dieser Hinsicht Probleme geben könnte. Ihr gesundheitlicher Zustand ist, soweit sichtbar und bekannt, auch was Blutdruck und Herz-Kreislauf angeht, diesbezüglich unbedenklich. So definieren wir die Tropentauglichkeit aus medizinischem Ermessen heraus als gegeben.

Je länger wir zusammen sind, desto mehr berühren wir uns körperlich. Auch wenn wir gemeinsam spazieren gehen, fasse ich nach wie vor immer ihre Hand an. Ganz fest! Und wir haben uns natürlich immer öfter gestreichelt, aber immer ohne Sex.

Am Anfang war das für mich total schwer, mit ihr zusammen im Bett zu liegen. Während sie stets schnell eingeschlafen war, konnte ich anfangs praktisch die ganze Nacht nicht richtig schlafen. Ich will eine Freundin, doch dieses Zusammen-in-einem-Bett-Liegen, das mochte ich zunächst überhaupt nicht. Es störte total.

Ganz allmählich gewöhne ich mich nun daran, so direkt neben ihr zu liegen. Und je öfter das vorkommt, desto besser gefällt es mir. Aber zum Durchschlafen muss ich mich vor dem Einschlafen schließlich doch noch abwenden.

Da ich noch nie mit einem anderen Menschen Sex hatte, weder mit einem Jungen noch mit einem Mädchen, muss ich nun allerdings genauer wissen, was mich hier bei Martina erwarten wird. Ich will von ihr wissen, ob sie überhaupt etwas empfindet, wenn ich sie berühre. Und ich will von ihr wissen, ob sie so etwas wie Reizwäsche braucht.

Ihre Antworten kommen nur sehr zögerlich, scheinen aber ehrlich zu sein. Und da Sex auch so eine kritische Sache für eine reifende Beziehung sein könnte, und ich auch nicht so richtig weiß, woran ich nun erkennen soll, wann Martina so weit ist oder ob sie es gar schon lange erwartet, stelle ich sicherheitshalber klar, dass diese Fragen nicht bedeuten, dass ich jetzt gleich Sex haben will. Denn die Menschen ziehen aus dem, was ich sage, manchmal sehr merkwürdige Schlüsse, Dinge, die ich so nie gesagt, also nicht gemeint habe.

»Kann es sein, dass du von mir erwartest, dass ich mit dir schlafe?«, frage ich sie in ihrer Sprache, denn miteinander schlafen, das soll angeblich bedeuten, Sex zu haben. Noch bevor sie darauf etwas antworten kann, stelle ich glasklar fest: »Glaub nicht, dass da was läuft, wenn wir zusammenziehen. Erst will ich wissen, ob wir wirklich zusammen leben können. Dann kommt die Sache mit dem Sex. Als allerletzter Test. Denn ich will natürlich auch mal Kinder haben! Okay?!«

»Warum willst du wissen, ob ich Reizwäsche brauche, wenn du doch zumindest jetzt überhaupt keinen Sex haben willst?«, will sie auf einmal wissen.

»Einerseits wollte ich checken, ob da noch ein verstecktes Tabuthema ist. Weil ich meine, dass eine wahre Liebe nur dauerhaft funktionieren kann, wenn es keine Tabuthemen gibt, auch und gerade nicht beim Sex! Andererseits wollte ich die Gelegenheit nutzen, dir meine Vorstellungen vom Zeitplan, wann Sex an der Reihe ist, mitzuteilen!«

Sie findet, dass das eine merkwürdige Art und Weise ist, über dieses Thema zu reden. Aber ich brauche nun einmal Klarheit auf meine Weise. Sonst geht am Ende gar nichts. Basta!

»Merke dir meine Worte«, sage ich ihr. »Es wird der Tag kommen, an dem du verstehst, warum ich so nachbohre.« Dies spüre ich tief im Inneren.

Martina wird spätestens dann, wenn wir zusammenziehen, an mir wahrscheinlich noch viele Dinge entdecken, die sie bizarr, abartig oder zumindest äußerst merkwürdig finden wird. Und solange ich nicht weiß, wie sie darauf reagiert, kann ich mich nicht festlegen. Sie muss mich so akzeptieren, wie ich bin. Im ganzen Leben haben mir so viele Leute das Feedback gegeben, dass ich nicht normal sei, dass ich spinne, dass ich keine Gefühle hätte, nur weil es mich kaltlässt, wenn da mal wieder die Rede von vielen Toten bei einem Erdbeben ist. Im Gegenteil, so ein Erdbeben ist ungeheuerlich attraktiv. Jedenfalls für mich, wenn es mal wieder meine Theorie der »Plume-induzierten Frontentektonik«, einer Erweiterung der Plattentektonik, bestätigt.

Währenddessen hat der Winter seine dunkelste Zeit hinter sich. Die Sonne steigt stetig immer höher hinauf. Die Tage werden länger. Und die ersten Frühblüher wie Schneeglöckchen und Bitterblumen, in geschützten Lagen teilweise sogar erste zartlila Krokusse, können auch zwischen Alpinum, dem Hügel im Botanischen Garten der Uni Kiel, und dem Ostseestrand, der meine augenblickliche Heimat nach Norden hin begrenzt, gesichtet werden.

Martina und ich besuchen nun regelmäßig die Gewächshäuser des Botanischen Gartens der Uni Kiel. Das schönste aller Gewächshäuser ist für mich dabei immer wieder neu das Sukkulentenhaus. Darin wachsen viele prächtige Kakteen. Sie sind so groß, wie ich sie niemals auf der eigenen Fensterbank stehen sehen werde.

Kakteen, das sind seit meiner Kindheit meine Lieblingspflanzen. Sie können so herrlich blühen und sie sind für mich von bizarrer Schönheit. Seit ich von der Existenz dieser Pflanzen weiß, fühle ich mich mit ihnen auf seltsame Weise verbunden. Es sind ein paar grundlegende Eigenschaften, die diese Pflanzen und ich gemeinsam haben.

Kakteen brauchen besonders viel Sonne und Wärme, viel mehr als andere Pflanzen. Dafür brauchen andere Pflanzen viel mehr Wasser. Kakteen sind anders als alle anderen Pflanzen und das gefällt mir.

»Sonne« entspricht »Ruhe«, »Wasser« entspricht »Menschen«. Ich brauche viel Ruhe und wenig andere Menschen um mich herum, um existieren zu können. In diesem Sinne sind Kakteen genauso wie ich. Das spüre ich.

Im Rahmen der mir von meiner Vermieterin immer mal wieder erteilten ostpreußischen Flirtkunde weist sie mich aus aktuellem Anlass ausdrücklich darauf hin, dass in wenigen Tagen Valentinstag sei:

»Herr Schmidt, wissen Sie, man schenkt seiner Angebeteten zum Valentinstag ein Zeichen der Liebe! Und das lege ich Ihnen dringend ans Herz. Ich habe Ihre Freundin jetzt ja schon ein paar Mal gesehen. Sie hat ein ganz warmes Herz. Ich glaube, Sie brauchen nicht mehr zu suchen, Sie haben gefunden! Aber nun müssen Sie dafür sorgen, dass sie bleibt!«

»Und wie soll ich das anstellen?«

»Schenken Sie ihr ein paar hübsche Rosen! Das genügt!«

Ich habe es schon früher nicht sonderlich gemocht, wenn die Leute immer so viele Blumen geschenkt haben, die wenige Tage später, wenn die farbenfrohe Blüte verwelkt war, weggeworfen wurden. Eigentlich sieht man den Blumen ja beim Sterben zu. Warum machen die Menschen das?

Langsam sterbende Blumen zum Valentinstag schenken, nein, das ist keine Lösung, mit der ich einverstanden bin. Jedenfalls nicht, wenn das Geschenk etwas bedeuten soll. Aber laut Flirtkunde meiner Vermieterin muss ich meiner Angebeteten, meinem Gnubbelchen, etwas schenken. Aber was?

Mag sie lieber Pralinen oder doch Schnittblumen oder gibt es etwas ganz anderes, das zu ihr passt? Seit Tagen quält mich dieser Gedanke. Und ich finde einfach keine Lösung. Und was mir daran gar nicht gefällt, ist, dass ich nun auch diesen Valentinstagskonsum damit unterstützen soll.

Halt, dem kann ich ja entgehen, indem ich etwas bastle, etwas schreibe, male oder zeichne, was obendrein noch viel persönlicher ist als irgend so eine Blume. Aber auch da fehlt mir einfach die zündende Idee. Kreativität kommt nun mal nicht auf Knopfdruckkommando.

Weihnachten, Ostern, Pfingsten, Geburtstage, Jubiläen, Valentinstage, Muttertage – alles Tage, an denen herumgeschenkt werden soll. Für Kinder sind Weihnachten, Ostern und Geburtstage eine schöne Sache. Aber als Erwachsener will und brauche ich diese irgendwie erzwungenen Geschenke nicht, am liebsten wäre mir, meine Freundin sieht das genauso. Aber vielleicht muss ich da auch etwas dazulernen?

Wie so oft sitze ich mal wieder auf dem Klo, als mir endlich die Idee der Ideen kommt. Mein Gnubbelchen bekommt eine Blume, die nicht abgeschnitten ist. Eine Blume, die auf der Fensterbank weiterleben kann und muss. Eine Blume, die eine Aussage über den macht, der sie schenkt – mich!

In diesem Moment muss ich an unsere vielen gemeinsamen Besuche im Sukkulentenhaus im Botanischen Garten denken. Das ist es! Ein Kaktus zum Valentinstag! Ich spüre, wie sich in meinem Innern die Ratio und die Intuition die Hand geben und einstimmig dafür votieren! Wenn ich schon etwas mache, dann mache ich es auf meine Weise. Abkucken, das ist doch langweilig!

So trete ich schließlich doch den Gang zu einem Blumengeschäft an. Dort verliebe ich mich sofort in eine dieser tollen Pflanzen, die in keinem deutschen Garten vorkommen, aber in diesem Sukkulentenhaus. Der Kaktus soll sie auch gleichzeitig an unsere gemeinsamen Zeiten dort drinnen erinnern. So wie sie mir den Kalender geschenkt hat.

Einige Tage später überreiche ich Martina, meinem Gnubbelchen, mit einem »Alles Gute zum Valentinstag!« das in gläsernes Papier eingehüllte Geschenk – einen kleinen grünen Kaktus, der sticht und anders blüht. Leider weiß ich mal wieder nicht, ob sie sich wirklich darüber freut oder nicht.

Als ich meiner Vermieterin von dem kleinen grünen Kaktus erzähle, unterbricht sie mich sofort forschfreundlich: »Aber Herr Schmidt, man schenkt doch seiner jungen Liebe keinen Kaktus!«

Normalerweise interessiert es mich kaum oder gar nicht, was andere Menschen über mich denken. Am Ende dieses Gesprächs fürchte ich jedoch, dass dieser Kaktus der Anfang vom Ende der Beziehung sein könnte.

Aber anscheinend findet Martina dann doch Gefallen an dem Kaktus, und das ist gut so. Und eins ist klar: Eine Rose hat auch Stacheln. Nur die Blüte zu nehmen, ohne das, was dazugehört, das funktioniert bei mir nicht und in einer Beziehung schon mal gar nicht.

Der Frühling zieht langsam ein. Wir unternehmen wieder mehr Ausflüge in die Natur. Ganz genau untersuchen wir jeden Fortschritt der Jahreszeit. Blühende Taubnesseln und Vogelmiere sind erste grünbunte Vorboten der warmen Jahreszeiten. Auf dem Weg von einer Frühblüherbeobachtungstour nach Hause machen wir Station in Kiel. Nun wird es aber Zeit, mit meinem Gnubbelchen sicherheitshalber noch den Trutschentest zu machen. Vor dem Fenster eines Juweliergeschäftes frage ich sie: »Na, gefällt dir davon etwas?«

»Die Steine sehen schon schön aus, aber so wenig Stein für so viel Geld, nee, das muss jetzt nicht sein!« Ich bin froh und finde bestätigt, dass Martina das genauso sieht wie ich. Sehr schön!

Als wir dann noch an einem Friseurladen vorbeigehen, lasse ich es mir nicht nehmen, meinem Gnubbelchen mitzuteilen, dass ich keine Locken mag, dass ich Locken sogar total abturnend finde: »Wenn du mal richtige Locken haben solltest und dann auch noch Sex haben willst, dann wird da keiner hochkommen können!«

»Aber ich habe doch Locken!«

»Die paar, die du jetzt hast, die meine ich nicht! Sondern so ein ganzer Kopf voll, so dass man beim Pflegen immer so eine Haube und diese löchrigen Rohre braucht!«

Mit Haaren habe ich ohnehin ein Problem. Haare sind richtig eklig. Da würde mir ein ganzes Bad voller Kakerlaken lieber sein als Haare in der Duschwanne. Kakerlaken stören mich nicht. Wie damals in Sri Lanka, als ich siebzehn war und in einer Dusche die ganzen Kakerlaken geärgert und gejagt habe, weil die so schön knusprig killerig waren. All das schießt mir gerade durch den Kopf.

Der Tanz auf dem Vulkan

Die Sterne funkeln. Eine frische Brise weht. Ein seltsames Knacken und Knistern hallt durch die dunkle Nacht. Eigenartige Kokelgerüche liegen in der Luft. Ein Abgrund, es klirrt und kracht überall leise vor sich hin. In der Schlucht schlängelt sich ein gefrierender Fluss. Ein Netz aus roten Rissen, Ritzen und Flächen durchzieht seine scharfkantige Oberfläche.

Stetig schiebt sich die frische Kruste über die Kante in den Abgrund. Dort bricht sie auf. Eine rotglühende Masse tritt hervor, wie Blut, das gleich wieder gerinnt. Krachend kullern die frisch geronnenen, zähflüssigen, glühenden Gesteinsbrocken über die Kante in die Tiefe. Ein Lavafall! Kaskadenartig fließt der Glutfluss ins Calanna-Tal!

Das ganze Tal unter uns läuft voll. Die breiartigen, verkrusteten Massen schieben sich in-, über-, untereinander und in Zeitlupe quirlartig durcheinander. Eine Art chaotisches Gurgeln. Der Talkessel wird zur Hölle. Das Werden und Vergehen der Erde. Am Anfang ist das Feuer.

Es ist Ostern 1992. Mein Gnubbelchen und ich erleben die vulkanische, feurige Geburt neuer Erde. Wir stehen dort, wo das Vergehen einer Landschaft zugunsten des Werdens einer neuen stattfindet. Wo die Berge die Landschaft zerstören und zugleich aufbauen. Wir sind im Gipfelgebiet des Ätnas und schauen auf die unter uns talwärts fließenden Lavaströme.

»Erbrochenes der Erde« nennt mein Gnubbelchen die ganzen erstarrten Lavaflüsse, die hier überall die Landschaft bestimmen. Da uns im eisig schneidenden Wind kalt ist, tanzen wir zusammen im wahrsten Sinne des Wortes auf dem Vulkan! Bei Rumba, Jive und Cha-Cha-Cha halten wir uns warm.

Ein Traum ist schneller wahr geworden, als ich zu hoffen wagte. Es ist unsere allererste gemeinsame Reise. Und dann gleich so eine spannende Vulkantour! Wir erleben eine geologisch-menschliche Konstellation, die so nie wieder vorhanden sein wird.

Als ich aus den Nachrichten erfahre, dass der Ätna ausgebrochen ist, entschließe ich mich kurzerhand, so schnell wie möglich dorthin zu fahren. Da schaffe ich es sogar, mich zu überwinden, ganz spontan zu sein. Und Martina kommt mit. Herrlich!

Wenige Tage später sitzen wir zusammen im Zug. Auf der Schiene nach Süden. Von Kiel via Hamburg, Bremen, Köln, dann am Rhein entlang nach Frankfurt. Dort blühen schon die ersten Bäume. Unser Frühling komme!

Via Würzburg, Nürnberg geht es weiter nach München. Dann die Alpenquerung im Dunkeln, dennoch sind die jetzt noch schneebedeckten Berge in der klaren Nacht erkennbar. Am nächsten Tag pausenlos dem Ziel entgegen, Bologna, Florenz und via Rom bis nach Neapel. Dort ist leider erst einmal Schluss, da der Anschlusszug erst am Abend geht. Oh, wie gerne fahre ich nur des Fahrens wegen.

In Neapel besteigen wir einen kleinen Zug mit dem interessanten Namen »Circumvesuviana«, der uns nach Pompeji am Vulkan Vesuv bringt. Auf dem Weg dahin sehen wir viele dunkelgrünblättrige Obstbäume, die voller gelber und orangener Punkte hängen: reife Zitronen und reife Orangen! Und überall immer wieder Palmen!

Nach dem Besuch Pompejis geht es gleich weiter. Eine tunnelreiche Strecke. In jedem Tunnel starre ich auf die schrägen weißen Striche, die an den Tunnelwänden während der Fahrt auf- und abwabern. Da fragt mich Martina auf einmal etwas sehr Merkwürdiges:

»Was ist denn mit dir los? Dein Mund ist voller Salzränder, und deine Zunge, jetzt ist es weg, aber eben kuckte die ganz merkwürdig schräg raus! Du hast eben völlig behindert ausgesehen. Ich bin irritiert. Was war das?«

Ich habe keine Ahnung, wovon sie redet. Aber sie stellt fest, dass ich einen sehr merkwürdigen Gesichtsausdruck habe, wenn ich reise, wenn Objekte am Zugfenster vorbeiziehen, die mich glücken. Und immer wenn dieser Zustand eintritt, bin ich nicht ansprechbar, in mir versunken. Martina nennt diesen eigenartigen Blick daher zukünftig den »Reiseblick«.

Am nächsten Tag erreichen wir das Zielgebiet, wir finden eine nette Pension in Taormina, mit dem Postkartenblick auf das gesamte Ätna-Massiv. In der Nacht sehen wir schon von Weitem, wie die rotglühenden Lavaströme in der Ferne die Hänge des Ätnas herunterfließen. Am nächsten Morgen machen wir uns gleich auf, um den Vulkan zu erkundschaften. Was für ein Gefühl!

Später rücken wir viel dichter an das Geschehen heran. Dazu quartieren wir uns im »Refugio« ein, einer Herberge hoch oben im schneebedeckten, unteren Gipfelgebiet des Ätnas.

Anschließend fahren wir auch noch zu den vulkanisch aktiven Inseln Vulcano und Stromboli. Auf Vulcano lernt Martina kochend heißes Meerwasser kennen, auch erlebt sie dort mit mir viele Fumarolen und Flüsse gediegenen, gelbbraunen Schwefels. Eine andere Welt. Meine Welt.

Stromboli ist eine sehr ruhige Insel. Ich war schon einmal als junger Student hier und habe es damals sehr genossen. Kein Zivilisationslärm weit und breit, einfach nur Stille. Ein gemächliches, stressfreies Leben scheint es hier zu geben. Nur das frühlingshafte Zwitschern der Vögel unterbricht die friedliche Lautlosigkeit.

Doch der Schein trügt, denn die ganze Insel ist ein aktiver, fast tausend Meter hoher Vulkan! Am Abend steigen wir im Taschenlampenlicht auf zum Kraterrand. Dort kommt es unter bedrohlich donnerndem Getöse unregelmäßig, aber etwa alle zwanzig Minuten tatsächlich zum Ausbruch. Dann schleudert der Stromboli seine roten Lavafontänen mit einem tiefen Bassgrollen himmelwärts. Was für ein feuerwerkiges Finale unserer ersten Vulkantour!

Mit dem Schiff erreichen wir zwei Tage später wieder Neapel, von wo aus es heimwärts geht. »Haben Sie Rom schon bei Nacht gesehen? Nein? Dann geht es jetzt los!«, sage ich zu Martina. Denn unser Anschlusszug fährt erst am nächsten Morgen.

Spanische Treppe, Trevi-Brunnen, Petersdom und mehr, wie riesige Spotlights im nächtlichen Dunkel ist nur das Relevante hell erleuchtet. Was für ein Erlebnis! Nichts, was mich ablenkt, alles Nebensächliche ist unsichtbar. Es ist 3:30 Uhr, als wir wieder vor dem Hauptbahnhof, Stazione Termini, angekommen sind. Der ist verschlossen, wir schlafen wie Penner auf einer Bank im Park davor.

Erst die schnatternden und fußklackernden Pendlerströme wecken uns, und auch wir finden schnell unseren Zug, der uns schließlich mit mehrmaligem Umsteigen zurück nach Kiel befördert. Die erste gemeinsame Reise war ein voller Erfolg. Mittlerweile sehe ich daher auch einem Zusammenziehen ohne vorherige Tropenreise gelassen entgegen.

Goldene Reifen zum ersten Ringtag

Zu Hause sprießt die Vegetation. So schnell, als habe sich der Frühling extra für uns bereits in einen vorgezogenen Sommer verwandelt. So bin ich dabei, mit meinem Gnubbelchen herrliche vierdimensionale Bilder zu malen. Das sind für mich eingerahmte Erlebnisse.

So machen wir bei schönem Wetter am 1. Mai eine Fahrradtour durch den Wald, um die frisch hellgrün geblätterten Buchen im weißen, herrlichen Buschwindröschenteppich zu bestaunen. Einige Tage später, am nächsten Wochenende, besuchen wir mal wieder meine Papamamas, um auch dort den Frühling zu genießen.

Dort sagt Martina dann auf einmal zu mir: »Mir ist das jetzt gerade wieder aufgefallen. Aber es ist eigentlich jedes Mal so, wenn wir zusammen hier sind. Dann bist du immer so wie ein kleiner Junge, überhaupt nicht mehr der, den ich mal kennen gelernt habe. Kannst du mir das bitte mal erklären?«

»Ich fühle mich so, als sei ich erst neunzehn! Das dringt offenbar hier zu Hause auch nach draußen durch. Aber bitte frag mich jetzt nicht nach dem Warum des Warums. Denn das weiß ich selber auch nicht. Sei doch froh, dann bin ich doch viel jünger, als ich laut Kalender bin, das hat doch auch was, oder nicht?«

»Ich weiß nicht, was das bedeuten soll. Aber komisch finde ich das schon!«

Ja, da ist was Wahres dran. Ich war viel früher erwachsen als die anderen, hatte als Kind eher die Interessen von Erwachsenen, und jetzt bin ich irgendwie jung geblieben.

Als Kind wusste ich schon fast genauso viel über Geologie und Astronomie wie heute, da sind kaum neue Erkenntnisse hinzugekommen. Und in den Urlaub bin ich statt mit Gleichaltrigen mit den Lehrerinnen des Schulzentrums gefahren, weil die besser zu mir gepasst haben. Auch wenn das mal wieder etwas war, was viele Menschen an mir merkwürdig fanden.

Wir nutzen die Gelegenheit, um von Gadenstedt auch nach Clausthal in meinen ehemaligen Studienort zu fahren. Denn dort findet ein Tanzturnier statt, an dem auch Paare aus dem Tanzkreis der Uni Kiel teilnehmen, in dem wir auch mittanzen. Leider sind unsere Tanzkünste noch nicht professionell genug, um selber mit an den Start gehen zu können.

So feuern wir die Paare aus Kiel an. Außerdem ergeben sich auch für uns mehr als genug Gelegenheiten zu tanzen. Noch nie zuvor haben wir so gut und so viel zusammen getanzt. Und das hat gleich zwei Gründe. Natürlich sorgt die Tanzturnieratmosphäre für entsprechende Vorbilder und Rückenwind.

Aber es gibt noch einen anderen Grund: die Location! Ja, die Location. Denn es war genau hier, wo vor mittlerweile mehr als zwei Jahren meine latente Sehnsucht nach Romantik und Liebe erwachte. Hier betrieb ich den Tanzsport, um zu lernen, wann es dreivierteltelt und wann es vierviertelt. Hier sammelte ich alle möglichen Tanzfiguren und Tanzfolgen ein.

Genau hier war es, wo ich jeden Dienstag und jeden Donnerstag mit Gesa tanzte. Ich hätte nicht gedacht, dass ich diesen Raum jemals im Leben wiedersehe, geschweige denn, hier sogar einmal mit meiner eigenen Freundin tanzen kann. Unfassbar. Wahrlich unfassbar! Ein Highlight ohnegleichen!

Und so ein Highlight verdient als vierdimensionales Bild einen würdigen Rahmen. So wiederholen wir nach unserer Heimreise die Radtour durch den frühlingsfrisch duftenden Buchenwald mit dem riesigen weißen Buschwindröschenteppich. Die beiden Buschwindröschentouren durch den frischgrünen Buchenwald bilden nun den würdigen Rahmen für das Tanzerlebnisbild.

Einige Tage später sagt mir Martina völlig überraschend, dass wir in die Wohnung einziehen könnten, die derzeitig noch ihr Bruder bewohnt. Und zwar schon am 1. Juni. Das wäre dann wenige Tage vor meiner geplanten Abfahrt zu der mehrmonatigen Forschungsreise in den Pazifik. Was für eine Wende in der leidigen Wohnungsdiskussion!

Der sommerliche Frühling beschleunigt auch die Entwicklung unserer Liebe. Einerseits bin ich beeindruckt vom Verlauf der Vulkantour und beflügelt von den ganzen herrlichen gemeinsamen Erlebnissen in den letzten Wochen. Andererseits habe ich Respekt vor dem allerersten Sex. Ich weiß einfach nicht, wie und wann ich das anstellen soll.

Vierzig Mal wollten wir uns täglich küssen. Würde dies tatsächlich nach wie vor gelten, hätte ich mittlerweile einen riesigen Berg Schulden an Küssen aufgehäuft. Körperliche Nähe und Wärme spüre ich vor allem beim Streicheln auf dem Sofa, beim Hand-in-Hand-Gehen, aber eben noch nicht beim Sex. Der Weg zu diesem Ziel führt an einem Meilenstein vorbei, den die Menschen Verlobung nennen!

Am 11. Mai, einem hellvioletten Tag, sind wir beide zusammen bei Dänisch-Nienhof an der Ostsee unterwegs. Wir wandern am Strand entlang der Küste. Als die Sonne langsam Richtung Horizont sinkt, entdecke ich eine Bank, auf der wir uns zusammen niederlassen, um den Tag ausklingen zu lassen. Unser Blick geht quer über die Eckernförder Bucht bis weit hinein ans jenseitige Ufer.

So sehe ich angesichts der tollen Stimmung der Sonne den Moment gekommen, den Weg zu nehmen, der an dem Meilenstein »Verlobung« auch tatsächlich vorbeiführen wird. Daher stelle ich meinem Gnubbelchen die alles entscheidende Frage:

»Willst du meine Verlobte werden?«

Ich weiß nicht, ob die Zeit für eine bejahende Antwort wirklich schon reif ist, aber ich weiß eines: Es wird eine lange Zeit der Trennung kommen, und ich will jetzt und hier wissen, ob nach der Forschungsfahrt jemand auf mich wartet oder ob sich alles nur als eine phantastische Fata Morgana herausstellen könnte. Da muss jetzt mehr sein als mit Cordula, sogar viel mehr!

Doch alle meine Befürchtungen sind sofort zerstreut, denn ihre schlichte wie knappe Antwort kommt prompt. Streichelnd und küssend haucht sie mir das »Ja!« entgegen, das mich im Land der Liebe langsam ankommen lässt.

Natürlich ist das jetzt hier noch keine offizielle Verlobung, aber die Absichtserklärung, den Weg dahin nun zu nehmen. Da ich mein Leben als Film mit mir als Hauptdarsteller und Regisseur in Personalunion begreife, lasse ich es mir nicht nehmen, für eine offizielle, beringte Verlobung einen Termin zu wählen, der möglichst wahrscheinlich gutes Wetter erwarten lässt. Dazu studiere ich als Erstes die Statistik der alljährlich wiederkehrenden Wetterlagen für Mitteleuropa. Darin findet sich, bestätigt und abgesichert durch eigene Erfahrungen und Erinnerungen, dass vor allem die letzten Tage im Mai oft sehr schönes, stabiles Sonnenwetter erwarten lassen.

Außerdem spielen die Datumszahlen eine große Rolle. Sie müssen unbedingt warm und weich sein. Nur Zahlen mit solchen Eigenschaften passen zu einer Verlobung. Meine Datumswahl fällt schließlich auf den 28.5. Wegen seiner Mischung aus 2, 8 und 5 ist das ein nach außen glänzendes, knallviolettes Datum, mit der warmgrünen Vier und der weichen terrakottagelben Sieben im Innern, nämlich 4 mal 7. Das bringt sicherlich Glück!

Der Termin steht. Zeit, meine Papamamas und irgendwann auch Martinas Mutter über diesen Entschluss, uns demnächst ringzeremoniell und damit offiziell zu verloben, zu informieren. Ob die nun begeistert oder skeptisch sind, weiß ich nicht. Wirklich informative Kommentare gibt es keine, so dass ich von einem Einverständnis und Wohlwollen ausgehe.

Schon wenige Tage später treffen wir uns bei einem Gettorfer Juwelier, um uns unsere Ringe auszusuchen. Denn die Verlobung soll unser erster Ringtag werden. Eine Hochzeit auf Probe sozusagen, mit dem Datum der Verlobung im Ring. Und wenn wir dann tatsächlich heiraten, würde das der zweite Ringtag werden, das zweite Ringdatum.

Beim Juwelier sind wir uns schnell ringeinig. Das ist wunderbar. Wenn wir uns über das Design oder den Preis der Ringe hätten streiten müssen, wäre das bestimmt kein gutes Zeichen gewesen. Unsere Wahl fällt schließlich auf ein Ringpaar, das ein Muster aus vielen kleinen Strichen trägt. Es erinnert an das Profil eines Autoreifens. Daher begreifen wir die Ringe als goldene Bereifung für den folgenden gemeinsamen Lebensweg, den wir fortan fahren wollen. Mögen die goldenen Reifen unserer Liebe viele Meilen Glück bringen. Mögen sie bis ans Ende der Straße halten.

Ich habe mir in den Kopf gesetzt, dass wir uns genau dort offiziell verloben, wo der kleine Tomai zum ersten Mal in seinem Leben das Plätschern eines Gebirgsbaches hörte, wo er im kristallklaren Wasser spielte, wo ringsherum nur hohe tannenrauschende Berge sind und wo früher immer die busartige, knallbuntrote Bimmelbahn durch das Tal echote.

Der kleine Tomai, das war ich, der kleine geheimnisvolle Junge mit den Adleraugen, der in den siebziger Jahren alles erforschen musste, was er sah. Und diese Stelle, an der so viele schöne Kindheitserinnerungen hängen, sie heißt bei den Papamamas und bei mir bis heute »unser Plätzchen«, weil hier jeder Familienausflug in den Harz mit einem schönen Mittagspicknick begann.

»Unser Plätzchen« liegt zwischen Lautenthal und Wildemann im Harz, an einer Waldwegbrücke über die wildromantische Innerste. Als am frühen Morgen des 28. Mai 1992 die Sonne im Nordosten aufgeht, steht fest, das wird ein herrlicher Tag. Wie nach Plan. Martina und ich fahren ganz allein zu jenem Picknickidyll aus frühen Kindertagen.

Dort ziehen wir unsere Schuhe aus und waten über die rundlichen Steine etwa einhundert Meter im kalten Wasser bachaufwärts. Dann gehen wir an Land, um uns am Ufer ganz allein im Angesicht der Natur zu verloben. Ein jeder steckt dem anderen seinen goldenen, uns nun vereinenden Reifen auf.

Anschließend fahren wir zur Verlobungsinsel im großfelsigen Okertal, dort wo der kleine Tomai immer zwischen den im Okerfluss liegenden riesigen Granitfelsen hin und her gesprungen ist.

Und da aller guten Dinge drei sind, gipfelt unsere Verlobung auf dem Brocken. Eine herrliche Wanderung auf dem Goetheweg führt uns hinauf und wieder hinunter. So wie eine Freundin zu haben, für mich lange Zeit unerreichbar schien, so ist es auch mit dem Brocken. Denn auch der lag bis vor Kurzem genauso unerreichbar jenseits des großen langen doppelten Metallzauns. Mauern müssen überwunden werden, um weiterzukommen, Berge erklommen werden, um zu verstehen, wie die Ebenen unten strukturiert sind, diese Symbole real erlebnisstark zu verinnerlichen, das ist mir wichtig.

Bei klarem Wetter markiert der Brocken die Silhouette des Südhorizontes von Gadenstedt. Dort findet das Finale auf der Terrasse von Andorra State statt. Dort warten die Grillkohlen auf ihre Anzündung und Durchglühung zum Grillfleisch- und Würstchenessen im Familienkreis. So nimmt auch die engere Verwandtschaft noch an unserem Glück teil.

Nachdem wir wieder nach Kiel zurückgefahren sind und sich unsere Verlobung auch bis in die hintersten Winkel unserer Verwandtschaft herumgesprochen hat, erreicht uns eine merkwürdige Glückwunschkarte. Auf dem Cover ist ein Paar Handschellen abgebildet, wobei der eine Arm bereits eingeschellt ist und man gerade dabei ist, auch den anderen Arm einzuschellen. »Bald ist es so weit!« steht auf der Karte. Die Verlobung als Vorstufe einer Verhaftung, einer Gefangennahme. Eine Hochzeit als Gefängnis. Das wäre ja genau das Gegenteil von Befreiung aus seinem eigenen Gefängnis, der Mauer, die mich umgibt, die man bekommen würde, wenn man den scheuen Vogel der Liebe, von dem die Frau Vogt sprach, einfangen kann. Befreiung durch Einfangen. Seltsame Vergleiche. So wie das Glück, das sich verdoppeln soll, wenn man es halbiert. Alles sehr merkartig.

Draußen herrscht nach wie vor herrlichstes Frühsommerwetter. Auch der Flieder blüht mittlerweile lila. Was für ein phantastisches, pflanzliches Begleitkonzert für unsere junge Liebe!

Mein Weg führte in den letzten Wochen durch sanfte, hügelige Landschaften. Es ging immer leicht auf und ab. Nach dem Hügel ist vor dem Hügel. Doch nun stehe ich auf einer Hügelkette, die anzeigt, dass sich das sehr bald ändern wird.

Ozeanische Trennung

Ich blicke in der horizontenen Ferne auf sehr viel Wasser, das grell glitzert. Bis zum fernen Horizont. Sonniges Wasser. Strahlendes Wasser. Wogendes Wasser. Ein Ozean voller Ungewissheit kündigt sich an. Ein unermesslicher Ozean auf der Route meines Lebens. Unendliche Weiten wogenden Wassers wollen nun überwunden werden, um dahin zu kommen, wohin meine Sehnsucht mich zieht.

Das Leben will offenbar, dass ich diesen Ozean spüre. Dass ich ganzheitlich verarbeiten kann, was mir bevorsteht. Der Ozean markiert den Wechsel von einer Lebenswirklichkeit in eine andere. Da wartet jenseits des glitzernden Wassers ein ganz anderer Kontinent auf mich. Ein Leben in Gemeinschaft. Aber nur dann, wenn die lange, ungewisse Seereise gelingt.

Nicht wenige Menschen prognostizieren uns, dass meine lange Reise das Ende unserer noch viel zu jungen Liebe bedeutet. Eine so lange Zeit der Trennung am Beginn einer Liebe könne nicht gut gehen. Wie so oft im Leben sehe ich das ganz anders, sonst würde ich es nicht riskieren.

Als ich darüber mit meiner Vermieterin rede, sagt sie folgenden Satz: »Herr Schmidt, es gibt eine Lebensweisheit, die geht so: ›Was du liebst, lass frei. Kommt es zurück, gehört es dir – für immer.‹ Lassen Sie also los, fahren Sie nach Südamerika! Wenn diese Frau Sie aufrichtig liebt, dann wartet sie auf Sie! Wenn nicht, würden Sie sie sowieso irgendwann einmal ganz schnell verlieren. Ich habe eine gute Menschenkenntnis, Herr Schmidt, ich glaube, sie wartet auf Sie!«

Dennoch fällt es mir schwer, nun in See zu stechen. Aber der Strom der Zeit, der mich seit meinem gefühlten Dasein körpernd mitreißt, will, dass ich jetzt und hier diesen Ozean quere. Dass ich die Ungewissheit wage, um Gewissheit zu bekommen.

Der 6. Juni 1992 ist ein glasrosafarbener Samstag. Er beginnt fröhlich und sattsonnig. Wochenlang ist bereits tollstes Sommerwetter in

Schleswig-Holstein. Eine meteorologische Steilvorlage für unsere reifende Beziehung.

Martina und ich sitzen frühstückend in unserer Loggia. Draußen blüht der Flieder noch immer lilafarben. Im Flur steht mein gepackter Rucksack. Unserer jungen Liebe steht die härteste aller Proben bevor. Eine Trennung auf Zeit!

Denn ich muss dem Lockruf des in mir steckenden Entdeckers folgen, es ist der kleine Tomai, der alles sehen will, bis er versteht. Der Tag ist gekommen, an dem ich Martina in unserer frisch bezogenen Wohnung allein zurücklasse.

Seit dem 1. Juni wohne ich nicht mehr bei der Vermieterin, sondern in einer WG mit Martina. Wirklich eingerichtet ist unsere gemeinsame Wohnung noch nicht, wir machen quasi Camping darin. Luftmatratzen und Plastikgeschirr sind die erste Einrichtung.

Ich werde heute am 6. Juni vom diesseitigen Ufer in See stechen und dann auf das offene Wasser hinausziehen. Wenn alles gut geht, dann werde ich am 19. September das ferne, jenseitige Ufer erreichen.

Das Parlament hat das so entschieden. Ein erbitterter Kampf zwischen meiner Intuition gegen meine Ratio. Die Sehnsucht nach Entdeckung der Welt, sie gewinnt. Die Sehnsucht nach Geborgenheit, nach Verlässlichkeit, nach heimatlicher Wärme und Liebe, sie verliert. Knappe Entscheidung: Mit 51:49 wird der Kampf zugunsten der geheimnisvollen Kraft der Intuition entschieden.

Es muss so sein. Denn der Plan zur Erforschung des Ozeans wurde bereits aufgestellt, lange bevor ich Martina kennen lernte. Zum einen kann ich es nur schwer ertragen, Pläne zu ändern, vor allem dann, wenn ich mich bereits auf deren Durchführung eingestellt habe. Zum anderen kann Martina leider nicht mit, denn sie würde für eine so lange Zeit keinen Urlaub bekommen.

Und außerdem muss ich die Überquerung des Ozeans ganz alleine schaffen. Sie findet nicht nur in Gedanken statt, nein, sie wird bildgewaltig im echten Leben erfolgen. So braut sich in mir ein seltsamer Emotionscocktail aus Trauer und Freude zusammen.

Da fällt mir der alte Kassettenrekorder ein. Die richtige Musik zur richtigen Zeit wirkt wie eine Entschleierung des Zugangs zu eigenen Gefühlen. Musik ist nach wie vor der ideale Trigger und Verstärker für Emotionen. Passend zur Situation wähle ich Musik von John Denver aus: »All my bags are packed, I'm ready to go …«

Es dauert nur wenige Minuten, bis unsere Gesichter regnen. Der Film, zu dem diese Musik spielt, ist unser Film, er ist echt. Wir sind mittendrin. Während ich der John-Denver-Musik lausche, spulen in mir im Schnelldurchlauf die vergangenen Monate ab. Monate, in denen ich über Menschen mehr gelernt habe als in zwei ganzen Jahrzehnten davor.

Als das Lied *Calypso* aus dem Rekorder dudelt, überblendet sich vor meinem geistigen Auge Jacques-Yves Cousteaus Forschungsschiff »Calypso« mit dem Forschungsschiff »Sonne«, das mit mir an Bord in die unendlichen Weiten des Pazifischen Ozeans stechen wird. Ohne Martina. Ohne Liebe. Ohne Sommer, denn auf der Südhalbkugel wird es früh dunkel, da ist jetzt Winter!

Bei diesen Gedanken gibt es Starkregen im Gesicht. Tränenflüsse, die zwei Gesichtern entspringen, vereinen sich zu einem. So wie Breg und Brigach zur Donau werden, so wie Werra und Fulda zur Weser werden. Es ist der stärkste Regen in meinem Gesicht, seit ich Gesa an dem Weg mit den rauschenden Tannen ziehen lassen musste.

So findet der emotionale Abschied von Martina noch in der Wohnung statt. Dann ist es so weit. Zeit, um auf Wiedersehen zu sagen. Zeit, zu gehen.

»Ich warte auf dich, ich verspreche es. Du kannst mir vertrauen. Ganz bestimmt!«, sagt sie, noch ein Blick auf unser Türschild, das uns als Tanzpärchen zeigt, dann gehen wir zusammen die hölzernen Treppen runter zur Straße.

Wir fahren mit dem Bus zum Flughafen nach Hamburg. Noch einmal küssen wir uns, beide gesichtsregnend. Ich will die Forschungsfahrt machen und Südamerika erleben. Und ich will nicht von ihr weg. Die Zeiger der Uhren rücken unaufhaltsam weiter. Es reißt mich durch die Absperrung fort. Noch einmal schaue ich zu ihr rüber, durch die uns nun trennende Glasscheibe, dann drehe ich mich um und folge traurig meinem inneren Ruf nach Ferne.

Ich bin in See gestochen. Noch ein kleiner Zwischenstopp in Frankfurt. Die allerletzte Chance, billig und problemlos mit meinem Gnubbelchen zu reden. Ich rufe sie noch einmal an, nur um ihr noch ein allerletztes Mal vor dem großen Wasser, unserer ozeanischen Trennung, zu sagen:

»Ich liebe dich so. Vergiss mich nicht. Bis September!« Dann lege ich auf. Klack.

Wasserweiten unter dem Kreuz des Südens

Der schwierige, herzzerreißende Aufbruch ins Ungewisse, getragen von der Hoffnung, dass unsere junge Liebe nicht an Skorbut stirbt, sondern ihre Früchte erst noch tragen wird, liegt hinter mir. Vor mir nur noch Wasser – Wasser – Wasser und teils stürmische See. So fühle ich die Situation, in der ich mich jetzt befinde.

Nach einer durchflogenen Nacht blicke ich auf winterlich kahle, langastige Bäume. Das macht depressiv. Die warmen Erlebnisse erster, echter, ernst gemeinter Liebe bleiben nur noch Erinnerung. Wieso tue ich mir das an, nein, wieso tue ich uns das an? Es ist eine rhetorische Frage, denn die Antwort ist lange genug auf der Waage gewesen. Geplant ist geplant.

Ich bin auf dem Flughafen von Buenos Aires, Argentinien. Warum habe ich all die frisch duftend blühenden Landschaften des Sommers zurückgelassen? Wollte ich wirklich winterliche Leblosigkeit sehen? Ich werde unsicher. Die ersten emotionalen Stürme der Reise ins Ungewisse ziehen auf. Mich überkommt ein Gefühl, das ich noch nie im Leben hatte. Heimweh!

Und dabei bin ich gerade erst losgefahren! Es geht weiter nach Santiago de Chile, von dort mit dem Bus nach Valparaiso. Im Hafen von Valparaiso wartet das Forschungsschiff »Sonne« darauf, mit mir an Bord in den weiten Stillen Ozean zu stechen. Doch bevor es so weit ist, schlafen wir, die Wissenschaftlercrew, noch einige Tage im Hotel.

Keine Sonne in Sicht. Stattdessen regnet es in Strömen. Und es ist richtig kalt hier. Für mich sind es Tränen der Trennung, die sich über die Stadt ergießen.

Ich hoffe, dass ich Martina genug Erinnerungen geschenkt habe, die sie untrennbar mit mir verbinden. Wenn die Entscheidung richtig war, dann habe ich meinen Weg gefunden, wieder einmal ohne Wegweiser. Wieder einmal folge ich dem, was mich zeitlebens weitergeführt hat. Und das ist wie so oft genau das Gegenteil von dem, was mir alle geraten haben. Warum nutzen mir die Ratschläge der anderen meistens nichts?

Nach einigen Tagen geht es endlich los. Das Forschungsschiff »Sonne« legt ab. Wir stechen in Ozean!

Ganz allmählich komme ich darüber hinweg, dass ich nicht bei Martina in Kiel, sondern auf diesem Schiff bin. Das Kreuz des Südens weist den Weg über das Wasser. Das Schiff ist ein Fremdkörper im endlosen Meer.

Bizarre Felszacken tauchen am Horizont auf. Land in Sicht! Es ist die Robinson-Crusoe-Insel. Wir passieren sie in genau 11,4 Seemeilen Abstand. Ich muss daran denken, wie das wohl wäre, wenn ich hier jetzt leben würde. Nein, ich möchte niemals einsam sein!

Es ist Abend, als das letzte Licht auf die Zackensilhouette am Horizont fällt. Das Schiff bewegt sich weiter westwärts. Die Dunkelheit der Nacht überzieht das weite Meer.

Im Morgengrauen des nächsten Tages bin ich wieder an Deck. Wieder Land in Sicht. Diesmal passieren wir in genau 4,4 Seemeilen Abstand die spektakuläre Kulisse der Alexander-Selkirk-Insel. Lange schaue ich zurück, bis uns hier an Bord nur noch die Wasser eines stillen Ozeans umgeben.

Der Platz achtern an der Reling ist mein Lieblingsplatz. Hier hänge ich meinen Gedanken nach. Fern aller Menschen. Und damit auch fern von Martina. Was mag sie wohl gerade machen? Was denkt sie? Liebt sie mich überhaupt noch? Und was macht sie aus der neuen Wohnung?

Ich habe Nachtwache an Deck. Das Schiff wogt langsam auf und nieder. Ich stehe an der Reling. Achtern. Wie immer. Mit Blick auf die Schaumspur im Salzwasser. Sie markiert die frisch zurückgelegte Strecke. Wie eine abgefahrene Autobahn über das endlose Meer. Sie wachsen zu sehen, freut mich. Ich muss mich abzappeln, Wissenschaftler und Besatzungsmitglieder sehen auf einmal jene stereotypen Bewegungen, die Martina an mir noch nie gesehen hat. Meine Art, Freude auszuleben, ist für viele bizarr.

Die einzige Verbindung zu Martina ist via Satellit. So muss unsere Freundschaft und Liebe aus Kostengründen zunächst mit spärlichster Fax-Kommunikation überleben:

> »Hallo, mein Gnubbelchen, nun kommt endlich das erste Fax für meine Martina! Wir sind gerade bei Position 103 Grad westlicher Länge und 27 Grad südlicher Breite. Ich vermisse dich hier so. Mir ging es die erste Woche an Bord nicht so gut. Jetzt ist wieder alles klar. Wenn du aufstehst, gehe ich hier gerade ins Bett. Oder ich beobachte den wunderbaren südlichen Sternenhimmel und die farbenprächtigen Sonnenuntergänge. Ansonsten ist da nur Wasser. Es wird noch dauern, bis wir endlich wieder Paso Doble, Walzer

und Cha-Cha-Cha tanzen können. Ich muss immer daran denken, was einem doch auf See alles verloren geht. Ich erwarte schon jetzt den Moment des Wiedersehens, unsere Wohnung und ganz doll dich. Bis zum nächsten Fax ganz, ganz viele Küsschen von mir für dich. In Liebe, dein Peter.«

Die Antwort folgt prompt:

»Liebster Peter! Ich habe mich riesig über das Fax gefreut. Danke! Mir geht es einigermaßen gut. Die erste Zeit ohne dich war recht schwer, aber ich habe mich jetzt wieder gefangen und warte, bis du wieder da bist. Der Teppich im Wohnzimmer ist verlegt, habe einen Stubenschrank gekauft. Sieht toll aus, du wirst dich freuen. Ich mag nicht spazieren gehen, weil ich dann zu sehr an dich denken muss. Einen Jahrhundertsommer nennen die Medien das Wetter. Die Sonne lacht, aber mein Herz weint. Wie gern wäre ich da, wo du bist. Du fehlst mir so. Ich liebe dich so. Die Telefonnummer unserer neuen Wohnung ist übrigens 0431 673714. Vergiss mich nicht und lass wieder was von dir hören. Ich liebe dich über alles. Deine Martina.«

Die Telefonnummer ist ein Glücksgriff. Da sind alle farbwichtigen Ziffern drin. Diese Nummer will einfach angerufen werden. So rufe ich Martina direkt via Satellit an. Doch das ist sehr, sehr teuer. Aber es ist gut, wieder ihre Stimme zu hören, auch wenn sie rauschig-drahtigblechern verfälscht ist.

Mittlerweile bin ich seit fast einem Monat auf See. Wir sind im landfernsten Gebiet der Erde. Inmitten des Pazifischen Ozeans zwischen Osterinsel und Pitcairn. Ein Bildschirm im Labordeck zeigt die aktuellen Koordinaten, unsere augenblickliche Position in geographischer Länge und Breite. Und die »distance to waypoint« steht da, die verbleibende Strecke bis zum nächsten Etappenziel. Oft starre ich diese sich ständig ändernden Zahlenwerte an. Vielleicht zu oft. Derweil spielen die anderen unter Deck Tischtennis.

Oder ich bin wieder draußen an Deck. Das Meer ist ruhig. Nur die Sterne begleiten mich. Sie glitzern und funkeln genauso wie das Meer in der dunklen Nacht. Skorpion und Schütze sind zu sehen. Ein toller Sternenhimmel, nie zuvor konnte ich so oft das Zodiakallicht sehen, das Kreuz des Südens anschauen, die Strukturen der Milchstraße im

Skorpion und Schützen studieren. Die Bezeichnung »Teepott« für Schütze passt eigentlich viel besser.

Oft starre ich auf den Bildschirm mit den spannenden Meeresbodentopographien, die das Echolotsystem immer weiter wandernd großflächig aufzeichnet. Vor der Echolotanlage, die ich manchmal zu beaufsichtigen habe, beginne ich, alle Tanzfiguren zu tanzen, die ich kenne. Erschreckt stelle ich fest, dass ich leider nicht mehr weiß, wie zum Beispiel die »Cuban Breaks« aus einer Cha-Cha-Cha-Folge gehen. Alle verzweifelten Versuche helfen nichts, es will mir einfach nicht mehr einfallen. Die erste Figur, die dem Vergessen im Meer der Vergänglichkeit geopfert wurde. Still, heimlich und leise. Schade. Alles ist vergänglich. Ob die frische Liebe auch vergänglich ist?

Am 16.7.1992 erreicht mich dann ein Fax von meinem Gnubbelchen:

> »Gut neun Wochen noch, bis du wieder da bist. Ich bin nervlich im Augenblick ziemlich kaputt. Seit einer Woche habe ich jetzt schon chronische leichte Bauchschmerzen, vermutlich psychosomatisch. Ich gehe langsam aber sicher ein wie eine Blume, die nur im Dunkeln steht. Sonntag hat mich meine Freundin besucht, war lustig, hat sehr gutgetan. Aber keine Angst, ich werde mich nicht verändern. Ich bin jetzt noch dieselbe und werde es auch bleiben. Ich bin endgültig formatiert. Ich liebe dich. Komm bitte wieder gesund nach Hause, mein Liebster. Ich werde auf dich warten. Deine Martina.«

Ich weiß gar nicht, ob ich mich freuen oder weinen soll. Ich habe es offenbar geschafft, sie trotz aller Widrigkeiten meiner geheimnisvollen Mauer an mich zu binden. Ja, mir scheint es gelungen, sie wie eine neu bespielbare Festplatte zu formatieren. Trotzdem macht es mir zu schaffen, dass sie so traurig ist. Vielleicht habe ich überzogen, unser Leben als kitschigen Liebesfilm zu inszenieren?

So antworte ich am 24.7.1992:

> »Meine liebste Martina! 48 Tage sind vorbei, 57 müssen wir noch aushalten. Schon sehr, sehr lange habe ich einen bestimmten Tag nicht mehr so herbeigesehnt wie den 19. September. Ich glaube,

Weihnachten in der Kinderzeit, da war das zuletzt so. Erinnerst du dich an Dänisch-Nienhof, die Sonne über dem jenseitigen Ufer?

Die Weiten des Wassers gilt es noch zu überwinden. Bitte halte durch. Es ist eine harte Probe, aber sie wird uns beide firm machen. Der landfernste Punkt ist nun bald überschritten. Um 8 Uhr am 26.7. werden wir die Osterinsel erreichen. Wenn ich dort am 30.7. abfliege, liegt unser Wiedersehen näher als der Abschied. Das Licht nimmt langsam wieder zu, wie die Sonne, die im Winter den tiefsten Punkt überstrichen hat. Bitte gehe nicht ein! Keine Entfernung und keine noch so lange Zeit kann eine einmal gewachsene wahre Liebe wieder brechen. Auch wenn wir räumlich getrennt sind, zeitlich und geistig sind wir es nicht! So mancher Tränenfluss, der meinen Augen entsprang, mündete in die unendlichen, weiten Wasser des Stillen Ozeans, wenn ich abends allein auf dem Achterdeck stand, dem ewig gleichen Rauschen des Fahrtwassers lauschend, am Himmel das Kreuz des Südens anstarrend.

Ich liebe dich sehr, und mit jedem Tag den wir getrennt sind, wird es damit nicht weniger, sondern mehr! Denn erst hier habe ich wirklich gemerkt, was ich zu Hause im Stich gelassen habe. Jawohl, ich bin für dich, was Pater Ralph in ›Dornenvögel‹ für seine Maggie war, nur mit dem Unterschied, dass wir ab dem 19.9. untrennbar zusammengehören wollen. In wahrer Liebe mit vielen Küsschen bis zum nächsten Brief, dein Peter.«

Wie in der Adventszeit vor Weihnachten führe ich eine Strichliste. Soundsoviel Tage Wasser liegen hinter dir, soundso viel Tage Wasser liegen noch vor dir. Das habe ich auf einer Route visualisiert, die über den Ozean führt. Jeder Tag entspricht einem Teil der zu überwindenden Strecke. Darauf streiche ich alle Teile ab, die hinter mir liegen, und zähle den Countdown der noch vor mir liegenden Tage.

Nach zwei Monaten erreichen wir unter dem Kreuz des Südens das Land der Moai – Rapa Nui, die Osterinsel. Irgendetwas verbindet mich mit dieser geheimnisvollen Insel. Sie liegt völlig isoliert in den Weiten des Ozeans. Fern der großen Kontinente, auf denen die Gesellschaften der Welt mit- oder gegeneinander leben. Und sie ist vulkanisch. Auch wenn derzeitig keiner der Vulkane tätig ist.

Auf der Osterinsel endet die Forschungsseereise. Direkt nach der Ausschiffung finde ich mich allein wieder. Die anderen gehen andere Wege als ich.

Im tropisch anmutenden Hanga Roa finde ich eine nette Pension. Der Eigentümer stellt mir seinen schönen weißen Geländewagen zur Verfügung, um alle Straßen von Rapa Nui abzufahren. Mehrere Tage habe ich Zeit, die gesamte Insel zu entdecken, mit dem Jeep und vor allem auch zu Fuß.

Vom Inselinnern blicke ich zurück auf das weiß-orangefarbene Schiff. Es liegt auf Reede, zwischen mir und dem Schiff ein Ahu, eine rituelle Stätte, mit sieben Moais. Eine Mauer aus Moais. Es sind die einzigen Moais, die im Inselinnern stehen, sonst befinden sich diese geheimnisvollen Figuren an der gesamten Küste der Insel. Sie werden zum symbolischen Grenz- und Gedenkstein inmitten des Ozeans, der meine vergangene Zeit als Single von der kommenden Zeit in Partnerschaft und Liebe trennt.

Der Ozean im echten Leben endet mit dem Abflug von der Osterinsel. Der Ozean in meiner Lebenslandschaft dauert jedoch noch fast weitere zwei Monate. Denn nun möchte ich die Gelegenheit nutzen, die Wüsten und Vulkane Südamerikas gleich mit zu entdecken. Und natürlich weitere Etappen der Panamericana, der legendären Traumstraße der Welt, erleben.

El Condor Pasa und das faszinierende Nichts

Ich bin auf dem Weg nach San Pedro de Atacama im lebensfeindlichen Nordchile. Durch das Busfenster starre ich auf die beeindruckende Landschaft eines fremdartigen Planeten. Eines Planeten, der kein Leben hat. Denn draußen zieht eine völlig vegetationslose Gegend vorbei. Ich fühle mich, als säße ich in einem Bus, der unterwegs ist auf der Marsoberfläche.

Was draußen an Leben fehlt, ist im Bus zu viel vorhanden. Denn hier läuft ein Busfilm, so nenne ich diese charakteristische Art von Gewaltactionfilmen, die immer nur in Bussen zu sehen sind. Der Ton ist viel zu laut gestellt, und die Akteure im Film kämpfen ums Überleben, und ich auch, gegen den Lärm und die Vorhänge. Denn die Leute im Bus interessieren sich viel mehr für diese gewaltvolle Fiktion als für die ganzen tollen Strukturen in der Wüste, die da draußen am Bus vorbeiziehen.

Es passiert etwas in mir, das ich so noch nie vorher erlebt habe. Ich werde unter dem Einfluss der Busfilmmusik depressiv, wenn ich nach draußen schaue. Denn die völlig vegetationslose Atacamawüste sorgt plötzlich in mir für ein turbulentes emotionales Umkippen. Die übersichtliche Herrlichkeit, die phantastischen Farben und Formenspiele weichen einer ganz anderen Sichtweise: Das ist totes Land. Kein Leben. Keine Liebe. Kein Tanzen. Keine Martina.

Haben deswegen die Passagiere die Vorhänge zugezogen? Sehen sie nicht die Faszination einer außerirdisch anmutenden, klaren und übersichtlichen Welt, sondern einfach nur das menschliche Nichts? Ich bekomme einen gedanklichen Screw-up. Warum bedeuten mir genau jene Dinge viel, die für die anderen das Nichts sind? Und warum sehe ich auf einmal noch etwas ganz anderes? So als wenn Licht durch eine unsichtbare Mauer fällt.

Als schließlich der knall- und kugelhagelreiche Gewaltfilm im Bus zu Ende ist, stellt der Busfahrer endlich friedliche, sanfte Musik an. Erst erklingen südamerikanische Takte, die Freude verbreiten und meine Stimmung heben. Sie untermalen auf wundersame Weise das Wüstenerlebnis. Wie Filmmusik, die der Gegend Kultur gibt.

Später wechselt der Fahrer die Kassette. Nun erreichen englischsprachige Balladen mein Ohr. Kuschelrock, der nicht zur Gegend passen will. Als aber dann auf einmal das Lied *Oceans apart* ertönt, kommt es erneut zu einer extremen emotionalen Verstärkung. Noch nie habe ich dem Text so intensiv zugehört wie in diesem Moment.

Ich fühle mich, als sei das Ganze ein Film, den ich träume. So kneife ich mich, doch ein Erwachen aus einem Traum findet nicht statt. Der Film, in dem ich meine Rolle spiele, der ist echt – es ist der eigene Lebensfilm – aufgenommen von der Kamera Gottes. Das echte, eigene Leben. Das hat nur ein »Take«.

Ein weiterer emotionaler Höhepunkt auf dem langen, teilweise stürmischen Weg ins jenseitige Land erwartet mich in Peru. In den letzten Jahren machte dort laut Medienberichten der »Sendero Luminoso« die Gegend unsicher, eine maoistische Organisation, die bürgerkriegsartige Zustände verbreitete. Trotzdem breche ich auf, um Cuzco, die einstige Hauptstadt der Inkas im peruanischen Andenhochland, mit dem Zug zu erreichen.

Ob ich denn keine Angst haben würde, angegriffen und überfallen zu werden, fragt man mich, als ich mir in Puno am Titicaca-See das Zugticket besorge. Ich hätte so einen eigenartigen Blick und Leuten, die Angst haben, könne man die Strecke nicht empfehlen. Komisch. Ich weiß nicht, woran man erkennen könnte, ob jemand Angst hat. Kann man das? Ich habe keine! Also los, auf nach Cuzco!

So genieße ich das Holpern, Ruckeln und Klackern des Zuges. Und die tollen Berge der Anden. Die Landschaft ist überwältigend. Die anderen Menschen im Zug nehme ich nur als Kulisse wahr. Meistens papageienbunte, fassrunde, gezopfte Indios. So erreiche ich Cuzco, die Stadt der dicksteinigen Mauern und der regenbogenbunten Fahne, ohne irgendwelche Probleme.

Cuzco wirkt menschenleer. Herrlich. Ein paar wenige weitere Weltenbummler haben sich auch hierher gewagt. Man trifft sich zu einem Informationsaustausch im »Chez Maggy« – der wohl besten Pizzeria in ganz Cuzco.

Es scheint problemlos möglich zu sein, auch noch bis nach Machu Picchu, jener sagenhaften Inkastadt im gebirgigen Dschungel der Anden, weiterzufahren. So erreiche ich gemeinsam mit wenigen anderen Globetrottern und vielen rockbunten Indios das Dorf Aguas Calientes im tiefschluchtigen Dschungeltal des Rio Urubamba.

Von dort geht es gleich weiter mit einem Minibus eine schön serpentinige Straße rauf nach Machu Picchu. Nachdem ich mir einen ersten Eindruck verschafft habe, gehe ich den Inkaweg ein Stück weit rauf, um einen Überblick über die gesamte Anlage zu bekommen.

Es sind nur ganz wenige Touristen da. Und als auch diese schließlich mit einem kleinen Bus wieder den Serpentinenweg runter ins Urubamba-Tal fahren, verbleibe ich gefühlt ganz allein in der Anlage.

Wo ich auch immer hingehe, ich sehe keinen einzigen Menschen mehr hier oben in Machu Picchu. Auf einmal höre ich ganz leise und von Ferne, dann immer näher kommend Panflötenklänge. Ein magischer Moment! Dann biegt plötzlich ein panflötender Indio um eine Mauerecke. Als er immer weiter auf mich zukommt, spielt er das weltbekannte Lied *El Condor Pasa* für mich. Ich muss an Martina denken!

Wieder einmal liefert mir das Universum die geradezu perfekt passende Musik zum eigenen Erleben. *El Condor Pasa*, es ist zudem eines meiner Lieblingslieder. Es ist emotional durchdringend wie kaum ein anderes Lied.

El Condor Pasa und der Indio mit der Panflöte in der erhabenen Stille von Machu Picchu werden zum Botschafter eines Landes, dessen Existenz viele Menschen nicht für möglich gehalten haben. Denn es gebe kein Land hinter so viel Wasser – weil keine Liebe eine solche Trennung überstehen würde. Ich spüre, dass es bei mir anders ist.

Ich lasse die Sonne noch untergehen, dann erst laufe ich den serpentinigen Weg durch den Dschungel talwärts nach Aguas Calientes, um mir eine Bleibe zu suchen. Zwei Tage später verabschieden mich die Einwohner des kleinen Dorfes im Urubamba-Tal mit einem mehrfachen: »Muchas Gracias. Thank you for visiting Peru!«

Und für mich ist es die Stelle, an der ich erstmalig den Wind vom jenseitigen Ufer des Ozeans spüre. Denn ich bewege mich fortan in Richtung Heimat. So gelingt es mir schließlich, die Sehnsucht des in mir steckenden Entdeckers vollständig sättigend zu befriedigen. Die ganze Panamericana zwischen Rio de Janeiro und Südperu kann ich einsammeln, bevor das Ende des unermesslichen Ozeans sich durch die Reise zum Flughafen in Santiago de Chile ankündigt.

Am jenseitigen Ufer

Hamburg-Fuhlsbüttel, 19. September 1992, ein hellrötlicher Tag. Endlich erreiche ich befriedigt das jenseitige Ufer des großen, unermesslichen Wassers. Mein Gnubbelchen steht wartend hinter der Glasscheibe. So drücken wir uns gegenseitig die Nasen platt, bis der Weg durch die gläserne Mauer endlich frei ist.

Minutenlang verharren wir still und fest umschlungen in der Empfangshalle, bevor es im roten Polo nach Kiel geht. Ich habe das jenseitige Land erreicht. Zu Hause zeigt sich schnell, dass tatsächlich ausgerechnet die Trennung uns zusammengeführt hat. Viele Kleinigkeiten sind vergessen, die positiven Erinnerungen behalten die Oberhand.

Ich habe eine »second chance«, Anfängerfehler nicht zu wiederholen. Und die Wohnung ist fertig – und so, wie sie mir auch gefällt. Zumindest wird es keine Streitigkeiten darüber geben, wie eine Wohnung oder gar ein Haus einzurichten ist. Herrlich! Einfach herrlich!

Und noch etwas fällt mir auf: Unsere Wohnung hat eine eigene Waschmaschine. Vorbei ist die Zeit, in der ich alle vier bis sechs Wochen ein Paket schmutziger Wäsche an die Locken schickte und ich von der Locken dann ein Paket frischer Wäsche zurückbekam. Die Waschmaschine ist ein Geschenk der Locken an Martina. Damit wird sie zum Symbol des Übergangs aus der elterlichen Betreuung in die eigene Beziehung. Wenn die Freundschaft mit Martina tatsächlich einmal in einer eigenen Familie aufgeht, dann wäre es mir erspart geblieben, mich irgendwann um die ganzen anstrengenden Dinge des Alltags selber kümmern zu müssen.

Damit das Erlebnisbild von der ozeanischen Trennung noch seinen würdigen Rahmen bekommt, knüpfen wir dort an, wo wir vor vier Monaten aufgehört haben. Wir wandern wieder bei Dänisch-Nienhof entlang der Ostseeküste und blicken von einer Bank über die Eckernförder Bucht. Diesmal steht die Sonne viel weiter im Westen. Der tolle Sommer, ja, ich habe ihn verpasst. Aber ich habe auch etwas gewonnen: mein Gnubbelchen.

Das wird spätestens dann klar, als ich in ihrem Tagebuch nachlesen darf, wie sie die Zeit der ozeanischen Trennung überlebt hat. Es gelingt mir normalerweise nicht, mitzufühlen, was andere Leute bewegt, aber hier ist es anders. Ich habe offensichtlich Abwechslung und Zerstreuung gehabt, während mein Gnubbelchen in einem Meer von Tränen ertrunken sein muss, so viel wie in ihrem Tagebuch von Traurigkeit und Depression die Rede ist.

Wenn das kein Zeichen wahrhaftig bedingungsloser Liebe ist! Ich glaube, wir sind tatsächlich füreinander bestimmt. Warum auch immer.

Um den Weg zu unserer Hochzeit vollends frei zu machen, buche ich nach Rücksprache mit meinem Gnubbelchen gleich unsere erste Tropenreise. One-Way nach Bangkok und One-Way von Singapur zurück. Alles andere wird sich vor Ort finden. Auf dem Landweg werden wir die Tropen erkunden. Und Abstecher zu tropischen Trauminseln werden nicht fehlen.

Miteinander schlafen?!

Der Tag ist gekommen, an dem ich das allererste Mal richtigen Sex mit einer Frau haben soll. Einerseits freue ich mich, andererseits spüre ich sie wieder, die in mir existierende Mauer. Die Mauer, die nicht nur die Kommunikation blockiert, sondern auch Spontanität. Das erste Mal echten intimen Sex zu haben, ist eine neue, noch nie erfahrene Situation.

Es ist einfach nichts da, woran ich meine Planung, wie dieses Ereignis ablaufen soll, anknüpfen kann. Nichts. So liegen mein Gnubbelchen und ich nebeneinander auf unserem Schlafsofa. Wir streicheln uns, wie schon so oft. Aber ansonsten passiert nichts, was darauf hindeutet, echten sexuellen Kontakt zu bekommen. Auch wenn ich emotional »präpariert« bin, kann ja nichts passieren, weil ich neben ihr und nicht auf ihr liege oder sie auf mir. Erst mal.

Und im Sport war ich noch nie gut. Und den Liegestütz, den man wohl hier nun dringend braucht, den konnte ich noch nie besonders lange aushalten. Kaum habe ich eine Haltung eingenommen, die intimen Kontakt technisch ermöglicht, sinke ich allmählich ab. Vor Erschöpfung. So kann da nichts passieren! Und dabei dachte ich immer, dass Sex Spaß machen soll. So jedenfalls nicht. Schade!

Das hier soll also das sogenannte »Miteinanderschlafen« werden. Doch wenn man Sex hat, dann schläft man doch gar nicht. Man ist ja gar nicht entspannt. Ganz im Gegenteil. Dann ist man doch hellwach, voll angespannt! In diesem Moment muss ich an 1984 denken. Ich war achtzehn Jahre alt. Damals habe ich mit zwei Lehrerinnen aus der Schule zusammen eine Safari in Kenia gemacht. Und wir haben zusammen in einem Zelt geschlafen. Als mich meine Mitschüler nach der Rückkehr zum Gymnasium in der Schule fragten, ob ich mit denen geschlafen hätte und ich dieses bejahte, gab es Gelächter und bizarre Gerüchte. Die eigentliche Bedeutung dieses Ausdrucks begriff ich erst viel später.

Damals gab es keine Gleichaltrigen, die wie ich Interesse hatten, die Geographie eines klimatisch und biologisch abwechslungsreichen Entwicklungslandes vor Ort zu erforschen. Damals war ich der dumme Schlaue, dumm und anstellerisch in der Bewältigung des Alltags, schlau und gefragt im Wissen und Können.

Das, was die anderen als selbstverständlich und einfach bezeichneten, empfand ich als kompliziert. Und das, was die anderen kompliziert fanden, war für mich einfach. Mathematik zum Beispiel. Was einfach und was kompliziert ist, ist relativ. Weil ich nicht richtig mit einem Messer umgehen kann, ist Äpfelschälen für mich schwer, für andere einfach. Physik dagegen ist für mich einfach, für andere schwer. Es gibt keine Tätigkeiten, die für alle Menschen immer einfach sind. Dazu gehört offenbar auch Sex!

In der Schulzeit hielt ich mich in den Pausen oft in der Bücherei oder in einer Art Pausenzimmer für Lehrer der Naturwissenschaften auf. Ich genoss dort Bibliotheksasyl. Weil ich dort nicht so verloren und ausgeliefert wie auf dem Schulhof war und weil man sich dort für das interessierte, was mich interessierte.

Dort traf ich auch immer wieder meine ehemalige Bio-Lehrerin. Sie nannte mich eine selten faszinierende Persönlichkeit. So hatte ich ihr von meinem Traum erzählt, einmal nach Ostafrika reisen zu wollen, aber leider hätte ich viel zu wenig Geld dafür. Woher sollte ich denn das als Schüler auch nehmen?

Nur eine Woche später erhielt ich einen merkwürdigen Brief von ihr. Darin würdigte sie meinen »Jugend-forscht«-Erfolg und lud mich deshalb zu einer Reise nach Kenia ein. Meine Papamamas waren erst gar nicht so begeistert, dass nun fremde Leute für mich bezahlten, und dann auch noch eine Lehrerin des Gymnasiums, an dem ich gerade mein Abitur machte.

Ja, und so fand diese Reise tatsächlich statt. Und wir haben miteinander geschlafen, obwohl wir doch nicht »miteinander geschlafen« haben. Daran muss ich jetzt gerade denken.

Sex habe ich bis dato immer nur mit mir selber gehabt. Das begann schon, als ich noch in den Windeln war. Damals brüllte ich los, bekam dann von einem Weißkittelwesen so eine süßlich-schmierig riechende Flasche mit milchigem Inhalt, die ich gar nicht haben wollte und demzufolge wegschlug.

Stattdessen brüllte ich, weil einfach nur dieses wabbelige Ding da an mir in der Windel verknotet worden war, weil es sich nicht dahin ausdehnen konnte, wohin es wollte. Und das störte total! Diese Ursache wurde damals nie beseitigt. Auch als kleiner Junge war ich oft genug geil. Die Gründe dafür waren vielfältig, angefangen von reibenden und rutschenden Hosen bis hin zu irgendwelchen Strukturen an Klamotten, die für Erregung sorgten.

Dass das alles bereits sexuelle Erregung war, wusste ich damals nicht, weil es nicht oder nur selten im Zusammenhang mit anderen Menschen auftrat. Zwar lag ich damals oft mit Tantchen, meiner Schwester, nackt in der Badewanne, aber das war alles andere als anregend. Das war lästig hoch drei. Tantchen hieß sie deshalb, weil für mich alle weiblichen Wesen Tanten waren.

In der Regel fand ich Jungen attraktiver. Ich war bereits vierzehn, als das erste Mal ein gleichaltriges Mädchen der Auslöser sexueller Erregung war. Aber ich war mir nicht sicher, ob das Gefühl wirklich von ihr erzeugt wurde oder nicht doch nur durch den Sitz und die Struktur ihrer Jeans, die aussah, als würde sie gleich platzen.

Überhaupt stelle ich fest, dass meine eigene Erregung nicht durch Nacktheit einer Frau getriggert wird, wie dies einschlägige Sexmagazine suggerieren. Das ist bei mir ganz anders. Ein nach meinen Maßstäben knackig angezogener Mensch wirkt viel eher erregend als eine nackte Frau. Weniger ist hier mehr!

Würde ich jetzt ein Diagramm aufmalen, das den Grad der Erregung in Abhängigkeit vom Aussehen eines Menschen zeigt, würde das eine Kurve zeigen, die die allermeisten Menschen nicht erwarten würden. Erst einmal würde sich herausstellen, dass der Grad der Erregung sehr stark von den Klamotten und dem Gesamtanblick abhängt, allerdings vollkommen unabhängig davon ist, ob der Partner männlich oder weiblich ist.

Außerdem hängt der Grad der Erregung nicht vom Gesicht des Partners ab. Das soll bei anderen anders sein. So wird mir klar, dass die Tatsache, ob man nun homo- oder heterosexuell ist, zumindest für mich eine reine Verstandesentscheidung darstellt. Denn im weiteren Verlauf des Lebens stelle ich fest, dass es sowohl Frauen als auch Männer gibt, die mich gleichermaßen erregen können.

Nach all diesen ablenkenden Gedanken gelingt es mir nur mit Mühe und Not, noch einmal geil genug zu werden, so dass mein bestes Stück auch den Weg finden kann, den es soll. Doch auch das erweist sich als nicht leicht zu nehmende Hürde für mich. Viel Zeit habe ich nicht, denn lange werde ich den Liegestütz nicht halten können. Und laut meiner Kenntnisse aus dem Biologieunterricht gibt es da bei den Frauen ja drei Öffnungen. Zwei vorne dicht beieinander und eine weiter hinten.

Die Vorstellung, auf einmal aus Versehen die hinterste zu erwischen, wirkt wie eine Nadel, die auf einen prallgefüllten Luftballon trifft: Pfffffffffffffttt. Wech isser.

Und all diese ganzen völlig ungewohnten Berührungen! Wenn man Sex mit sich selbst hat, also sich selbst befriedigt, dann hat man alles zu einhundert Prozent unter Kontrolle. Die körperlichen Reize sind voll auf begleitende Phantasien abgestimmt.

Würde ich den Grad der Geilheit in einer Kurve beschreiben, würde sie je nach Intensität des Reizes steiler oder flacher, aber stetig nach oben bis zur Sättigung gehen. Normalerweise jedenfalls. Aber hier kommt jetzt eine Sägezahnkurve dabei heraus. Immer dann, wenn die Geilheit allmählich wieder ansteigt, kommt es zu einer ungeplanten Reizempfindung, die wieder der Nadel im Luftballon gleichkommt: Pfffffffffffftttttt. Wech isser.

Irgendwann schaffe ich es schließlich dann doch, bei voller Erregung in die Vertiefung zur richtigen Öffnung einzudringen. Kaum ist mein Ding da ansatzweise drin, schnelle ich plötzlich wie eine Feder schmerzverzerrt aus dem immer besser werdenden Liegestütz zurück:

»Da ist kein Loch. Und wenn doch, dann ist die Tür für mich da zu!«

»Ja, Peter, so ist das, wenn man eine Freundin findet, bei der man das Privileg hat, der Erste zu sein!«

Martina ist also Jungfrau. Noch! Einerseits toll, andererseits kann sie mir mangels Erfahrung nun auch nicht weiterhelfen. Also noch ein Anlauf. Wie war das mit der Filmmusik? Ja, die fehlt hier noch!

Kaum habe ich das ausgedacht, erklingt im Geiste auch schon die passende Melodie, die derzeit im Radio rauf und runter gespielt wird: »A la la la la long, girl, I want to make you sweat …«

Das Lied ist irgendwie doof. Aber es ist so doof, dass es schon wieder gut ist. Und während ich darüber nachdenke, was noch alles doof und gut zugleich ist, schlafft wieder alles ab. Ich weiß, dass es mir schwerfällt, mehrere Dinge gleichzeitig zu erledigen. Und das scheint auch hier so zu sein. Es dürfen also keine interessanten Gedanken aufkommen, die dem anstehenden Projekt – hier intimer Sex – entgegenstehen.

So schalte ich mein inneres Kopfradio ein und lasse mangels eigenen Tonträgers, was natürlich das Optimum gewesen wäre, im Geiste diesen A-la-la-la-la-la-long-Song sich in mir »einnisten«. Gepaart mit einigen weiteren Phantasien gelingt es mir, wieder an entscheidender Stelle vollgesogen zu sein.

Jetzt ist nur noch – und das ist leichter gesagt als getan – diese merkwürdige Mauer in mir zu überwinden. Wann »zum Geier noch mal« ist nun der richtige Moment, um wirklich in sie einzudringen? Irgendwann überwinde ich mich, in der Hoffnung, dass es nun passen und gelingen möge.

Als ich nach etlichen Versuchen endlich drin bin und diese geschlossene Tür aufreißt, spüre ich einen stechenden Schmerz an der Spitze. So ist klar, was kommen muss: Pfffffffffffftttttt. Wech und wieder draußen isser.

Die ultimative Entladung im Innern, sie bleibt an dieser Stelle aus. Nach diesem unvollendet erlebten »Ersten Mal« bleiben bei mir viele unbeantwortete Fragen zurück. Viele Warum-Fragen, die vergebens nach Klärung lechzen. So bleibt es vorläufig beim Streicheln und Küssen. Wie sagte früher immer die aus dem heute landkartenfremden Schlesien stammende Oma? »Mein Junge, da hilft nur die 3-I-Methode: Iben, Iben und nochmals Iben!« Ja, üben muss ich das wohl noch. Erst zu einem späteren Zeitpunkt werde ich die Vollendung schaffen.

Endlich: der Tropentauglichkeitstest

Endlich, ja endlich ist es so weit. Unsere erste gemeinsame Reise in die Tropen steht an. Es ist Dezember 1992. Wir fliegen nach Thailand. Der Test der Tropentauglichkeit von Martina beginnt in der Khaosan Road in der quirlig lauten Mitte von Bangkok. Dort tobt das Leben, dort trifft sich die junge Globetrotterszene der ganzen Welt. Die Khaosan Road ist die Drehscheibe Südostasiens. Von hier geht es überallhin und man kommt von überallher. Nachdem wir uns die Tempelbezirke der Stadt angeschaut haben, finden wir endlich den Weg zurück in die Ruhe.

Zunächst erschnorcheln wir auf den idyllischen Phi Phi Islands zusammen herrliche einsame Buchten. Anschließend schippern wir nach Ko Samui und Ko Phangan. Wir motorraden ohne offiziellen Führerschein die ganzen Inseln ab, baden in herrlich erfrischenden Wasserfallpools und genießen an tropischen Sandstränden das Rauschen der Kokospalmen im Wind.

Alles ist wieder wie in einem kitschigen Film. Wir erleben das Klischee vom tropischen Traum. Genau nach meinem »Drehbuch«. Leider hat Martina zunächst einen Sonnenstich, weil sie die Einstrahlung der äquatorialen Sonne unterschätzt hat. Es trübt ein wenig das Genießen, aber ich kann das zum Glück als schlichte Unerfahrenheit verbuchen. Genauso ist es mit dem Essen. Anfängliche Probleme werden überwunden.

Pünktlich zum grünroten 24.12.1992 erreichen wir eine christliche Kolonie im ansonsten muslimisch geprägten Norden Sumatras. Wir hören von unserem Hotelzimmer am Abend die Bevölkerung in den umliegenden Dörfern aus voller Brust singen. Leider sind wir so erschöpft, dass wir beim Ohrgenuss der ersten Lieder mit weihnachtlichen Gedanken einschlafen. Es ist das erste Weihnachten meines Lebens ohne Kirchgang!

Einige Tage später erreichen wir Bungus Beach südlich von Padang. Dort quartieren wir uns in einem einfachen Hotel ein, das direkt am kokospalmengesäumten Strand liegt. Am Abend schauen wir gemeinsam auf das Meer, den Sonnenuntergang. Über dem dichten Dschungel der umliegenden Berge wachsen gewaltige weißfarbene Blumenkohlwolken heran, die im Licht der untergehenden Sonne einröten. Als es schließlich dunkelt, zucken unablässig Blitze vom Himmel und die mächtigen Wolken ziehen an uns vorbei vom Land aufs Meer.

Ich sehe in diesen spektakulären Blitzen »flames of love«. Mein Gnubbelchen hat ganz eindeutig den Test der Tropentauglichkeit bestanden. Wir haben drei Wochen lang das erlebt, was andere gerne mit »So was gibt's doch nur im Film« abqualifizieren. Ich schenkte meinem Gnubbelchen Erinnerungen, die wohl so niemand mehr in ihr Leben bringen können wird. Wieder einmal!

So sehe ich denn den Moment X gekommen, um sie endlich von der für sie offenbar bangen Frage nach dem Ergebnis des Tropentauglichkeitstestes zu erlösen:

»Mein liebstes Gnubbelchen, ich sehe da draußen auf dem Meer die ›flames of our love‹. Wir haben uns zwar schon lange verlobt, aber eine Hochzeit, du weißt es, kann ich nur zulassen, wenn du dich in dem, was meine Welt ist, wohlfühlst! Gefällt es dir denn hier? Hast du auch Spaß an diesem tropischen Abenteuer?«

»Ja, natürlich, es ist einfach wunderschön hier! Ohne dich hätte ich so etwas wohl nie erleben dürfen!«

Das sind die Worte, die ich hoffte zu hören! Ich spüre, wie sich in mir die letzte innere Schranke erhebt und ich meinem Gnubbelchen das Visum zur Einreise in mein Reich erteilen kann. Sie ist reise- und tropentauglich. Daher sage ich ihr:

»Ich glaube, es gibt keinen besseren Moment als diese Kulisse der über dem Meer untergehenden Sonne und der gewaltigen Blitze, um dir zu sagen, dass du keine Angst mehr zu haben brauchst davor, dass ich dich ablehne wegen mangelnder Tropentauglichkeit.«

»Na, Gott sei Dank!«

»Ich sehe in diesen Lichtern die Vorboten einer Hochzeit, unserer Hochzeit. Wir haben uns zwar schon offiziell verlobt, aber willst du mich denn wirklich auch heiraten?«

»Ja, eigentlich schon!«

»Und uneigentlich?«

»Ich muss an so vieles denken.«

»Was heißt das, ›muss an so vieles denken‹?« Sollte ihr das hier doch nicht gefallen? Hoffentlich hat sie kein Heimweh! Das würde Punktabzug geben. Da wird sich doch wohl jetzt nicht eine harmlose Wolke zum Gewitter aufbauen?

»Ach, ich muss an meinen Vater denken, der ja vor zwei Jahren gestorben ist.«

»Deinen Vater? Ausgerechnet jetzt und hier? Da kannst du doch zu Hause genug dran denken! Wir sind doch nicht hierhergefahren, um hier rumzutrauern, sondern um uns näherzukommen.« Da hat man vermeintlich an alles gedacht und für die perfekten Kulissen gesorgt, und da kommt sie mit irgendwelchen Befindlichkeiten und macht alles kaputt! Ich spüre, wie das Magma in mir aufsteigt. Wenn es jetzt hier zum Vulkanausbruch kommt, dann wäre doch noch alles vorbei!

Beruhigende Worte erreichen mich: »Das kann ich jetzt aber nicht ändern. Wenn ich an ihn denken muss, dann muss ich eben an ihn denken. Das kann man nicht so kontrollieren. Ich werde ja auch nicht die ganze Zeit traurig sein. Nur eben jetzt – das geht bald vorbei!«

Stille. Ich kämpfe mit mir selbst.

»Musst du an ihn denken, weil du dir vorstellst, wie das gewesen wäre, wenn er das hier alles noch erlebt hätte?«, frage ich nach.

»Natürlich, auch – aber das ist jetzt nicht so wichtig.«

»Willst du mich also jetzt heiraten?«, will ich endlich wissen, denn eine klare Antwort, ohne »eigentlich«, habe ich noch nicht gehört.

»Ja«, sagt sie daraufhin, »ich freue mich auf eine Hochzeit!«

»Auch in Weiß, in der Kirche?«

»Ja, so soll es sein!«

Auf dieser Reise bekommen wir auch den ersten funktionierenden Sex hin. Die Verkrampfungen haben sich endlich gelöst. Unserer gemeinsamen Zukunft steht also nichts mehr im Wege.

Wieder in Kiel angekommen, lege ich die »Guanyin Devotional Music«, die ich im weiteren Verlauf unserer Reise noch in Malaysia gekauft habe, in den Kassettenrecorder. Herrlich juchzig. Ewige Wiederholungen desselben Themas. Bei dieser Musik kann ich meine

Freude über die gelungene erste gemeinsame Tropenreise ohne Ende abflattern, mich neu sammeln und mich dabei total entspannen. Als Martina diese stereotypen Bewegungen zum allerersten Mal sieht, fragt sie mich: »Was war das denn da eben?«

Sofort erstarre ich. Mir wird bewusst, dass wir nun ja zusammen wohnen, dass es nichts mehr geben wird – außer Gedanken natürlich –, was Martina nicht früher oder später mitbekommen wird. Dinge, die erst im Alltag unverhüllt zu Tage treten. So auch diese Bewegungen.

»Ich muss mich halt abzappeln!«, antworte ich kurz und knapp.

»Normal ist das nicht, diese Bewegungen wirken auf mich ziemlich abartig. Aber wenn du das brauchst, dann musst du dich halt abzappeln!«, meint mein Gnubbelchen.

An der Weserquelle

Das weitere Zusammenleben bringt tatsächlich keine neuen Erkenntnisse, die einer Hochzeit entgegenstehen. So werden die Planungen für das Fest der Verschmelzung langsam aber sicher konkreter. Heiraten! Nun bin ich wieder als Regisseur gefragt. Da so ein Hochzeitsdatum ein wiederkehrendes Ereignis ist, sind zunächst zwei wichtige Dinge zu beachten.

Erstens: Es sollte ein Tag sein, an dem möglichst oft Grillwetter herrscht. Dazu befrage ich auch hier wieder die Statistik nach wiederkehrenden Schönwetterlagen für Norddeutschland. Demnach muss die Hochzeit entweder Ende Mai, Mitte Juli oder Ende Juli beziehungsweise Anfang August oder erst im Spätsommer, also Anfang oder Ende September stattfinden.

Zweitens: Die Ziffern des Datums müssen passen. Eine Kombination aus blau, der 3, grün, der 4, und beige, der 7, dürfte eine sehr gute Grundlage für eine warme und weiche Zahl sein. Das perfekte Datum gelingt, wenn neben der den Anfang darstellenden weißen, kalten 1, die warmen Zahlen 3, 4 und 7 sowie die umschließende unterkühlte 9 mit im Datum sind. Dann würde das sicherlich eine herrlich juchzige Hochzeit werden!

Die Schnittmenge, die alle diese Bedingungen, Wetter und Ziffern, erfüllt, enthält drei Datümer. Danach werden wir entweder am

14.7.1993 oder am 13.7.1994 oder am 31.7.1994 heiraten. Das sind Daten, die rasengrün und warm sind. Damit steht das Hochzeitsdatum dreifest, unverrückbar als Plan A, B und C. Noch dieses Jahr fest als Plan A oder erst im nächsten Jahr als Pläne B und C zweifest.

Nach langer Diskussion des Für und Wider einer baldigen oder späteren Hochzeit legen wir gemeinsam schließlich den sattrasengrünen 14.7.1993 als unseren zweiten Ringtag fest. An diesem Tag würde dann mein Gnubbelchen per Heirat auch Staatsbürgerin meines Landes, der »States of Japetus on Earth«, werden.

Die standesamtliche Trauung findet einige Monate später dann planmäßig am 14. Juli in Gettorf statt. Weil wir uns in Gettorf das erste Mal begegnet sind, weil wir uns dort nähergekommen sind und weil ich dort eine Zeit lang gewohnt habe. Gettorf, das ist der Ort, in dem alles begann.

Die offizielle Zeremonie im blauroten Rathaus von Gettorf verläuft unspektakulär. Nach den obligatorischen Unterschriften erfolgt der erste Ehekuss. Anschließend fahren wir zusammen mit den Gästen zu einem Restaurant, das direkt am Nordostseekanal mit herrlichem Blick auf die vorbeiziehenden Seeschiffe liegt.

In diesem Lokal habe ich einige Wochen zuvor für uns Plätze reserviert. Ein besonderes Essen habe ich nicht bestellt, da die eigentliche Hochzeitsfeier ja im Anschluss an die noch bevorstehende kirchliche Trauung stattfinden soll. Die Gäste müssen so nicht das nehmen, was wir ausgesucht haben, sondern sollen schlicht schick à la carte essen. Einer der Gäste kommt auf einmal zu mir, um mir zu sagen, dass hinter den Kulissen in der Küche des Restaurants Panik ausgebrochen sei. Dort seien die Leute sehr aufgeschreckt und er habe gehört, wie einer den anderen energisch angeblafft und gefragt habe: »… und ich dachte, das wär 'ne Wanderergruppe. Das ist 'ne Hochzeit! Mann! Warum steht das denn so nicht im Terminkalender?«

Ich hatte einfach nur Plätze in diesem schönen Ausflugslokal reservieren lassen, mehr nicht. Also passt für mich alles. Wir haben alle viel Spaß, das Essen schmeckt und viele Seeschiffe schippern auch am Ausflugslokal vorbei. Herrlich juchziger zweiter Ringtag! Denn ab heute steht ein zweites Datum in unseren Ringen, der 14.7.1993.

Drei Tage nach dem 14.7.1993, welch schöne Zahl, findet die kirchliche Trauung in Gadenstedt statt. Weil ich hier aufgewachsen bin, weil hier Andorra State liegt, mein Heimatland, die States of Japetus on Earth. Weil hier nach wie vor meine Papamamas wohnen.

Bei schönem Wetter verlassen wir in Hochzeitskleidung das Haus der Papamamas, gehen den Trittstein hinunter, den ich dreizehn Jahre lang als Schüler gegangen bin. Draußen warten die ganzen Hochzeitsgäste, um sich hinter uns einzureihen. So bewegt sich unser kleiner Festumzug die 700 Meter zur Gadenstedter Sankt-Andreas-Kirche, in der die kirchliche Trauung vorgenommen werden soll.

Als Trauspruch haben wir einen Bibelvers gewählt, der eine doppeldeutige Aussage enthält. Er steht in Psalm 36, Vers 10:

> »Denn bei dir ist die Quelle des Lebens, und in deinem Licht sehen wir das Licht!«

Mir gefällt dieser Spruch. Es ist auch mein Konfirmationsspruch. Damals habe ich im »dir« den Herrn, also Gott, und im »wir« die Menschen allgemein gesehen, so ist es wohl auch gemeint. Das ist die eine, die offizielle Aussage. Aber mit unserer aufziehenden Hochzeit deute ich den Spruch für uns um in eine noch viel weitergehende, sehr persönlich auf uns zutreffende Aussage: »dir« ist der Partner, »wir«, das sind allein wir beide, mein Gnubbelchen und ich!

Und Quelle, das erinnert mich an die Weserquelle. Die Weserquelle gibt es nämlich gar nicht, sondern sie entsteht durch Zusammenfluss, Vermischung und Vereinigung aus zwei anderen Flüssen, der Werra und der Fulda. Wenn man heiratet, dann bildet man fortan eine Einheit. Die Hochzeit als Beginn, als Quelle gemeinschaftlichen Lebens.

Mein Gnubbelchen wird mir noch mehr Zugang zur Welt der anderen Menschen verschaffen, und ich verschaffe ihr dafür noch mehr Zugang zu allem, was irgendwie mit Sachwissen und Logik zu tun hat. Früher dachte ich immer, dass man gleichartige Interessen haben müsse und gleichartig gebaut sein müsse, um sich zu mögen. Aber ich habe eben nur gedacht und noch nicht nachgedacht!

Immer wenn in den vielen Liebesfilmen, die ich analysiert habe, die Hochzeit in Szene gesetzt wurde, kam dieses kitschige »Willst du, lieber Blablabla, diese hier anwesende Blablabla zur Frau nehmen, so antworte mit ›Ja‹«, was dann immer mit einem knappen »Ja!« behaucht wurde. Das ist mir zu billig für einen solchen Moment. Ich will es noch romantischer haben. Unser Jawort soll einzigartig sein, sozusagen untoppbar!

Um das zu bekommen, haben wir dreierlei Dinge ausgewählt, die unsere Trauung einzigartig machen sollen. Da ist zunächst einmal die

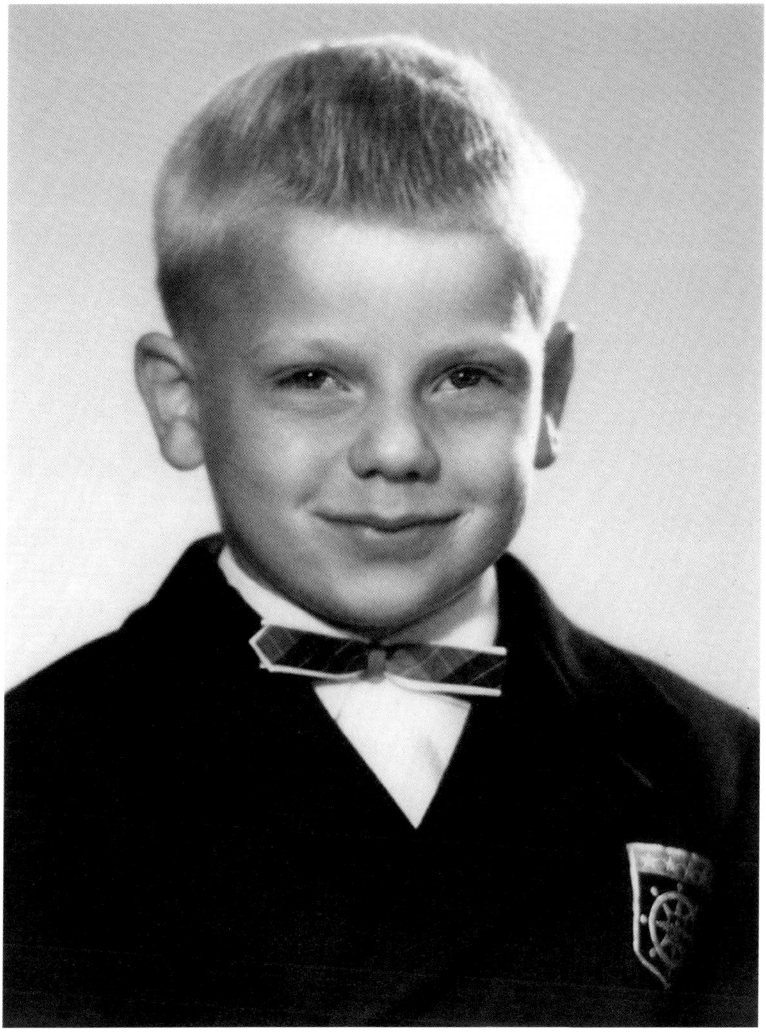

Ich, der Navigator, der kleine Tomai, 4 Jahre

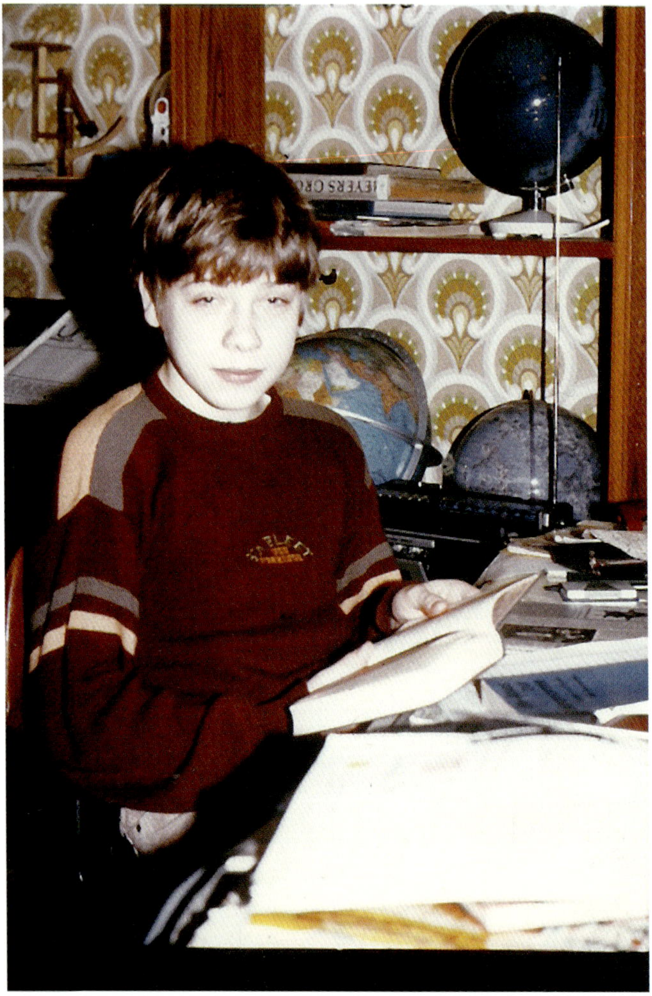

In meinem Zimmer zwischen Büchern, Atlanten und Globen, 13 Jahre

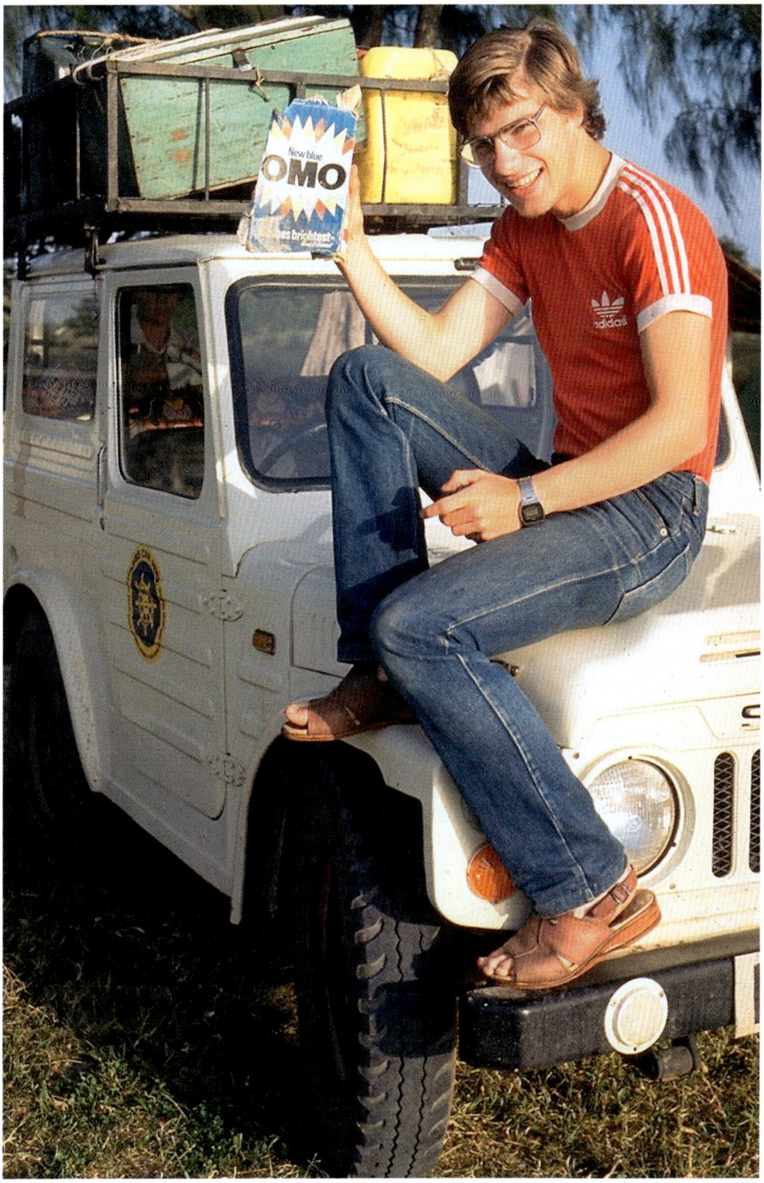

In Kenia, in den Farben der States of Japetus, 18 Jahre

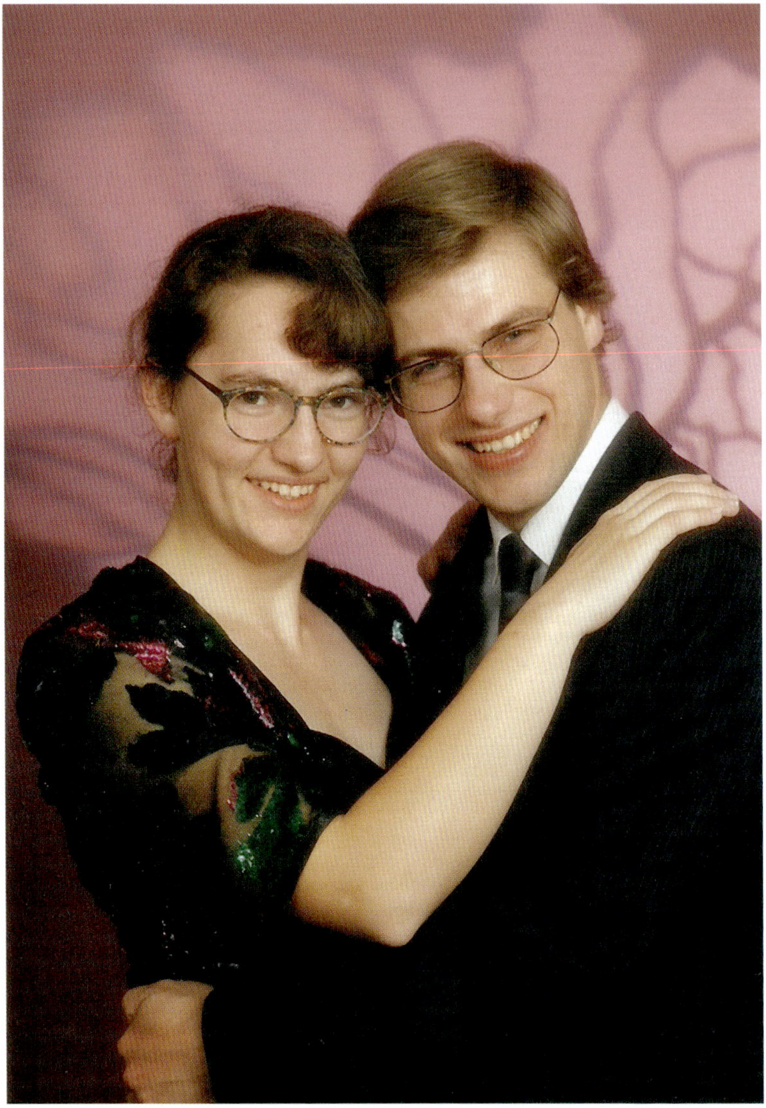

Tanzen im Jahr der Verlobung, im Mai 1992, 26 Jahre

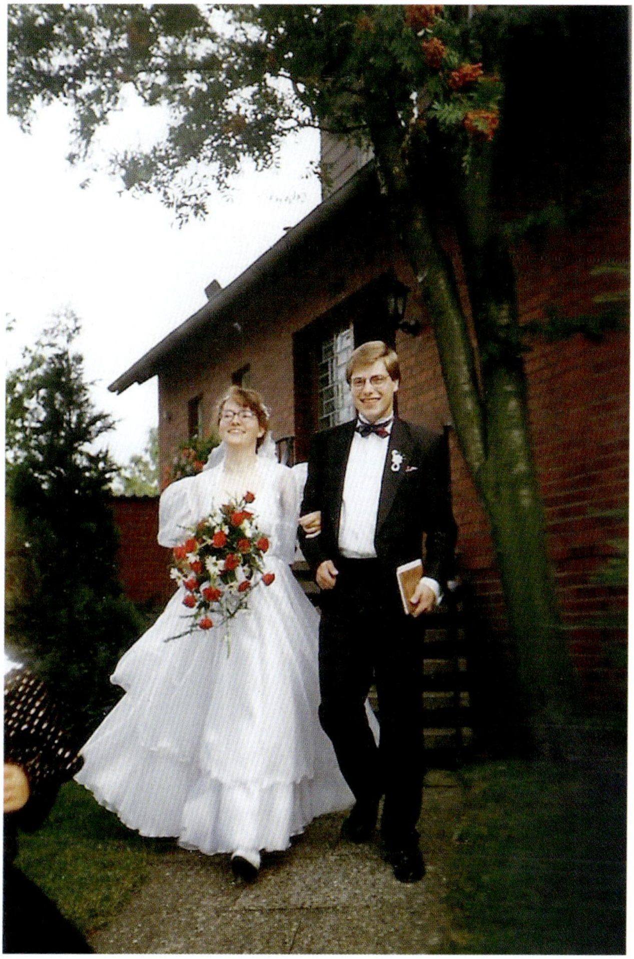

Aufbruch in die Ehe, Hochzeit, im Juli 1993, 27 Jahre

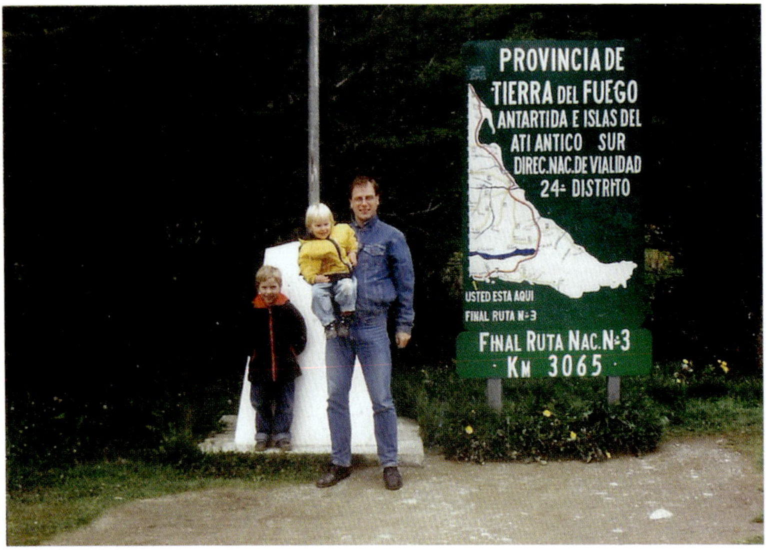

Mit den RaRas, 2 und 6 Jahre alt, am südlichen Ende der Panamericana, Ushuaia, Feuerland, Dezember 2000

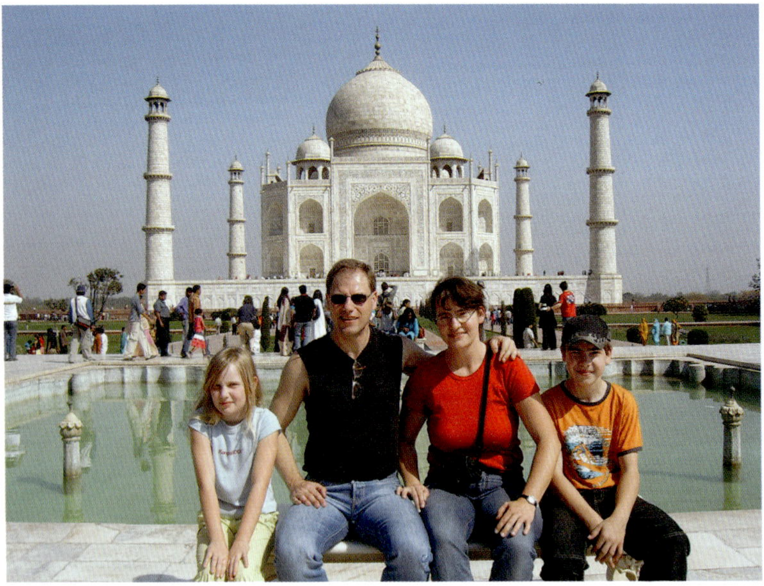

Familie Schmidt am Taj Mahal, einem Symbol der Liebe, in Indien, 2008

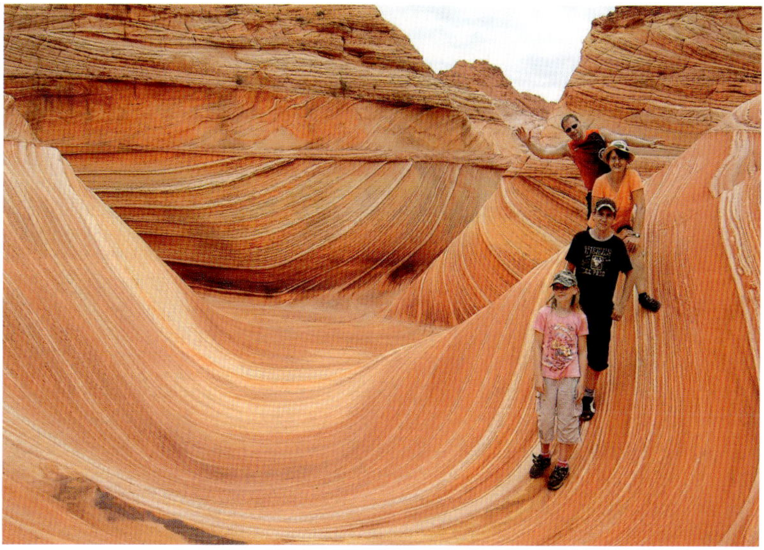

Reisende in Zeit und Raum, Familie Schmidt in »The Wave«, Arizona 2009

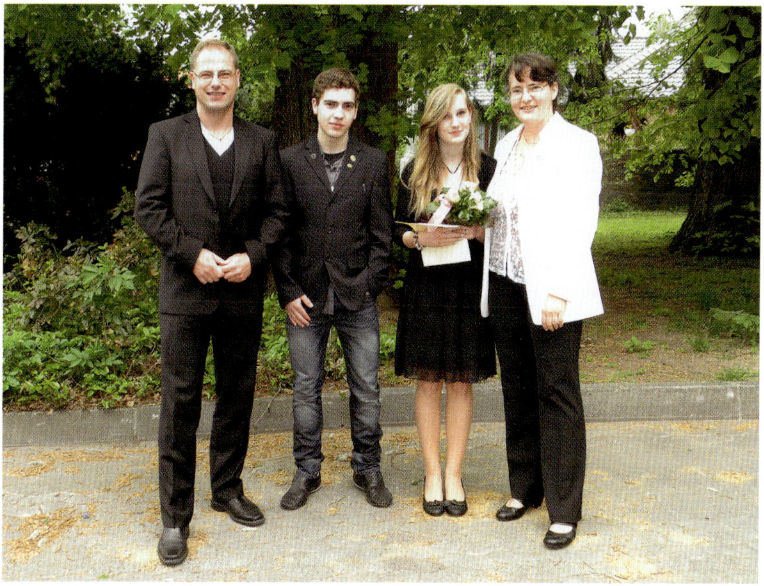

Familie Schmidt bei der Konfirmation der Tochter, 2012

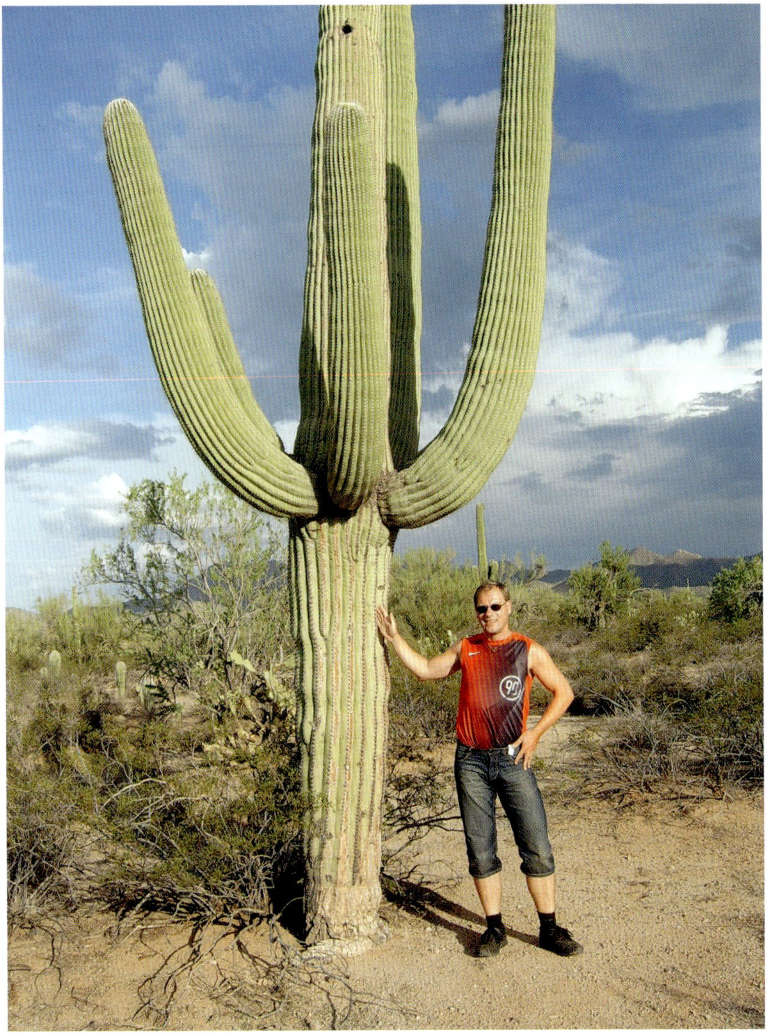

Seelenverwandtschaft mit dem Saguaro-Kaktus, Arizona

Wahl der Kirche. Die herrliche Kirche in Gadenstedt, an der viele Kindheitserinnerungen hängen. Dann die Trauformel, eine Langfassung, damit der Moment der Momente im Leben richtig ausgekostet und verinnerlicht werden kann. Und selbst den Pastor haben wir uns ausgesucht.

Es ist der Mann von Katrin, meiner Schulbekanntschaft, die mir damals in vielen Briefen immer wieder schrieb, was sie alles an mir auszusetzen habe und dass sie mich nur darauf hinweisen wolle, dass die allermeisten Menschen für viele Verhaltensweisen, die ich habe, keinerlei Verständnis haben würden.

Mit ihren Briefen hat sie quasi bei Gott die Gnade für mich bestellt, dass ich trotz aller Probleme im subtilen zwischenmenschlichen Umgang schaffen möge, was ich mir erträume. Da sie noch nicht ganz fertig mit ihrer Ausbildung zur Pastorin ist, hat ihr Mann, ebenfalls Pastor, nun den Auftrag, uns zu trauen, angenommen, sozusagen als Hochzeitsgeschenk.

Natürlich haben wir uns auch die Lieder, die die Gemeinde in der Kirche singen soll, ausgesucht, darunter: »Liebe ist nicht nur ein Wort, Liebe das sind Worte und Taten.« Liebe erreicht man nicht und dann ist man da. Wie ein Reiseziel. Nein. Liebe ist der Weg zum Ziel. Denn wahre Liebe ist wie die Glut des Kaminfeuers, wenn man kein Holz nachlegt, erlischt sie!

Der Pastor lässt mein Gnubbelchen und mich wie Werra und Fulda schließlich nach ausführlicher Trauformel vor dem Altar zur Weser verschmelzen. Anschließend setzen wir uns gegenseitig unsere reifenprofiligen Verlobungsringe auf, die damit zu Hochzeitsringen aufgewertet werden. Möge das reifige Ringprofil für unendlich viele Kilometer auf dem nun offiziell beginnenden gemeinsamen Lebensweg halten.

Nach dem Gottesdienst folgen die üblichen Hochzeitsfotositzungen und Fotostehungen sowie die dorfüblichen Rituale und Feierlichkeiten vor und im Saal. Die Brillanz des Abends erreicht ihren ersten Höhepunkt mit der Eröffnung der Tanzfläche durch die engagierte Band: Bei *Ganz in Weiß*, einem wunderschönen Slowfox, tanzen wir die ersten Schritte in die Ehe.

Auf unserem Fest tanzen wir uns richtig aus. Endlich sind wir Herr über die Musik! Manch ein Tanz artet in ein Showtanzen aus, weil die Gäste uns lieber zuschauen, als selbst das Parkett zu strapazieren. Aber das ist mir nur recht. Umso länger können wir zusammen die Tanzfläche weiträumig für viele Folgen und Figuren nutzen.

Die Feier verläuft planmäßig, herrlich juchzig. Als ich hinterher erfahre, dass es eine Brautentführung geben sollte und diese nur nicht stattgefunden hat, weil mein Gnubbelchen sich weigerte und lieber den lange erwarteten Cha-Cha-Cha mit mir tanzen wollte, gefriere ich kurzzeitig. Solche Art von Scherzen hätte ich nicht verstanden; vermutlich hätte ich sogar die Hochzeitsdekoration verwüstet.

Fortan nenne ich meine Frau übrigens auch gerne »die Mau« oder schlicht »Mau«, als Anrede, was nichts anderes ist als eine Abkürzung für »meine Frau«.

Das, was die Menschen mit so merkwürdigen Wörtern wie Flitterwochen oder Honigmond bezeichnen, darf natürlich für mich als Weltenbummler erst recht nicht fehlen. So brechen die Mau und ich nach der Hochzeit auf, um unsere Zeit für uns allein zu genießen. Ein Flugzeug bringt uns dahin, wo ich mich mehr beheimatet fühle als zu Hause: nach Amerika, genauer: in den Südwesten der USA.

Nach einem langen Flug mit herrlichen Ausblicken auf das Packeis im Norden Amerikas und die Wüsten im Südwesten landen wir auf dem L. A. International Airport, wo wir unseren Mietwagen in Empfang nehmen. Von dort geht es erst mal nach Hollywood, wo ich 1987 beim YMCA wohnte. So kann ich dieses Abenteuer mit der bereits 1987 getätigten Reise gefühlt verknüpfen.

Um das Gefühl der Fortsetzung dieser damaligen Reise zu festigen, fahre ich zudem eine ganz bestimmte Straßenkreuzung in der Gegend an, an der eine andere Route endete und an der ich schon einmal gewesen bin. Das ist ein besonderes Ritual. Straßen, die ich schon einmal im Leben gefahren bin, finde ich in der Regel wieder. Und stets ist es so, als sei ich erst gestern dort gewesen.

Nachdem ich so die Sechserkreuzung von Crescent Drive, Beverly Drive und Sunset Boulevard wiedererkannt habe, muss ich noch die Sechserkreuzung, an der der Beverly Drive sich mit der Lomitas Avenue und dem Canon Drive kreuzt, aufsuchen. Das ist eine meiner Lieblingsstellen in dem riesigen Häusermeer von Los Angeles.

Nach einem kurzen Stopp geht es auch gleich weiter. Denn unser Flug hatte zwei Stunden Verspätung, und es steht auf dem Plan, noch heute den Yosemite-Nationalpark zu erreichen. Der Tag hat heute 33 Stunden, 24 reguläre und 9 weitere durch die Zeitverschiebung nach Kalifornien.

Wenn ich in ein fremdes Land fliege, flüchte ich grundsätzlich erst einmal aus den wirren Städten, in denen die Reisen immer beginnen müssen, weil da die Flughäfen sind. Anfang und Ende jeder Flugreise schmerzen wie Geburt und Tod. Vor allem wegen der vielen chaotischen Menschenmassen und nicht selten langen Warteschlangen. Daher brauche ich schnellstmöglich ein Stille und Erhabenheit ausstrahlendes Naturerlebnis. Deswegen die Flucht in einen Nationalpark.

Und da man dafür auch etwas zu essen braucht, steht vor der ersten Besichtigungstour auch immer der Einkauf von Grundproviant wie Getränken, Obst und Knabberkram auf dem Programm. Und es muss unbedingt ein »Kmart« sein, in dem der erste amerikanische Einkauf getätigt wird. Denn nur in »Kmarts« kenne ich mich aus. Da habe ich 1987 meist eingekauft. Da sich uns einfach kein »Kmart« zeigen will, fahre ich unermüdlich weiter.

»Warum bloß muss es unbedingt so ein blöder »Kmart« sein?«, fragt mein Gnubbelchen. »Ich habe jetzt Hunger, wir brauchen mal eine Pause!«

»Wieso Pause? Du hast doch die ganze Zeit Pause. Erst recht auf dem Beifahrersitz!« Ja, Auto fahren, das ist wie eine ewige Pause für mich. Herrlich entspannend! Das versteht mein Gnubbelchen nicht. Erst als wir Bakersfield an dem grünkerzigen California Highway 99 North erreichen, erlöst uns ein »Kmart«. Endlich gibt es Essen, Trinken und Proviant für die kommenden Tage in der Wildnis.

Mitten in der Nacht, es ist ein Uhr morgens Ortszeit, erreichen wir schließlich den Yosemite-Nationalpark. Da das Tor bereits oder noch verschlossen ist, campen wir kurzerhand in den Büschen in der Nähe eines Forstwegeingangs, indem wir im Auto schlafen. Erst am nächsten Tag sehen wir die volle Pracht des Nationalparks, den ich bereits 1987 zum ersten Mal, damals allein, erkundschaftet habe.

Der Auftakt zu unserer Hochzeitsreise ist vor allem für Martina stressig. Für mich ist Auto fahren so, als würde ich im fetten Fernsehsessel sitzen und zuschauen, wie die Gegend vorbeizieht. Das ist das Größte für mich. Deshalb habe ich 1987 innerhalb von zwei Monaten genau 22677 Kilometer auf amerikanischen Highways zurückgelegt. Als damals die letzten zwanzig Meilen anbrachen, regnete es stark in meinem Gesicht. Ich war sehr traurig, aber vom Straßensammeln konnte ich nun einmal nicht reich werden und erst recht keine Familie gründen. Stolz protokollierte ich damals alle Straßen und Wege in meinem Atlas, in dem ich alle erlebten Strecken seit meinem vierten Lebensjahr nachgezeichnet habe.

Im weiteren Verlauf der Reise kaufen wir uns Musik wie *Dawn on the desert*, um die Gegend ganzheitlich genießen zu können. Als wir im Big-Bend-Nationalpark zusammen den Abend am Rio Grande ausklingen lassen, fragt mich die Mau auf einmal nach Kindern. Dass sie sich ja so gerne Kinder wünsche, betont sie nachhaltig. »Bloß nicht!«, sage ich ihr, »ich möchte doch jetzt erst einmal, dass wir beide das Leben allein genießen können. Bis wir Kinder bekommen, kann doch noch Zeit vergehen.« Damit ist die Diskussion für mich erst einmal beendet.

Auf dem weiteren Weg unserer Reise kommen wir in den Süden Arizonas und in den Norden von Mexiko. Dort gibt es eine Fülle von Kakteen, meinen Lieblingspflanzen. Sie stehen hier oft solitär und dennoch im Wald. Sie sind allein, aber nicht einsam. Seltsam, diese Verbundenheit. Mein Gnubbelchen und ich sind diesmal nicht im Sukkulentenhaus, sondern in einer real existierenden, phantastischen Kakteenlandschaft.

Kakteen sind stachelig und damit für die meisten Wesen unnahbar, eine Eigenschaft, die man mir auch immer wieder nachsagt, ohne dass ich das wirklich verstehe. Als ich daran denken muss, fällt mir unsere Kinder-Diskussion im Big-Bend-Nationalpark ein. Daran anknüpfend sage ich zu meinem Gnubbelchen:

»Mau, so ein Kaktus ist, wie du siehst, eine für uns seltsame, einzigartige Pflanze, die herrlich und heftig blühen kann, wenn die Bedingungen gut sind. Genauso geht es mir. Und wenn du mir da jetzt was von Kindern erzählst, dann habe ich Sorge, dass ich von dir ertränkt werde, dass mir die Sonne genommen wird, die ich erst mal brauche, bevor der Leben spendende Regen kommt!«

»Was meinst du denn damit?«

»Das ist so: Wenn ich im richtigen Klima bin, dann gedeihe ich, dann können auch meine Fähigkeiten richtig aufblühen. Aber meistens regnet es zu viel, es menschelt zu viel, und Sonne kriege ich zu wenig, das heißt Energie, um mich aufblühen zu lassen. Man gießt mich, man meint es gut, ohne zu berücksichtigen, dass ich ganz anders funktioniere. Das war früher bei meiner Mutter so, das ist an der Uni so, das ist anscheinend überall so. Vom vielen Gießen ersaufe ich nämlich. Obwohl ich naturgemäß immer ins Südfenster einer Wohnung gehöre, wenn ich schon in Deutschland sein soll, bekomme ich den dringend benötigten Platz an der Sonne nicht. So jedenfalls fühle ich das alles.«

»Ja, dass du irgendwie anders gepolt bist, das wissen wir ja, und es ist gut so, wie es ist. Aber du hast auch gesagt, dass du Kinder haben möchtest! Sonst hätte ich dich ja nicht geheiratet.«

Ich spüre diesen inneren Widerspruch in mir, weiß aber nicht, wie ich ihn auflösen soll: »Ja, ich will auch Kinder haben. Aber ich will auch ich selbst bleiben können.«

»Das wird schon gehen!«

»Ja, das muss auch gehen, sonst würde ich eingehen!«

In dem festen Glauben, dass wir dafür zu gegebener Zeit die richtige Lösung finden werden, setzen wir zuversichtlich unsere Flitterwochen fort. Das Straßensammeln und Wandern in den Nationalparks der Natur macht im Westen der USA am allermeisten Spaß. So fahren wir mit dem Mietwagen rauf bis Yellowstone und auch rein nach Mexiko, schließlich mit Bussen sogar noch runter bis zu den Dschungel-Ruinen von Tikal in Guatemala, um gleich noch ein paar tausend Meilen der Panamericana einzusammeln, jener legendären Straße, die von Alaska bis Feuerland geht, bevor wir nach einem kurzen Badeaufenthalt an der Karibikküste von Belize von Yucatán aus wieder nach Hause fliegen.

Eiertanz vorm leeren Stubenwagen

In der Weihnachtszeit sind mein Gnubbelchen und ich bei Tantchen, meiner Schwester. Sie ist schwanger, erwartet im Frühjahr ihr erstes Kind. Auf dem Wohnzimmertisch liegt ein kleines Büchlein: *Wie soll unser Kind heißen?*

Ich greife zu diesem Büchlein, und natürlich faszinieren mich Namen wie Gwendolina, die irgendwie toll klingen, aber vielleicht kein Name für ein Kind in der heutigen Zeit sein sollten.

Die ganzen Namensbedeutungen treffen alle nicht das, was ich mir so vorstelle. Merkwürdig. Kinder sind Leben, Leben kommt durch die Sonne. Die Sonnenenergie ist das Tor zum Leben. Das Licht. In diesem Moment muss ich an Ra, den altägyptischen Sonnengott, denken.

Mein Gnubbelchen und ich überlegen uns, wie wir unsere Kinder gegebenenfalls nennen würden, sozusagen für alle Fälle, ohne Handlungsdruck. Da in dem Büchlein auch zwei mir bekannte Namen drinstehen, die mit Ra beginnen, schlage ich meinem Gnubbelchen je nach Geschlecht die Namen Raphael und Ramona vor, die beide das Ra in sich tragen.

Während wir diese Ideen mehr spaßig als ernst gemeinsam diskutieren, können wir uns zudem für die Namen Jonathan und Johanna begeistern. Möglicherweise macht ja sogar ein Doppelname Sinn. Der würde auch für mehr Eindeutigkeit sorgen. So steht schnell fest, dass wir entweder also einmal RaRas, RaJos, JoRas oder JoJos kriegen werden.

Wir beschließen so bereits heute für eine ferne Zukunft zusammen, dass ein Mädchen einmal Ramona Johanna und ein Junge Raphael Jonathan heißen soll. Kinder sind für mich fortan RaRas, wie Lichter im Leben.

Die Zeit vergeht, ich schreibe an meiner Doktorarbeit. Dabei mache ich die leidvolle Erfahrung, dass sich das wissenschaftliche Arbeiten den menschlichen Befindlichkeiten unterordnen muss. Das sei ein »Eiertanz«, sagt man mir. Tanzende Eier, was für ein interessantes Bild, denke ich noch so, als mein Gnubbelchen mich plötzlich ungewohnt merkwürdig anspricht:

»Peter, ich finde das jetzt etwas komisch, aber die Lok ist immer noch nicht gekommen. Ich hoffe mal, sie kommt noch!«

Um Himmelswillen, ja, die Lok. »Was ist mit der Lok?«

»Sie scheint nicht mehr zu kommen!«

»Was willst du mir damit sagen?«

»Ich kann es nicht ausschließen, dass ich schwanger bin!«

»Wie bitte? Was soll das heißen?«

»Das heißt, dass ich möglicherweise schwanger bin!«

»Wie hast du dir denn das vorgestellt? Wer soll das Kind denn großziehen? Dafür braucht man ein Haus oder wenigstens eine große Wohnung – und nicht so eine altbauhafte Studentenzweizimmerwohnung im Stadtzentrum! Und – ich wollte eigentlich noch ein wenig ohne irgendwelches Gequake mit dir leben können!«

Ich wüte durch das Wohnzimmer.

»Ich warte noch zwei Tage, wenn dann meine Tage nicht gekommen sind, dann gehe ich zum Frauenarzt, okay?!«

Stille.

Meine Gedanken echoen nur noch ein Wort: Kind! – Kind! – Kind!

Die Lok, das ist etwas, was mich am Sex fürchterlich abschreckt. Es ist ein Gefühl, als wenn man über Gleise eines Bahnübergangs geht und wird dann von einer Lok überfahren. Die Lok kommt immer dann, wenn Martina »ihre Tage« hat. Wenn jemals Blut an meiner Maschine, so nenne ich gelegentlich mein bestes Stück, wäre, würde ich mich von der Lok überfahren fühlen. Ein höchst unangenehmes Gefühl. Die Lok, die kommt laut Fahrplan eben alle 27 Tage, aber diesmal scheint ihre Verspätung so groß zu sein, dass der Zug ausfällt. Martina könnte schwanger sein. Eine für mich kaum hinnehmbare Perspektive, denn noch ist da kein richtiger Beruf in Sicht, der ordentlich Geld in die Familienkasse bringt. Lieber Gott, Manitu, Allah, Buddha oder wie du auch immer heißen magst, lass die Lok noch kommen. Bitte!!!

Doch sie kommt nicht mehr. Stattdessen kommt Martina einige Tage später, am 22. April, einem rotgrünen Tag, nach Hause, um mir etwas zu zeigen. In ihrer Hand hält sie so ein kleines abgerundetes weißplastikiges Flach mit einem Loch in der Mitte. Dort ist auf einer Folie ein dünnes rotes Kreuz zu erkennen.

»Und, was ist das? Was soll das heißen?«, will ich wissen.

»Peter – ich bin schwanger!«

Diese Mitteilung überspült mich wie ein Tsunami, nachdem vor wenigen Tagen das Erdbeben stattfand.

»Und haben die dir auch gesagt, was für ein Schwanger?«

»Was meinst du damit?«

»Na, ob jungig oder mädchig?«

»Das kann man doch jetzt noch nicht feststellen! – Freust du dich denn gar nicht?«

»Nein, darüber kann ich mich nicht freuen! Nicht jetzt. Nicht hier. Ich bin hier immer noch mit der Doktorarbeit beschäftigt. Davon kann man keine Familie ernähren. Und wenn das vorbei ist, dachte ich, könnten wir noch mal richtig reisen, zum Beispiel doch noch nach Saint Lucia oder auch endlich mal nach Namibia, wo ich auch schon lange mal hinwollte, bevor das Berufsleben richtig losgeht. Verstehst du?! Ich bin nicht präpariert! Da ist noch kein Job in Sicht, nichts. Ich kann jetzt noch keine Kinder gebrauchen!«

»Ich habe mir das auch anders vorgestellt. Jetzt ist es nun mal passiert. Und du wolltest doch immer Kinder!«

»Ja, aber nicht jetzt!«

»Und, was soll ich jetzt machen? Abtreiben?«

Stille. Ganz große Stille. Als es mir ganz langsam gelingt, die Situation zu akzeptieren, gelingt es mir auch, die Mauer des Schweigens zu durchbrechen:

»Okay, abtreiben brauchen wir es nicht, wir werden es irgendwie hinkriegen, dass ich von der Startbahn abgehoben habe, bis es kommt. Aber dann wird es jetzt Zeit, voll Schub zu geben.«

Wieder Stille, bis ich angesichts der immer klarer werdenden Tragweite des Ereignisses energisch aufbrausend fortsetze:

»Es sind dann nur noch ganze neun Monate bis Startbahnende! Und ohne ordentlich verdientes Geld kein Kind. Und von Sozialhilfe wird das nicht bezahlt. Basta! Und noch mal basta! Entweder packen wir es oder es crasht richtig mit voller Geschwindigkeit am Ende der Startbahn!«

Die Mau fängt an zu regnen.

Ich bin schwer getroffen. Ein kritischer Moment in meinem Leben. Alles, was ich mir für die nächsten Jahre ausgedacht habe – dahin. Plan kaputt! Starre. Eiskalte Starre. Gespenstische Starre.

Die Mau regnet sich ein. Und ich kämpfe selbst wie ein Schiff in schwerer See. Und bräuchte Trost, weil ich nicht weiß, wie ich damit umgehen soll. Vielleicht braucht sie ja auch Trost, aber dafür bin ich der Falsche, das weiß sie, das hat sie früher mal in ihr Tagebuch geschrieben. Trösten könne ich ja sowieso nicht.

Meine Doktorarbeit bleibt liegen. In Gedanken bin ich nur noch mit den Themen Kind und Abtreibung beschäftigt. Ich fühle mich wie ein voller Arbeitsspeicher. Ein Kind abtreiben, das gewollt, aber einfach nur zum zu frühen Zeitpunkt kommt, nein, das kommt nicht in Frage. Das Gewissen macht da nicht mit. Das steht schon mal als Beschluss meines inneren Parlamentes fest.

Die Fraktion der Intuition hat sich da klar gegen die rationale Fraktion durchgesetzt. Letztere schmollt in mir. Tagelang geht gar nichts mehr weiter bei meiner Doktorarbeit. Ich bin völlig blockiert. Der Absturz, der Untergang, die Alles-ist-mir-doch-egal-Stimmung droht, die immer dann kommt, wenn sich Unbeherrschbares abzeichnet.

Mein Plan des Lebens sieht vor, zwei Kinder zu bekommen, allerhöchstens drei. Und das erste dieser Kinder hat sich nun also angekündigt. Viel zu früh. Und der »Eiertanz« um die Dissertation ist noch nicht ausgestanden.

Ich beschließe, meinem Doktorvater von der Situation zu erzählen, um zu erfahren, wie realistisch es ist, deutlich vor dem errechenbaren Geburtstermin meine Doktorandenzeit erfolgreich abzuschließen. Er meint, das sei gar kein Problem, nach dem Stand der Arbeit zu urteilen, würde sie wohl im Sommer abgabereif sein.

Die schweren, tief hängenden Gewitterwolken hellen sich ganz langsam wieder auf. Mit starkem Schlingern kann ich mich auf den unerwarteten, engen Serpentinen meiner Lebensstraße halten, ohne zu verunfallen. Glück gehabt. Das Kind kann, darf und soll kommen. Ein neuer Plan kommt auch!

Es dauert nicht lange, da kommt die Mau wieder mit einer Neuigkeit vom Frauenarzt:

»Schau mal, es ist jetzt schon mehrere Zentimeter lang!« Die Mau zeigt mir dabei so ein schwarz-weißes Scheibenwischerbild mit einem grisseligen, dunklen Ei darauf. Das muss es sein! Das neue Leben.

Drei Monate später bin ich mit meiner Dissertation endlich fertig. In Gedenken an das, was mich aus meiner geheimnisvollen, bis heute unverstandenen Isolation herausgeholt hat, gehört die Seite drei meiner Arbeit der Mau und meinen Papamamas: »Meiner Frau und meinen Eltern zugeeignet.«

Am 20. Juli 1994 ist endlich der Tag X. Der nach dem Abitur und der Hochzeit wichtigste Meilenstein meines bisherigen Lebens. Der Tag der Doktorung. Um genau 15:28 Uhr öffnet sich die Tür vom Senatssitzungssaal der Kieler Christian-Albrechts-Universität. Studenten setzen mir einen Doktorhut auf, den sie gebastelt haben, mit einem ausbrechenden Schokoladenvulkan obendrauf.

Ich habe mit meinen Untersuchungen über die globale Vulkanverteilung und über die geophysikalischen Aspekte des Vulkanismus von Hawaii meine Dissertation geschrieben, die Doktorprüfungen in Astronomie und Geologie bestanden. Meine Dissertation ist angenommen.

Bei herrlichstem Sommerwetter gibt es eine kleine Doktorfeier auf dem Rasen des Instituts für Geophysik, zusammen mit Monica aus Brasilien, die ebenfalls mit mir soeben gedoktort wurde. Am Abend besuchen Martina und ich noch die Kieler Sternwarte. Dort beobachten wir kurz zusammen mit anderen Astronomiefreaks den Absturz des Kometen Shoemaker-Levy in den Planeten Jupiter. Welch ein Abschluss meines universitären Daseins! Die Grenze zwischen Studium und Beruf, sie wird nun überquert.

Doch das erneute »Welt ich komme!« bleibt aus, denn zum einen bin ich schon mitten drin und zum anderen ist eine Stelle nicht in Sicht. Bewerbungen müssen erst noch geschrieben werden. Bis ich einen richtigen Job haben werde, wird noch einige Zeit vergehen. »Du musst einfach dran glauben!«, fordere ich mich zum positiven Denken auf. Fortan bin ich Dr. Peter Schmidt; Dr. rer. nat., um genauer zu sein.

Es ist bereits der 6. August, als Martina eine Wickelkommode gekauft hat. Neben ihrem Bauch ein deutliches Zeichen des kommenden Kindes. Ein Junge soll es werden, so der Frauenarzt. Da nach wie vor keine Stelle ad hoc in Sicht ist und allgemein noch überall Sommerpause zu herrschen scheint, entscheide ich für uns, dass wir noch eine letzte Reise vor der Geburt machen.

Wandern und Fliegen ist mit dem immer dicker werdenden Bauch ja nicht mehr so gut möglich, aber Autofahren, das kann man doch, denke ich. Es geht daher weder nach Saint Lucia noch nach Namibia, aber dafür »all the way to the top« zum Nordkap, um weitere Straßen in Nordeuropa einzusammeln.

Nach unserer Rückkehr richtet Martina liebevoll einen Stubenwagen her, den wir von ihrer Schwester bekommen haben. Der steht nun in unserem Schlafzimmer. Leer. Noch leer. Ich lag auch mal in so einem Ding. Mit einem faltenflatternden Zelthimmel darüber. Und Wänden, die wogten und knisterten. Die Menschen glauben mir immer nicht, dass ich mich daran erinnern kann. »Junge, da warst du noch soooooo klein, das kannst du gar nicht mehr wissen!«, heißt es oft, wenn ich Dinge erzähle, die sich zugetragen haben oder die ich wahrgenommen habe, als ich noch sehr klein war. Ich weiß, was ich erlebt habe. Doch ich kann niemanden zwingen zu glauben, was ich weiß.

Anfang Dezember erhalte ich endlich die Zusage zu einer befristeten Forscherstelle als Geophysiker. Das rettende Ufer. Geld für die drohende Familie. Nun ist es keine Bedrohung mehr. Jetzt kann und darf das Kind kommen. Das Signal steht auf Grün. Endlich abgehoben, so gerade eben vor dem Ende der Startbahn!

Doch bevor ich die Stelle in Hannover antrete, wollen wir noch die Wohnung in Kiel verlassen und nach Südniedersachsen ziehen, fast nach Hause. Damit ich beim Start ins Berufsleben nicht noch mit der störenden Wohnungssuche belastet bin. Die Sache mit dem Kind ist schon anstrengend genug.

Monatelang bin ich auf der Stelle getreten, zeigte sich auf der Lebensstraße nur Einöde. Dann kommen die Berge. Und die Kurven. Und die Städte: Umzug, erste Stelle, Kind, alles kommt wieder mal auf einmal.

Martinas Stelle beim Zahnarzt ruht aufgrund der Schwangerschaft seit geraumer Zeit. Sie wird dort früher oder später kündigen, um natürlich mit mir in die Gegend von Hannover zu ziehen. Auch ihr zwischenzeitlich aufgenommenes Germanistik-Studium, das sie nebenbei gemacht hat, wird damit erst einmal beendet sein.

Wir beschließen somit auch, dass unser Kind nicht mehr in Kiel zur Welt kommen soll, sondern dass wir uns zwischenzeitlich in Andorra State einquartieren. So packen wir alles, was wir reinkriegen können, in meinen »Sven«, das ist mein Opel Ascona mit dem amtlichen Kennzeichen PE AH 170, was für Peine steht, Andorra Headquarters. Wir werden also zu meinen Papamamas fahren, uns von dort aus eine Wohnung zwischen Heimat und Hannover suchen und die Papamamas ganz nebenbei zu Omaopas machen. So der Plan.

Mein Wagen ist so voll, dass man kaum noch rauskucken kann. Und als ich mich auch noch reinsetze, wird klar, dass er völlig überladen ist. Das zulässige Gesamtgewicht haben wir wohl total überschritten. Hoffentlich geht das gut. Ganze Möbel wie Regale und Wickelkommode haben wir irgendwie ins Autoinnere eingepuzzelt.

Fahrer und Beifahrer sind durch eine der Regalwände, die über der Handbremse im Armaturenbrett verankert ist, getrennt. Mit dem völlig überladenen Auto röttern wir los auf die A 215. Mit gerade mal 70 Stundenkilometern quälen wir uns südwärts. Zu allem Überfluss kann das Kind laut ärztlich errechnetem Termin auch noch jederzeit kommen.

Kurz vor Neumünster erreichen wir die autovollere A 7. Jetzt werden wir zum echten Verkehrshindernis und verstopfen die Autobahn, die ohnehin schon durch den Weihnachtsverkehr überlastet ist, zusehends. Auf gar keinen Fall darf es wegen uns und mit uns zu einem Unfall kommen.

Bei Neumünster ächzt das Auto dermaßen, dass wir beschließen, besser die B 404 und die B 4 zu nehmen, um Richtung Braunschweig voranzukommen. Da fallen 70 Stundenkilometer nicht so auf. Und man kann im Pannenfall jederzeit anhalten, ohne auf dem Standstreifen ausgeliefert zu sein. So eiern wir von Kiel auf den grünschwarzen Straßen B 404 und B 4 nach Süden.

Wir erreichen schließlich nach sieben Stunden Fahrzeit inklusive Pausen Gadenstedt, Andorra State Headquarters, ohne weitere Zwischenfälle. Geschafft!

Es gelingt uns in den nächsten Tagen, sogar noch vor Weihnachten eine Wohnung zu finden, die wir schon zum Januar beziehen können. In Hämelerwald. Dort, wo es den einzigen in meiner Heimat noch verbliebenen klengschrankenden Bahnübergang gibt. Wo viele Züge kommen und der Verkehr oft lange zugwartend erstarren muss.

Weihnachten steht an. Eine sehr hochbergige Gegend. Denn Weihnachten und Silvester, das sind für mich alle Jahre wieder neu zu querende Berglandschaften, die inmitten eines ausgedehnten Dschungels liegen. Die Zeit zwischen beiden Festen empfinde ich dabei stets als eine überwucherte Hochebene. Sie ist umrahmt von den majestätischen Gipfeln, die Weihnachten auf der einen und die Jahreswende auf der anderen Seite markieren. Es sind allein Tiere, Geräusche der Natur, die hier die erhabene Ruhe stören.

Ausgerechnet in dieser schwierigen Gegend, da soll nun ein Teil meines Lebensplans in Erfüllung gehen. Wie ein Flugzeug, das im dichten Dschungel zwischen himmelhohen Bergen runterkommt, um dort auf einer der wenigen, kurzen und anspruchsvollen Landebahnen zu landen. Auf dem Radar, das die Menschen Ultraschall nennen, ist es bereits seit Monaten zu sehen.

Und es wird immer deutlicher. Sogar der Typ ist mittlerweile mit bloßem Auge als männliches Wesen erkennbar. Es kommt unaufhaltsam näher und immer tiefer. Bloß nicht an den spitzgratigen Bergen runterkommen, denke ich so, an Weihnachten oder Silvester, das wird ungemütlich. Denn alles muss seine Ordnung haben. Diese Tage sind bereits vergeben.

Heiligabend und der erste Weihnachtstag ziehen vorbei, und noch sind nicht alle Gipfel des zweiten Weihnachtstages überquert, da gibt es die ersten sichtbaren Zeichen, dass die Landung unmittelbar bevorsteht.

Martina geht nämlich am Abend auf einmal immer breitbeiniger, das Kind bahnt sich seinen Weg sichtbar nach unten. So gerade eben zieht auch der zweite Weihnachtstag noch vorbei, mitten in der Nacht geht es schließlich in den finalen Teil des Landeanflugs.

Ich bringe Martina ins Flughafengebäude. So jedenfalls stellt sich mir das Krankenhaus dar, in dem jener kreisrunde Saal, sozusagen die Empfangshalle, sein soll, wo das Baby heute noch ankommen soll. Es ist ein kleiner, aber moderner Provinzflughafen inmitten dieser dschungeligen Hochebene zwischen spitzen Bergmassiven.

Als wir dort ankommen, wundere ich mich über ein merkwürdiges Schild: »Kreißsaal.« Ein Rechtschreibfehler? Hier? Kreiß mit »ß«, das sieht ja richtig falschmerkwürdig aus. Schon immer habe ich mich gefragt, warum denn die Babys immer in einem runden Saal zur Welt kommen müssen. Warum es keinen Quadratsaal gibt oder einen Rechtecksaal oder einen eiförmigen Saal.

Nun stehe ich vor der Tür zu so einem Saal, um festzustellen, dass der alles andere als geschmeidig rund ist, sondern eckig wie jeder andere Raum auch. Und dass das »Kreiß« rein gar nichts mit einem Kreis zu tun hat, sondern eher mit Schmerzen und Wehen zusammenhängt, erfahre ich hier ebenfalls. Das käme von kreißen und nicht vom Kreis.

Es dauert nicht mehr lange, da beobachte ich, wie das Flugzeug über die letzten spitzen Berggrate auf die mitten im Dschungel liegende kurze, eiligst hingebaute Landebahn zuschwebt. Ich starre auf den Wehenschreiber, auf das EKG und alle sonstigen Geräte. Aber es ist dieser Wehenschreiber, dem meine ganze Faszination gilt.

Denn dort entdecke ich etwas, das ich schon einmal in ferner Vergangenheit meines jetzigen Daseins erlebt habe, ohne wirklich zu wissen, was es war und woher die Erinnerung kommt. Ich habe es oft erzählt, aber niemand wusste etwas damit anzufangen. Ich habe es immer das »Dutummen von Obenhinten« genannt, weil es sich mir geheimnisvoll aufdringlich und immer unangenehmer näherte. Es störte das ruhige, sanfte Schlierenspiel, das bis dahin alles beherrschte.

Es waren tief dröhnende, immer dichter und dichter kommende Vibrationen von Obenhinten. Die immer wieder aufhörten, um sich von Neuem an mich heranzupirschen. Das kam erst ganz selten und leicht vor, dann immer öfter und immer näher. Irgendwann wiederholte sich das Ganze so stark, bis es sich sogar selbst verstärkte und sich so stark ins schmerzfrei Unermessliche hineinsteigerte, um genau dann ganz urplötzlich für immer aufzuhören, als es mich zu vernichten drohte.

Der Verlauf dieser Kurven auf den Geräten spiegelt ganz genau dieses Anpirschen und die Intensität der erlebten Vibrationen wider. Davon bin ich erstarrt. Denn es war offenbar meine eigene Landung, an die ich mich immer wieder erinnerte. Wie ich sie erlebt hatte, ohne wirklich begreifen zu können, was da geschah.

Und nun fasse ich Martina an, wohl wissend, dass da drin jetzt auch so ein Wesen ist, das dieses sich in sich hineinsteigernde Dutummen erst überstehen muss, bevor es die Außenwelt wahrnehmen kann. So wie ich damals körperte, um durch den Körper in der Zeit einzurasten, um überhaupt die Welt wahrnehmen zu können.

Im Philos, meinem Tagebuch, halte ich den Ablauf der Landung genau fest:

2:10 Uhr Fahrt zum Weltflughafen (Krankenhaus)
2:40 Uhr Muttermund 4,5 cm auf
3:00 Uhr Ankunft im Kreißsaal
4:00 Uhr Abgang Schleimpfropf
4:38 Uhr Abgang Fruchtwasser

Es ist der Moment, in dem der Kopf des ersten Ra zwischen Martinas Beinen hervorschaut, als das Flugzeug die ersten Meter der Landebahn überstreicht. Um genau 6:58 Uhr setzt schließlich die Maschine leicht schlingernd auf, berührt mit einer Tragfläche den Boden und kommt rechtzeitig vor dem knappen Ende der Bahn zum Stehen.

So folgt denn auch die Notierung der letzten Stufe der Landung:

6:58 Uhr Touchdown

Interessanterweise genau die Uhrzeit, zu der ich selbst meist wach werde, gerade rechtzeitig zu den 7-Uhr-Nachrichten auf NDR2.

Die Geburt des ersten Ra ist somit glimpflich glücklich verlaufen. Und so gibt mir die Hebamme eine übergroße Schere in die Hand, mit der ich die Unabhängigkeit des ersten Ra, das als Raphael angekommen ist, von seiner Mutter herbeiführen soll. Ich betrachte diese gnubbelig glitschige Schnur, die Martina noch mit Raphael verbindet. Ich sehe darin eine in sich verschlungene Versorgungsautobahn, die eben noch voller Verkehr war, die Leben lieferte. Aber sie ist fortan nicht mehr nötig, denn Raphael meldet nach einigem Glucksen seine erfolgreiche Landung durch babykrächzenden Lärm an. Den Begrüßungsschrei der Unabhängigkeit: »Ich bin gelandet!«

Spätestens damit wird der Verkehr auf der verschlungenen Versorgungsautobahn wohl zum Erliegen gekommen sein. So durchtrenne ich schließlich und doch noch etwas unsicher die Schnur des Lebens. Endlich ist der Weg frei für die ersten Streicheleinheiten zwischen Mutter und Kind. Dann wird Raphael von der Hebamme auf einen Schrank gelegt, wo er sein Quaaaatsche-Organ zur vollen Entfaltung bringt.

Weil Martina im Krankenhaus ist, muss ich jetzt zu Hause all das machen, was die Papamamas nicht oder nur schwer für mich machen können. So fahre ich nach Peine in die Stadt, um die Landung von Sohn Raphael Jonathan dort offiziell zu melden. Anschließend gehe ich in die noch weihnachtlich strahlende Fußgängerzone, um ein Souvenir zu besorgen, das Raphael begrüßen soll. Und dabei suche ich gezielt nach etwas, das mir in seiner Situation sehr gefallen hätte. Etwas Warmes, Weiches, Buntes. Mit den klaren, leuchtenden Farben Rot, Grün, Gelb und Blau. Kein Rosa, kein Pastell, sondern richtige, reine Farben.

Es dauert nicht lange, da werde ich fündig. Ein süßes Rasseltier in Form eines vermenschlichten Dinosauriers. Die richtigen Töne und Formen machen das Ding zu einem perfekten ersten Geschenk. Eines, das nicht ausgesucht wird, weil eines hermuss, nein, ein echtes, ernst gemeintes Willkommensgeschenk. Denn nun bekomme auch ich ja eine neue Rolle: Gastvater. Ja, meine Papamamas habe ich zeitlebens als Gasteltern wahrgenommen. Eltern, bei denen ich zu Gast war, weil sie anders waren und sind als ich.

Ich bin stolz auf das erste Kind, das mit meiner Maschine tatsächlich nach erster Sichtung fehlerfrei produziert werden konnte. Ich bin also nun tatsächlich Vater geworden. Und darüber freue ich mich sehr, weil es etwas ist, was ich mir lange Zeit nicht so richtig vorstellen konnte.

Aber das gelegentliche Geschrei so eines Babys belastet mich mehr als die anderen Familienmitglieder, die darin anscheinend ausschließlich die Äußerungen eines süßen, niedlichen Etwas sehen. Die finden das Schreien nicht so schlimm wie ich. Warum?

Der weitere Verlauf der ersten Tage im Dasein auf der Erde ist unauffällig. Pünktlich zu Silvester sind wir alle drei zu Hause, bei den Papamamas, die nun zu Omaopas geworden sind. Kaum ist Raphael zu Hause, bekommt der monatelang vereinsamte Stubenwagen endlich Inhalt. Irgendwie kann ich die neue Situation noch nicht fassen. Da ist Leben, das von mir abhängt. Da ist eine eigene Familie. Elementar.

Nächster Halt: Hämelerwald

Inmitten all der Wirren der irdisch, zeitgebundenen Landung meines Sohnes sind wir nach Hämelerwald umgezogen. Dort fanden wir eine günstig gelegene Vier-Zimmer-Wohnung für meine frische Familie. Wohnzimmer mit Südausrichtung, terrassiger Balkon mit Westausrichtung, Küche mit Ostausrichtung, so wie ich das brauche.

Die neue Heimat habe ich bewusst ausgewählt. Hier gibt es Einkaufsmöglichkeiten, Ärzte, Kindergärten und Schulen in Zufußentfernung, Nahverkehrs- und Bahnanschluss an Hannover, Autobahnanschluss, um schnell überall hinzukommen, auch zur Arbeit. Zudem ist es eine naturnahe Lage inmitten eines großen Waldgebietes, das sich für Erholung anbietet, und eine Lage in der Nähe der Omaopas.

Hier fühlen wir uns erst mal wohl. Kaum haben wir es uns rudimentär gemütlich eingerichtet, trete ich in Hannover bei einer Bundesbehörde meine erste richtige Stelle als Wissenschaftler an. Als Geophysiker. In meinem Traumberuf. Das wäre erst einmal geschafft!

Zum allerersten Mal im Leben kehrt so etwas wie beruflicher Alltag ein. Die Mau kümmert sich um Kind und Wohnung, während ich das Geld nach Hause bringe. Vor allem an den Wochenenden kutschiere ich Raphael im Kinderwagen durch den Ort.

Es dauert nicht lange, da merke ich, dass der Traumberuf kein Traumberuf ist. Denn schon nach einem Jahr bleibt mir am Abend eines Berufstages nur noch Energie für ein Trivialprogramm im Fernsehen: »Bitte lächeln.« Lachen über die Pannen und Missgeschicke anderer Menschen. Damit ich überhaupt mal zum Lachen komme.

In mir verstärkt sich der Eindruck, mein Lachen regelrecht an den Beruf verkauft zu haben. Beruf kommt doch von Berufung, die Arbeit will ich doch zum Großteil freiwillig machen! Wenn das nicht so wäre, würde das Leben trist und leer sein. Und das soll mein Leben ja gerade nicht werden.

Die Inhalte des Jobs sind durchaus das, was ich immer wollte: Forscher sein! Aber da ist einfach niemand, der an mich glaubt, der mich fördert, weil er einen direkten Nutzen aus meinen Ideen hätte. So denke ich mir das, weil ich aus irgendeinem Grund für die obendrein rätselhaften Spielregeln des Berufsalltags nicht gemacht zu sein scheine.

Ich empfinde den Job als extrem anstrengend. Und dabei halten sich die Überstunden in Grenzen. Daran liegt es also nicht. Und die Inhalte sind es auch nicht. Bleiben die Menschen, die merkwürdige Verhaltensweisen zeigen, die ich überhaupt nicht nachvollziehen kann.

Man sagte mir an der Uni einmal, dass man nicht so genau wisse, ob ich nun die Kapazität oder der Widerstand im System sei. Das hänge von der Frequenz ab, sagte ich damals. Ich wollte damit deutlich machen, dass es von den Bedingungen abhängt, ob ich kapazitiv wirken kann.

Damit ich wieder auf andere Gedanken komme, holen die Mau und ich erst mal die lange geplante und noch nie angegangene Namibia-Reise nach. Während ich volle Freude empfinde, weil ich erstmalig im Süden Afrikas Straßen und Gegenden sammeln kann, ist Martina immer wieder mit ihren Gedanken woanders. Nämlich zu Hause. Dort wohnt Oma Anita, die Mutter der Mau, bei unserem mittlerweile neun Monate jungen Sohn, während wir unterwegs sind.

Die Mau hat Raphael gestillt. Und ursprünglich sollte er mit auf Reisen gehen, aber die Mau hat ihn dann doch lieber abgestöpselt. Jetzt bekommt er von Oma Anita die Flasche. Kaum eine Stunde vergeht, in der sie mich nicht daran erinnert, wie sehr sie es bedauert, dass Raphael nicht bei uns ist. Irgendwie scheint sie nicht ganz bei der Sache in Namibia zu sein. Schade. Diesmal erlebe ich nicht, dass geteilte Freude doppelte Freude ist.

Seitdem ich die körperliche Unabhängigkeit von der Locken erhielt, das war am 3. Januar 1966, einem azurblauen Tag, hat die Erde mittlerweile dreißig Runden um die Sonne vollendet. Heute, zu meinem dreißigsten Geburtstag, erhalte ich von meiner Dienststelle eine Karte. Auf ihr ist eine zerlegte Kugel abgebildet, die das Innere der Erde darstellend preisgeben soll. Aus der so zerhackten symbolischen grauen Erde, die als Plastik auf dem Innenhof des Gebäudekomplexes meines Arbeitgebers steht, sprießt auf der Karte frisches Grün. Darunter steht: »Das Wissen über die Innenstruktur allein reicht nicht aus, um das Leben auf der Erde zu gestalten.«

Als ich diese Karte so in meinen Händen halte, frage ich mich, ob meine Kollegen diese Karte gerade für mich ausgewählt haben oder ob jeder so eine bekommt? Wie auch immer, ich fühle mich persönlich angesprochen. Denn es ist möglicherweise wieder einmal so ein Hinweis darauf, dass die Gestaltung des zwischenmenschlichen Lebens auf der Erde Vorfahrt vor allen genialen Fachkenntnissen und Ideen hat und haben wird.

Und dass die für diese Gestaltung genutzte Sprache der ungeschriebenen Gesetze für mich weiterhin nicht unmittelbar erschließbar ist, wie das offensichtlich für alle anderen um mich herum der Fall ist. Das Berufsleben bleibt für mich ein unauflösbar verknoteter Schnürsenkel.

Vor Ablauf der Befristung meiner ersten Stelle hängt am internen Schwarzen Brett eine Ausschreibung für eine Tätigkeit in Papua-Neuguinea. Ich bekunde mein Interesse. Ich komme auf die Liste der Interessenten, ich möge mir aber nicht allzu viel Hoffnung machen, sagt man mir. Doch einige Wochen später kontaktiert man mich, weil niemand anderes bereit sei oder sich traue. »Take your chance!«, sage ich mir.

So fliege ich am 1. September 1996, einem blassorangen Tag, nach Port Moresby. Zur Arbeit in der Südsee. In der Hitze. Unter Palmen. Im Dschungel. In einem kleinen, ärmlich eingerichteten Büro des staatlichen geophysikalischen Dienstes von Papua-Neuguinea. Dort bin ich Alien per Pass!

Man nimmt mich so, wie ich bin. Ich bin Berater für das Erstellen von Datenmodellen. Die Arbeit macht mir Spaß. Aber abends bin ich allein. Denn die Mau und mein Sohn Raphael sind zu Hause geblieben. So wie damals bei den Forschungsfahrten bin ich wieder allein und einsam.

Erst jetzt fällt mir auf, was ich in den letzten Jahren gehabt habe. Aber ich hatte wohl leider keine Energie mehr übrig, um es auch wahrzunehmen. Ich beschließe, mein Gnubbelchen und meinen kleinen Sohn, der nun fast zwei Jahre alt ist, hierher nachzuholen. Und suche mir dafür statt des Zimmers im Luxushotel eine möblierte Wohnung für Expatriates, wie die Ausländer hier heißen.

Die Wohnung liegt herrlich. Allabendlich springe ich in den Pool der Anlage. Wenn ich aus dem Fenster schaue, schweift mein Blick in die Weite auf die Owen Stanley Ranges, dem verdschungelten Hochland von Papua. Oft brauen sich darüber tolle Gewitterwolken zusammen, die viele Abende mit einem fern grummelnden Blitzlichtgewitter enden lassen. Es ist ein Teil der innertropischen Konvergenz, ein Begriff aus dem Erdkundeunterricht. So sieht sie aus!

Im Rahmen meiner Tätigkeit lerne ich auch einen Computerladen kennen, der ein interessantes Bild am Eingangsportal angebracht hat. Ein großer blauer Fluss, auf der einen Seite arbeiten die Menschen in modernen Büros, auf der anderen Seite gehen sie ihrer traditionellen Lebensweise im Dschungel nach. Da wird mir eine Komponente meiner Aufgabe klar: Ich bin hier, um eine weitere Brücke über diesen Fluss zu bauen. Es ist etwas, das ich kann. Weil ich eigentlich beide Welten, die ich verbinden soll, nicht verstehe, nicht wirklich kenne. Ich bin losgelöst von aller Voreingenommenheit. Das scheint mich in diesem Job stark zu machen. Ich bin keiner von denen, die der hiesigen Gesellschaft westliche Werte und Normen überstülpen wollen. Ich bin einer von denen, die den Menschen einen unter ihren Rahmenbedingungen gangbaren Weg zeigen sollen. Für mich ist es eine besondere Freude, Menschen, die im Dschungel ohne Strom und Wasser aufgewachsen sind, an moderne Computertechnologie heranzuführen. Ich bin derjenige, der in ihnen die Sehnsucht wecken soll, diesen Weg zu beschreiten. Aber das funktioniert nur, wenn man das, was da ist, akzeptiert.

Im Rahmen von sogenannten Weekend-Getaways lerne ich das Land punktuell kennen. Ich bin der einzige Ausländer, der sich traut, kreuz und quer durch das ganze Land der vermeintlichen Kannibalen zu reisen. Und überall, wo ich hinkomme, erlebe ich Gastfreundschaft, wie sie im Bilderbuch steht. Keine Spur von all den Konflikten, die in der Zeitung stehen. Nichts.

Am meisten beeindruckt mich Rabaul. Dort höre ich nachts das tiefe Bassgrollen des ausbrechenden Vulkans Tavurvur, nur wenige Kilometer von meinem Hotel entfernt, das inmitten einer Apokalypse liegt. Rabaul liegt nämlich im wahrsten Sinne des Wortes in Schutt und Asche, zusammengebrochen unter der tonnenschweren Last aus Vulkanasche. Die Spuren menschlichen Lebens, die mancherorts aus der meterhohen Schicht aus Vulkanasche ragen, zeigen, dass die Natur sich ihre Vorfahrt erzwingt.

Am liebsten würden die Menschen Vulkanausbrüche und Erdbeben abschalten. Weil es ihre sesshafte Schaffenskraft bedroht und immer wieder zerstört. Auch mich würden manche am liebsten abschaffen, weil ich anders bin, auch ich breche manchmal aus wie ein Vulkan, ohne Vorwarnung. Weil in mir etwas passiert ist, das andere nicht verstehen. Und dennoch siedeln die Menschen gerade hier. Weil Vulkane fruchtbares Land schaffen. So wie ich auch der Mau viele fruchtbare Dinge bieten kann.

Mit meinem Fahrzeug besuche ich auch die Dörfer, in denen die Mitarbeiter, die ich in diesem Land trainieren soll, aufgewachsen sind. Das ist für mich besonders eindrucksvoll. Echte Dschungeldörfer. Wie aus einem der Abenteuerfilme, wie ich sie in der Kindheit sah, um die exotischen Landschaften darin zu bestaunen. Auch hier wie überall im Land bin ich der Exot, der anerkannte Exot, im Gegensatz zu daheim in Deutschland.

Im November kommt endlich mein Gnubbelchen mit Raphael im Schlepptau am Flughafen von Port Moresby an. Endlich ist wieder Leben im Haus. Jeden Abend sind wir zusammen am Pool. Für mich die perfekte Abspannung. Und der Job, der macht hier jetzt erst recht weiterhin Spaß. Und abends am Pool habe ich endlich auch mal Zeit für Raphael. Es ist hochinteressant zu sehen, wie er beschwimmflügelt systematisch die Wassertiefen im Pool erforscht. So wie ich es auch getan hätte. Wobei er anfangs der Tragfähigkeit seiner Schwimmflügel misstraut!

Der Job in Papua-Neuguinea endet mit einem Familienurlaub in Australien. Auf dem Weg dorthin muss ich erstmalig in meinem Leben den Fensterplatz im Flieger einem anderen Familienmitglied überlassen, meinem Sohn. »Hoch – hoch – hochhoch!«, juchzt er, als die Maschine in Port Moresby Richtung Cairns mit einem letzten Blick auf unsere zeitweilige Heimat abhebt.

Kaum sind wir angekommen, geht es in die herrlichen Weiten des Outbacks. Ayers Rock und die Kata Tjuta fordern unsere Wanderkünste. Der Buggy versagt, meine Schultern müssen als Transportmittel herhalten. Raphael lernt das Leben im „Stoffhaus« kennen, wie er unser Zelt nennt. Das erste gemeinsame Abenteuer meiner jungen Familie ist ein voller Erfolg.

Zwei Monate später erwartet mich die Arbeitslosigkeit. Weil man aus »hauspolitischen Gründen« nicht bereit ist, mir die dritte befristete Stelle in Folge anzubieten. Diese hätte zu einer unbefristeten Beschäftigung geführt, die will und kann man mir nicht geben.

Die Mau heißt die Zeit der Arbeitslosigkeit sehr schnell willkommen. Denn sie stellt auf einmal etwas Erstaunliches fest: »Endlich hast du mal mehr Zeit, als nur noch am Abend ›Bitte lächeln!‹ zu kucken und dann auf dem Sofa einzuschlafen! Endlich nimmst du auch zu Hause überhaupt mal wahr, dass du mittlerweile eine Familie hast. Dein Sohn braucht dich auch!«

Aber wo ich Geld herkriegen soll, das weiß ich auch nicht. Umziehen werde ich auf jeden Fall nur noch dann, wenn ich woanders a) die Probezeit hinter mir habe und b) einen unbefristeten Vertrag erhalte. Auf einen befristeten Vertrag werde ich mich nur dann bewerben, wenn der Job hier in der Nähe ist.

Als ich über die Gründe meines Ausscheidens nachdenke, wird mir klar, dass ich in der Wissenschaft nicht weiter arbeiten kann und will. Weil eigene Ideen nicht erwünscht sind. Weil man sowieso nur das machen kann und soll, was der Chef will. Weil es da viel zu viele verkrustete Strukturen gibt, die eine zwangfreie Forschung nicht zulassen. Und last but not least, weil die Menschen mich auch dort anscheinend nicht verstehen wollen und umgekehrt.

Im »Philos«, meinem Tagebuchfreund, mache ich mir Gedanken darüber, wo ich im Leben jetzt stehe. Und was noch kommen soll. Inwieweit der eingeschlagene Weg der richtige ist beziehungsweise welche Kurskorrekturen vorzunehmen sind.

Die erste Erkenntnis ist die, dass für mich aufgrund der zwischenmenschlichen Verhaltensrätsel jeder Job, der die persönliche Abhängigkeit von einem Chef oder sonstigen Menschen beinhaltet, kein Traumjob sein kann. Auf ein hohes Einkommen zu verzichten, käme für mich aber nie in Frage. Beides gleichzeitig, ständigen Spaß bei der Arbeit und viel Geld, scheint es für mich nicht zu geben.

Es sind wieder konkurrierende Sehnsüchte, die befriedigt werden müssen. Nicht unbedingt gleichzeitig, aber in Abhängigkeit voneinander. Wie Kräfte, die abwechselnd an mir ziehen. Wie Yin und Yang. Das ist dann wie eine Schwingung. Wenn das eine zu groß wird, kommt das andere und macht es wieder kleiner. Und immer so weiter.

So wie man in der Physik die Bewegung eines Pendels beschreiben kann. Wenn es ruht, will es sich bewegen. Und wenn es sich bewegt, will es irgendwann wieder ruhen. Jeder Zustand ist für sich allein genommen unbeständig. Insofern ist die einzige Beständigkeit die Unbeständigkeit. Kein statischer Zustand bleibt ewig erhalten. Die Sehnsucht nach planbarer Beständigkeit kann nur im Verstehen der zugrunde liegenden Dynamik konkurrenzfrei befriedigt werden.

Die einzige Beständigkeit ist die Schwingung selbst. Sie ist wie eine dynamische Balance. Jede Veränderung, die als Teil eines solchen Balancestrebens abläuft, ist berechenbar und damit beherrschbar! Jeder Ruhepunkt ist ein Punkt der Umkehrung. Die Fortentwicklung eines sichtbaren Zustandes hat die Fortentwicklung verborgener anderer Zustände zur Folge, bis diese sichtbar werden. Ist die eine Sehnsucht gestillt, meldet sich die andere und so fort.

So begreife ich auch das Leben als Aneinanderreihung von Zuständen, die in einer dynamischen Balance zueinander stehen. Der scheinbare Widerspruch konkurrierender Sehnsüchte löst sich im Begreifen der dynamischen Wechselwirkung zwischen beiden auf. Die längste Schwingungsperiode des körperlichen Seins beginnt bei der Geburt und endet mit dem Tod. Wobei die Schwingung an sich schon vorher existiert hat und auch nachher weiterexistieren wird. Als Welle. Die Welle allen Seins. Gekörpert im Zustand einer Schwingungsperiode. Und solche Perioden gibt es viele im Alltag. Wir alle kennen sie. Und sie alle haben Zonen, Abschnitte, Phasen.

Ich beginne mein Leben im Spiegel der Jahreszeiten oder eines Tagesablaufs zu strukturieren, um meine Position in der Welle oder der Schwingungsperiode zu bestimmen.

Nachfolgende Tabelle teilt mein Leben in Abschnitte in Bezug auf Schwingungsperioden:

Lebensjahreszeit	**Beschreibung und Inhalte der Lebensetappen**
Januar	Vorschulzeit, Winter des Lebens, mitten in der Nacht
Februar	Grundschule, Winter des Lebens, fortgeschritten in der Nacht
März	Gymnasium, erste Blumen blühen im Garten, Morgengrauen
April	Studium, Blüte des Lebens beginnt, Austrieb, Sonnenaufgang, Aufstehen, das eigene Leben starten

Lebensjahreszeit	Beschreibung und Inhalte der Lebensetappen
Mai	Berufsanfänger, Verliebtsein, volle Blüte, Frühstück
Juni	berufserfahren, junger Vater, erste Früchte (Kinder, Geld)
Juli	Hausbau, Zenit, Erntezeit, Sommer des Lebens
August	Zenit, Erntezeit, Lebenserfahrung, Sommer des Lebens
September	Spätsommerliches Leben, alle Früchte ausgereift
Oktober	Goldene Zeit, Erntedank, Sonnenuntergang
November	Ausklang der blättertragenden Lebenszeit, raureife Weisheit, Dämmerung
Dezember	Rentner, Rückblick, am Licht des Lebens, Lebensfernsehabend

Teilt man das Leben so ein, dass alle 6 Jahre ein Monat vergeht, oder 6 Jahre 2 Stunden auf der Tageszeitenuhr entsprechen, dann ist jetzt Juni in meinem Leben, oder es ist nach 10 Uhr morgens. Das bedeutet, ich habe es geschafft, im Sommer des Lebens anzukommen. Ich habe die volle Blütezeit, den herrlichen Morgen eines Lebenstages erlebt.

Alter in 6er-Jahres-etappen	Tageszeit	Alter in 7er-Jahres-etappen	im Gradnetz	Klimazone
0 bis 6	0 bis 2 Uhr	0 bis 7	Nordpol bis 75 N	Polar
6 bis 12	2 bis 4 Uhr	7 bis 14	75 bis 60 N	Subpolar
12 bis 18	4 bis 6 Uhr	14 bis 21	60 bis 45 N	Gemäßigt
18 bis 24	6 bis 8 Uhr	21 bis 28	45 bis 30 N	Mittelmeer und Inlandswüsten
24 bis 30	8 bis 10 Uhr	28 bis 35	30 bis 15 N	Subtropisch und Wüsten
30 bis 36	10 bis 12 Uhr	35 bis 42	15 N bis Äquator	Tropisch
36 bis 42	12 bis 14 Uhr	42 bis 49	Äquator bis 15 S	Tropisch
42 bis 48	14 bis 16 Uhr	49 bis 56	15 bis 30 S	Subtropisch und Wüsten
48 bis 54	16 bis 18 Uhr	56 bis 63	30 bis 45 S	Mittelmeer und Inlandswüsten
54 bis 60	18 bis 20 Uhr	63 bis 70	45 bis 60 S	Gemäßigt
60 bis 66	20 bis 22 Uhr	70 bis 77	60 bis 75 S	Subpolar
66 bis 72	22 bis 24 Uhr	77 bis 84	75 bis Südpol	Polar

Aber es bedeutet auch, dass der ganze Sommer noch vor mir liegt. Dass der ganze Tag noch vor mir liegt. Auch wenn schon ein Großteil des Jahres oder eben ein großer Teil eines 24-stündigen Tages vorüber ist. Einerseits habe ich schon ein gutes Ziel erreicht, im Juni eines Lebens schon viel erlebt zu haben. Andererseits kann da noch sehr viel kommen. Mein Auftrag scheint noch unerfüllt zu sein.

Überhaupt finde ich diesen Vergleich faszinierend. Ich mag Ordnung und Statistiken dieser Art. Weil sie Dinge transparent machen, die ansonsten im Verborgenen bleiben. Ich finde es frappierend, wie wunderbar die Phasen eines menschlichen Lebens zu den Phasen eines Jahreslaufs und eines Tageslaufs passen. Sie illustrieren die stete Veränderung im Zustand des Seins.

Wie die ersten Blumen blühen und man durch den Gang zur Schule ins Leben hineinwächst. Wie die Blütezeit eines Frühlings mit der Blütezeit der eigenen Liebe zusammenfällt. Wie die Erntezeit mit den reifen Früchten des eigenen Lebens in Zusammenhang gebracht werden kann. Und dass es nach einem Silvester immer ein Neujahr gibt. Im nächsten Leben bin ich woanders gekörpert. Eine neue Schwingung der ewigen Welle.

Auch liebe ich natürlich den Vergleich mit einer Reise von Pol zu Pol, wobei die Pole für die Jahreswende stehen. Danach bin ich so gerade eben in den Tropen angekommen. Das bedeutet, ich habe alles gesehen, um mir ein Bild von der Beschaffenheit der Welt zu machen. Vom Eis über endlose Wälder und Wüsten bis hin in die üppige Palmenzone der Erde beziehungsweise des Lebens.

Aber die Tropen werden doch noch interessant genug sein, und bis das Eis des Südpols, des dem Nordpol gegenüberliegenden Pols in Sicht kommt, dauert es unter normalen Umständen doch noch recht lange. Ja, schon als Schüler habe ich mit ähnlichen Gedanken die Etappen meines Lebens eingeteilt, um die Unbeständigkeit im Leben planbar zu machen. Es kam zwar konkret anders, als ich dachte, aber methodisch passt dieses Schema bis heute.

Da ich aber nicht weiß, wie alt ich tatsächlich werde, ist die Bestimmung der konkreten Jahreszeit oder des Breitengrades bei einer Reise von Pol zu Pol unsicher. Würde man das Leben in Siebenjahresetappen auf die Monate projizieren, läge sogar noch mehr Lebensinhalt vor mir. Also steht fest: Ich bin noch lange nicht angekommen. Und der Weg ist auch hier ganz klar das Ziel! Das Erleben eines jeden Tages!

Auf der Suche nach einer interessanten beruflichen Zukunft stoße ich auf drei große Buchstaben. S, A und P. So tausche ich geowissenschaftliche Informationssysteme in Business-Informationssysteme, die dafür notwendige Umschulung startet erst Ende des Jahres, so dass ich zwischendurch mit meinem Gnubbelchen die Seidenstraße abfahre, während Raphael wieder bei seiner Oma bleibt.

Dort lerne ich unterwegs ein paar Brocken Chinesisch, ganz genau so, wie ich als Kind die deutsche Sprache gelernt habe. Direkt vom nicht sprechenden Zustand hin zum Sprechen. Ohne Vokabeln. Ohne Grammatik. Nur mit Zuhören und Logik.
Ein Beispiel: Im Zugabteil sehe ich drei Schriftzeichen, eines auf dem linken Sitz am Gang, eines auf dem Mittelsitz und eines am Fenster. Das mittlere der drei Zeichen, 中, kommt mir bekannt vor. Ich habe es schon einmal gesehen. Im chinesischen Visum in meinem Pass. In einem Wort aus zwei Zeichen: 中国.

Und dann ist da noch ein anderes Doppelzeichen in meinem Pass: 德国. Das zweite Zeichen dieses Zeichenwortes ist das gleiche wie das zweite Zeichen des ersten Zeichenwortes.

Wenn ich annehme, dass das erste Zeichenwort das Land bezeichnet, in dem das Visum ausgestellt wird, und das andere Zeichenwort für das Land steht, für das das Visum gelten soll, und das erste Zeichen des ersten Zeichenwortes »Mitte« bedeutet, da es ja den Platz in der Mitte im Zugabteil kennzeichnet, schließe ich daraus:

中国 = Mittenland oder Mittenreich oder Reich der Mitte sowie

德国 = Deutschland oder Deutsches Reich oder Land der Deutschen

Daraus folgt, dass die beiden Zeichen rechts und links des Mittelplatzes im Zugabteil mit hoher Wahrscheinlichkeit »Fenster« und »Gang« bedeuten. Auf diese Weise kann ich so auch ohne Vokabeln ganze fünf Zeichen identifizieren.

Dies ist genau der Weg, wie ich alles im Leben gelernt und aufgenommen habe. Selten durch Nachmachen, meist durch eigenes Denken und Erleben. Und wenn mir dann andere vorschreiben wollen, wie ich etwas zu machen habe, wenn ich einen für mich viel schnelleren, aber eben andersartigen Weg des Verstehens wähle, kommt oft Unverständnis auf. Manchmal muss ich mein Verständnis einer Sache später verfeinern, verallgemeinern oder gar ändern. Aber meistens nicht!

Wenige Wochen nach der Rückkehr kommt die Lok bei Martina wieder einmal nicht planmäßig. Im Gegenteil, sie hat Verspätung auf unbestimmte Zeit. Martina ist erneut schwanger!

Doch diesmal ist es anders. Das Ereignis ist im Sinne meiner Lebenserkenntnisse dynamisch geplant. Und wegen einer neuen Stelle mache ich mir diesmal auch keine Sorgen mehr. Da vertraue ich dem Prinzip der Schwingungen und Wellen, meinem Können und den drei Buchstaben: S, A und P.

Geheimnisvolle Elche im eisigen Ostwind

Nach wie vor kann ich mit dem ersten Ra, meinem kleinen Sohn, nicht viel anfangen. Er ist bei aller glucksiger Süßigkeit doch ein immer mal wieder schreiendes Etwas, das stört. Den Zugang, den andere Väter haben, finde ich nicht. Und meist mache ich merkwürdige Dinge mit ihm, sagen jedenfalls die anderen. So lasse ich Raphael schon frühzeitig lernen, die Welt mal aus nicht alltäglichen Perspektiven zu sehen. Indem ich ihn zum Beispiel gerne mal kopfüber auf den Schoß nehme. Was er glucksend quittiert. Was immer das bedeuten soll.

Ich bin immer dann hilflos, wenn es um die emotionale Betreuung des Kindes geht. Ich weiß einfach nicht, was ich da tun soll. Und Martina hat so eine Geheimsprache entwickelt, mit der sie versteht, was dieses Kind eigentlich will. Das finde ich äußerst faszinierend. Und da ich mich ja an meine eigene Kleinkindzeit bestens erinnern kann, sehe ich auch erste Hinweise darauf, dass mein Sohn trotz mancher Ähnlichkeiten doch ganz anders ist, als ich es war. Irgendwie ist er wie alle Babys. Andauernd will er um seine Mutter herumscharwänzeln. Das geht so weit, dass ich regelrecht eifersüchtig werde. Ich brauchte das früher nicht. Ich habe meine Mutter nicht belästigt, indem ich ihr andauernd irgendwelche Sachen zeigen musste, die ich wieder einmal entdeckt hatte. Und ich entdeckte meist auch ganz andere Dinge, wie Lichtflecken an der Wand, die sich bildeten, weil die Sonne durch das Schlüsselloch schien.

Noch mit neun Jahren löchelte ich das Licht. Ich spielte stundenlang mit dem Lichtfleck an der Wand. Oder stapelte hölzerne, bunte

Bauklötze, die in einem regenbogenbunten Dash-Eimer waren. Wieso macht mein Sohn so etwas kaum? Wieso begeistert ihn das nicht? Das ist alles sehr, sehr merkwürdig.

Dafür interessiert er sich für Dinge, die mich völlig kaltgelassen haben. Stofftiere zum Beispiel. Die konnte man nicht ordnen, nicht stapeln. Deshalb waren sie für mich völlig uninteressant. Ich wollte immer alles entdecken. Es kam oft genug vor, da erstickte ich am Mangel an visuellen Anregungen. Wie auch jetzt wieder.

Zu Hause halte ich es auf Dauer nicht aus. Weil das nur eine Wohnung ist. Ohne eigenen Garten. Ich brauche die Weite. Die Straßen der Welt rufen mich. Und deswegen breche ich erneut auf, ganz bewusst, um von Peking über das Himalaya-Gebirge nach Bombay zu gelangen. Und meine synästhetische Lebensstraße in die Realität zu bringen. Ich muss zu mir selbst finden. Allein. Ohne mein Gnubbelchen. Dem Gesetz der ewigen Schwingung folgen. Das Gebirge als trennende Mauer zweier Welten real erlebend überwinden. Den hochgebirglichen Weg von der trockenkalten Welt der Tibeter in die warme, feuchtere Welt der Inder nehmen.

Der Landweg nach Tibet ist ein anstrengendes Abenteuer, auf dem ich anfangs vor allem mein Gnubbelchen, aber auch Raphael vermisse. Denn um mich herum regiert nur die tote, weite und erhabene Bergwelt ohne weiteres für mich bedeutsames Leben. Als ich schließlich Lhasa erreiche, beeindrucken mich die faltigen, jungen Menschen. Ihre Haut ist alternd höhengegerbt, und sie sind gläubig.

Ich erlebe im wahrsten Sinne des Wortes, wie gebetsmühlenartiges Wiederholen aussieht. Ich mache Bekanntschaft mit den Lehren Buddhas. So lerne ich etwas über die vier edlen Wahrheiten und den achtfachen Pfad. Überall begegnen mir hier die entsprechenden Symbole, darunter der unendliche Knoten der Ewigkeit, der mich mit seiner gebrezelten Maschendrahtzaunstruktur an den Teppichklopfer aus Kindertagen erinnert, und das hier allgegenwärtige Dharma-Rad, als Zeichen für den achtfachen Pfad.

Es ist mittlerweile der 9. Oktober 1997, ein kaltgoldener, dunkelbeiger Tag. Nach einer im wahrsten Sinne des Wortes atemberaubenden Fahrt über das Himalaya-Gebirge habe ich gerade Kathmandu erreicht. Erschöpft schlafe ich im Hotel ein. Auf einmal erlebe ich mich selbst. Dort, wo ich aufgewachsen bin, allerdings in einer naturbelassenen Landschaft, die an einen verwahrlosten Garten erinnert. Alles sieht plötzlich ganz anders aus, irgendwie so, als wenn das Leben nicht stattgefunden hätte, als wenn die Zeit stehen geblieben wäre.

»Wie vor dem Kriege«, wie die Locken immer sagte. Ich sehe das Gadenstedter Grundstück mit dem Haus darauf. Alles ist voller Unkraut und Brennnesseln. Und die Locken ist bereits total tibeterfaltig und sehr, sehr alt geworden. Und ich selber bin schon in den Fünfzigern. Der braune Brummelbär ist bereits lange tot.

Und es weht ein eiskalt heulender Ostwind. So wie früher immer das Küchenfenster genau dann sang, wenn der Wind direkt aus dem pelzfelligen Russland zu kommen schien. Und obwohl es erst Mitte Oktober ist, wehen erste zarte Schneeflocken durch die schneidend kalte Luft zwischen den noch voll belaubten Bäumen.

Da deutet die Locken nach Osten auf das weite Feldland und sagt beobachtend: »Die Elche kommen dieses Jahr aber schon sehr früh!« Nach einer kurzen Pause fügt sie sehr bestimmend hinzu: »Der Winter wird wieder streng!« Ich starre nach Osten. Das war doch nicht das Land, der Garten, in dem ich all die Jahre lebte, oder doch?!

Ich frage mich sofort: Wo bin ich hier? Wo ist die Mau? Wo sind die RaRas, meine Kinder? Ja, ich habe zwei Kinder. Und wo ist überhaupt all die Zeit geblieben, als auf einmal die Locken neben mir antwortet: »Junge, du weißt nicht, was geschehen ist, die Zeiten waren sehr, sehr schwer!« Und dann ergänzt sie: »Du bist damals, als es uns allen gut ging, einfach fort und nach Lhasa gefahren …«, als ich tränenüberströmt erwache.

Lhasa! Da kommst du doch gerade her! Schnell begreife ich, dass die ganzen Elche am eiskalten Osthorizont nur geträumt sind, aber: Was bedeutet das? Was will mir das alles sagen? Jeder Traum ist eine Botschaft aus der tiefen Seele. Das war bisher immer so.

Ich liege lange im Bett, bis ich begreife. Die in mir konkurrierenden Sehnsüchte liefern sich in meinem Unterbewusstsein einen bildstarken, turbulenten Kampf der Elemente. Ich habe die Mau zu Hause zurückgelassen. Schwanger. Und ich folgte meiner Sehnsucht, die Länder jenseits der heimischen Morgenröte zu entdecken. Die Mau fehlt mir – und ich fehle wohl der Mau. Der vernachlässigte Garten – das ist die Liebe. Die andere Sehnsucht.

Ich beginne den Traum zu begreifen als eine Warnung, etwas zu verpassen oder zu verwechseln. Habe ich vielleicht doch etwas vergessen? Gibt es da irgendetwas, das ich nicht beachtet habe? Weil ich es nicht erkennen kann aus irgendeinem Grund? Erwartet man von mir in irgendeiner Form immer noch mehr, als ich liefern kann? Und wenn ja, was ist es bloß, das alle seit meiner frühesten Kindheit anscheinend an mir vermissen?

Mir scheint es, als habe ich mit der Querung des Himalaya-Gebirges auf der Qomolangma-Strecke auch in mir eine Mauer durchfahren. Auf der anderen Seite wartet auf mich der Taj Mahal. Wie ein überdimensionaler Meilenstein steht er am Rand meiner Lebensstraße. Wie ein gewaltiger, mahnender Grenzstein des Landes der Liebe.

Eigentlich habe ich noch vorgehabt, bis nach Jaisalmer zu fahren, aber ein Gefühl sagt mir, fahr nach Bombay, heute Mumbai, und sieh zu, dass du nach Hause kommst. Besuche Indien später noch einmal. Dann wird es dir noch viel mehr Spaß machen, wenn du einmal deine ganze Familie dabeihast. Jetzt fehlst du ihr. Und die Mau fehlt hier.

Zu Hause geht die Zeit der Arbeitslosigkeit zu Ende. Ich habe die Gelegenheit bekommen, mich in einer mehrmonatigen Fortbildung auf das Thema Informationstechnologie mit S, A und P vorzubereiten. Wieder habe ich abends keine Energie mehr. Aber diesmal nicht wegen der Menschen, sondern weil ich auf dieser Startbahn natürlich so schnell wie möglich abheben und an Höhe gewinnen möchte. Ich sehe es wie einen Start in eine neue Zukunft.

Im Juni 1998 ist es so weit. Wieder bringe ich Martina zum Weltflughafen, dem Krankenhaus. Um genau 17:30 Uhr kommen wir im Kreißsaal an. Wie schon bei Raphael drücken die Wehen wie brechende Wellen auf die Amplitude des zarten Herzschlags des zweiten Ras.

Urplötzlich gibt es einen senkrechten Ausschlag auf dem Herztonwehenschreiber. In diesem Moment ist die Kopfhaut des zweiten Ras zwischen den Beinen des Gnubbelchens zu sehen. Und auf einmal geht alles sehr viel schneller und glatter als beim ersten Ra. Nur zwei Minuten später, um genau 18:36 Uhr, ist alles vorbei. Tochter Ramona, unser zweites Ra, kommt ohne weitere Auffälligkeiten raus und landet somit planmäßig. Noch vor 22 Uhr verlassen wir das Flughafengebäude und nehmen Kurs auf unsere Wohnung.

So ist die Geburt unserer Tochter irgendwie im Hauruck-Verfahren nebenbei geschehen. Wieder hat das Sehnsuchtspendel einen Wendepunkt erreicht.

Im Tal des Melibokus

Es reichen wenige Bewerbungen, um Einladungen zu Vorstellungsgesprächen und Angebote zu erhalten. Ich verstehe die Welt nicht mehr. Und finde einen neuen Job bei einem Pharmakonzern im Rhein-Main-Gebiet.

Nauheim, ein großes Dorf südwestlich von Frankfurt, wird für die nächsten Jahre meine und damit auch die neue Heimat der Familie Schmidt. Die gefundene Wohnung hat eine große Landküche und ein riesiges Wohnzimmer. Genug Platz also. Der Blick aus der Küche und dem Wohnzimmer geht über Groß-Gerau hinweg genau zum Melibokus.

Dieser Berg am östlichen Rand des Oberrheintalgrabens markiert den Horizont unserer neuen Heimat. Im Südwesten sieht man bei klarer Sicht in der Ferne den Donnersberg bei Kirchheimbolanden, welch herrlich welliges Wort. Es beginnt wie ein Kopfsprung ins Wasser und endet in einer hohen Lippenwelle.

Nach Norden hin steht die Mauer des Taunus, mit dem Feldberg darin. Diese Mauer trennt den kühl gemäßigten Norden Deutschlands von den warm gemäßigten Klimaten des Oberrheintalgrabens. Dem Tal des Melibokus.

Im Job geht es gut voran. Fachlich bin ich der anerkannte Spezialist, der mit unüblichen Ideen interessant wird. Das, was mir in der Wissenschaft verwehrt blieb, erreicht mich jetzt. Es ist eine geile Zeit.

Am 11. August 1999 findet die einzige totale Sonnenfinsternis meines Lebens statt, die Deutschland trifft. Der Termin steht schon seit meiner Kindheit in meinem Terminkalender. Ein mehr oder weniger stationäres Wolkenloch im Lee des Pfälzer Waldes habe ich gestern auf Satellitenbildern gesichtet. Dort soll es hingehen. Wenn die Finsternis überhaupt sichtbar wird angesichts des schlechten Wetters, dann auf jeden Fall dort. Durch Regenschauer fahren wir von Nauheim aus schier aussichtslos unter einer geschlossenen Wolkendecke nach Südwesten. Aus dem Autoradio dudelt immer mal wieder ein sich so herrlich wiederholender Song *Blue (Da Ba Dee)* von »Eiffel 65«. Das Wetter zeigt sich astronomiefeindlich, bis wir in die Nähe des Pfälzer Waldes kommen. Dann, urplötzlich, leuchten blaue Löcher durch die Wolkendecke. Mit jedem Kilometer scheint mehr und mehr die Sonne. Wir realisieren, dass trotz aller düsteren Aussichten tatsächlich eine echte Chance besteht, die viel zitierte »schwarze Sonne«, die ja eigentlich der Mond vor der Sonne ist, zu sehen.

Kurz vor dem Erreichen der Totalitätszone sind es erst die Autobahnen, dann die Bundesstraßen und schließlich am Rand der Totalitätszone sogar die einfachen Landstraßen, die verstopft sind. So navigiere ich über die vielen holprigen Feldwege zu unserem Ziel. Ein kleines schlechtes Gewissen pocht in mir angesichts der vielen ignorierten »Durchfahrt-verboten«-/»Anlieger-frei«-Schilder. Denn angeblich darf man da nicht durchfahren, auch dann nicht, wenn man so wie wir ein dringendes Anliegen hat.

Bei hochsommerlichen Temperaturen und unter strahlender Sonne erreichen wir schließlich unser Beobachtungsgebiet, die Südpfalz, südlich von Landau. Während ringsherum sich drohende Wolken türmen, bleibt unser Wolkenloch tatsächlich, wie von mir vorausgesagt, erhalten. Anderthalb Stunden später beherrscht die koronagesäumte »schwarze Sonne« den Himmel.

Wir werden von einer totalen Sonnenfinsternis beschienen. Meine einjährige Ramona läuft mit einem ängstlich fiependen »Mama« zur Mau. Und mein vierjähriger Raphael verzweifelt zunächst an der eingetretenen Nullsicht durch seine Sofi-Brille, die er nun getrost für zwei Minuten absetzen kann.

Welch ein Moment im Leben! Ein Moment, der in Echtzeit nur wenige Minuten dauert, der aber zum prägenden Erlebnis für das gesamte Leben wird. Ein Moment, der bleibende Eiweißverbindungen in allen Hirnen meiner Familie ablegen wird, bevor die Sonne später doch noch hinter einem massiven H_2O-molekularen Angriff verschwindet. Ein H_2O-molekular Angriff, das ist Regen. Den nenne ich so, seitdem ich weiß, dass Wasser aus H_2O besteht, weil es diese vielen einzelnen Teile sind, die immer wieder meine Pläne durchkreuzen, draußen etwas bei schönem Wetter machen zu können, und damit mein Wohlbefinden bedrohen.

Weihnachten 1999 verbringen wir in Nauheim. Es ist das erste Weihnachtsfest, das für mich nicht bei oder in der Nähe der eigenen Papamamas, der Omaopas, stattfindet. Es ist seltsam, dass die Papamamas das erste Mal nicht unseren Weihnachtsbaum sehen. Damit die RaRas ihre Omaopas und die Omaopas die RaRas auch mal sehen können, verbringen wir den Silvestertag des Jahres 1999 als Familie bei den Omaopas in Gadenstedt.

Und noch etwas ist unüblich. Der Opa hat seit langer Zeit mal wieder Silvesterraketen gekauft. So begrüßen wir mit viel Feuerwerk das neue Jahr, in dem erstmalig eine zwei vorne steht. Das hat durchaus Konsequenzen. Denn rund um diese Zahlenwende gibt es mehrere interessante Dinge, die ich im Blick habe:

So war der 19.11.1999, ein graufarbener Primzahlentag, weil 19 und 11 unteilbar sind, der letzte Tag dieses Jahrtausends, an dem alle am Datum beteiligten Ziffern ungerade sind. Erst am 1.1.3111 wird dies wieder so sein! Und der kommende 2.2.2000 wird der erste Tag seit dem Mittelalter, genauer seit dem 8.8.888 sein, bei dem alle am Datum beteiligten Ziffern gerade sind!

Im neuen Jahr finde ich einen Zettel als Geburtstagsgeschenk von der Mau: In einem roten Herz steht in roter Schrift »Für Peter«. Und da drunter in violetter Schrift »eine Geburtstagsüberraschung«. Der Zettel ist gefaltet, so falte ich ins Innere, wo ich in grüner Schrift lese »... steht im EISSCHRANK im obersten Fach ...«

Neugierig zehenspitze ich mich zum Eisschrank, öffne die Tür und hebe die Klappe des Faches hoch. Mein Blick fällt auf eine schneeartige Torte. »Die hat es aber schon lange nicht mehr gegeben!« Eine Eistorte zum Geburtstag. Welch eiskalte Überraschung! Sie schmeckt immer nach Stracciatella, einer meiner Lieblingseissorten.

Die Eistorte ist der ideale Kompromiss, den wenigen Gästen aus der Verwandtschaft zum Geburtstagskaffee sowohl eine Torte als auch mir Eis anzubieten. Sie ist aus meiner Sicht eine Erfindung meines Gnubbelchens, auch wenn die Mau nur ein bereits veröffentlichtes Rezept abgewandelt hat! Etwas, das alle glücklich macht.

Kein Anschluss unter dieser Nummer!

In der Firma ist man anscheinend weiterhin begeistert von meinen fachlichen Leistungen. Im Berufsleben kommt es jedoch mit zunehmender Verantwortung immer weniger auf die Sache und immer mehr auf die Menschen an sich an. Und um mich auch als Mensch weiterzuentwickeln, erhalte ich immer mal wieder die Möglichkeit, an Seminaren teilzunehmen, in denen die Kommunikation trainiert wird.

Kundenorientiertes Verhalten, Konfliktmanagement, Rhetorik und Moderation, das alles habe ich bereits mitgemacht. Und da lernte ich stets komische Dinge. Zum Beispiel, dass angeblich mindestens achtzig Prozent der Kommunikation wie bei einem Eisberg unterhalb der Wasseroberfläche auf einer »Beziehungsebene« stattfinden würden. Und dass man maximal zwanzig Prozent sehen könne. Und dass man immer redet, auch dann, wenn man nicht redet, dass man, so wörtlich, »nicht nichtkommunizieren könne«. Dass Themen, Ziele und Inhalte, all das, was mich auszeichnen kann, nur maximal ein Fünftel der Kommunikationsleistung am Arbeitsplatz darstellen. Dass dagegen solche Dinge wie Emotionen, Einstellungen und Wertungen den alles entscheidenden »Löwenanteil« der Kommunikation ausmachen sollen. Wenn das so sein sollte, warum hat mir das dann die Schule nicht beigebracht? Oder spätestens die Uni?

Woran erkennt man solche Dinge wie »Beziehungsebene«? Bis heute konnte mir da niemand helfen. Weil bisher jede Antwort ein Kreisschluss war und ist. So als wenn man einem Schwarz-Weiß-Seher eine farbenbunte Welt beschreibt oder einem Blinden sagen würde, wenn er etwas anrempelt: »Kuck nächstes Mal doch bitte genauer hin!«

Was meinen die alle genau, wenn sie von nonverbaler Kommunikation reden? Die Mau hat mir mal ein Buch darüber geschenkt. Danach spielt es eine Rolle, welche Körperhaltung man einnimmt oder wie man schaut, was ich zum Beispiel überhaupt nicht erkennen kann. Ich habe auf diesem Gebiet zwar ein wenig geübt, aber anscheinend kenne ich erst nur ein Randmeer eines noch viel größeren, mir noch völlig unbekannten Ozeans.

Klar sehe ich verschiedene Grimassen in den Gesichtern. Aber ich kenne kein Gericht der Welt, das Urteile nach Gesichtsausdrücken fällt, da kommt es immer darauf an, was verbal oder schriftlich gesagt worden ist. Und zwar ausnahmslos. Wieso soll das denn auf einmal anders sein? Dann wäre ja niemals eine Information verbindlich! Das verstehe ich alles nicht. Wer weiß, ob das mit diesem Eisbergmodell wirklich stimmt? Das kann ich mir gar nicht vorstellen.

Wie auch immer, mein Arbeitgeber scheint bemüht, mich zu fördern und dabei meine Defizite auch zu seinen eigenen Gunsten ausmerzen zu wollen. Bei einem Zielvereinbarungsgespräch sagt man mir, ich müsse mal erkennen, wie ich auf andere Menschen wirke. Vielleicht würde ich dann verstehen, was einer wirklichen Karriere im Weg steht.

»Herr Dr. Schmidt, Sie bauen gerne Umgehungsstraßen um Ihre Schwächen, das ist gut, um bei Ihrem Bild mit den Straßen zu bleiben. Das verdanken Sie Ihrem offenbar hohen IQ. Aber EINE Umgehung, die können Sie niemals bauen: Es gibt einfach keine Trasse, die um die Menschen an sich herumführt. Sie leben hier unter Menschen, auch wenn Sie sich wie ein Außerirdischer fühlen mögen. Ich empfehle Ihnen mal ein Seminar, bei dem Sie etwas über sich erfahren, indem Sie Rückmeldungen über Ihre Außenwirkung erhalten. Aber Achtung! Wer die Wahrheit sucht, darf nicht erschrecken, wenn er sie findet! So ein Seminar ist nicht ohne!«

»Ohne was?«

»Sie müssen schon was abkönnen, emotional. Da wird Klartext geredet, damit es auch die verstehen, die es anders nicht verstehen können oder wollen!«

So gibt es wieder einmal ein Seminar von der Firma, um meine Soft Skills zu verbessern. »Führung und Zusammenarbeit« heißt es und soll am Starnberger See stattfinden. Doch dieses Seminar scheint anders zu sein als alle, die ich bisher kennen lernen durfte. Während alle anderen Kommunikationsseminare bisher mit Teilnehmern aus der eigenen Firma bestückt waren, bin ich diesmal der einzige Teilnehmer meines Unternehmens. Und das ist wohl durchdachte Absicht, damit man sich auch mit Dingen outen kann, über die sonst eigentlich nie geredet wird. Das sei Voraussetzung für den Seminarerfolg, sagt man mir. Denn es gehe vor allem darum, zu erfahren, wie man auf andere wirke, um daraus Rückschlüsse auf eine Verbesserung des eigenen Führungsverhaltens zu ziehen.

Die Personalentwicklung warnt mich ausdrücklich: Dieses Seminar sei nicht für jeden geeignet, da das Innere der eigenen Persönlichkeit schonungslos entlarvt würde. Dort bekäme ich nicht nur Feedback von einem einzelnen Menschen, das immer subjektiv sei, sondern von der ganzen Gruppe. Damit soll eine gewisse Objektivität gewahrt bleiben. Denn ein Feedback von Eltern, Freunden, einzelner Psychiater und so weiter sei in der Regel nicht viel wert, weil es immer rollenspezifisch, durch Erfahrungen subjektiv geprägt oder eben nur eine Momentaufnahme sei.

Ich freue mich auf dieses spannende Seminar. Auf so etwas habe ich lange gewartet: Endlich einmal neutrale, gemittelte Feedbacks zu erhalten.

Drei Wochen später treffe ich am Starnberger See ein. Ich finde mich in einem fernöstlich eingerichteten Hotelzimmer voller Buddhas wieder, die mich sofort an Tibet erinnern, an das Dharma-Rad mit seinen acht Speichen. Hier sollen mir also die vier edlen Wahrheiten und der achtfache Pfad in Erinnerung gerufen werden.

Am nächsten Morgen begrüßt der Seminarleiter alle Teilnehmer und weist ausdrücklich daraufhin, dass es sich bei diesem einwöchigen Kurs um ein 24-Stunden-Seminar handele, dass selbst die Kaffeepausen und die Schlafenszeiten Teile des Seminars und Handys nicht erlaubt seien.

Es sollen die härtesten, aber lehrreichsten Seminartage meines Lebens kommen. Ich werde mit Dingen konfrontiert, die viel, viel größer als alle denkbaren fachlichen Herausforderungen des Lebens sind. Dinge, die für mich schier unlösbar scheinen: das Erkennen von Befindlichkeiten und Emotionen, die angeblich die Welt regieren sollen. Ein Schock. Ein Erdbeben.

Eine Frau bricht in Tränen aus, als herausgearbeitet wird, woher ihre Probleme im Führungsverhalten kommen. Die Geschichten der anderen Teilnehmer offenbaren mir Dinge, für die ich absolut keine Antennen habe. Spielregeln menschlichen Daseins werden offengelegt, die mir absolut unverständlich sind. Das Berufsleben sei ein Haifischozean, lerne ich von den anderen beim gemeinsamen Essen.

Am letzten Tag des Seminars erhält jeder ein Feedback von der Seminarleitung und von jedem einzelnen Teilnehmer. Es ist wie eine Skelettierung der Persönlichkeit. Ein Röntgenbild dessen, was mich und die anderen auszeichnet – positiv wie negativ. Es ist das bis dahin mit weitem Abstand wertvollste Feedback meines Lebens. Auf mehreren Flipcharts steht nun, wer ich eigentlich bin. Gleich die erste Zeile, die notiert wird, bringt es auf den Punkt: Bei ihm hat man das Gefühl, als bestehe »kein Anschluss unter dieser Nummer«. Er »findet oft ungewöhnliche Lösungen, die verblüffen und Angst machen zugleich«, er »hat keinen Zugang zu den Emotionen der anderen«, »es fehlt ihm an Einfühlungsvermögen«.

Man kann von ihm stets viel lernen, aber er lässt niemanden an sich heran, stattdessen kommt es im Gespräch mit ihm immer wieder zum »Aufbau eines rationalen Schutzwalls«. Zusammengefasst: »Herr Schmidt ist der einsame Wolf, der über seine eigene Intelligenz stolpert.«

Die ganze Gruppe starrt auf ein Flipchart, auf dem die in Häkchen gesetzten Satzteile stehen, die mich darstellen sollen. Stille. Wirkungsvolle Stille. Zeit, um sich zu finden. In Silentium. Als ich mich gerade frage, ob es nicht andersherum ist, dass es eher die Intelligenz ist, die über diese unbekannte Mauer stolpert, ergreift der Seminarleiter wieder das Wort:

»Sie finden aus jeder noch so komplexen Situation vermutlich einen Ausweg. Sie denken in Strukturen, in Bildern und auf höchst ungewöhnlichen Wegen, die eine Gruppe vor allem dann weiterbringen, wenn alle Standardrezepte nicht mehr funktionieren. Sie sind wie ein Wolf, der auch im härtesten Winter noch Futter finden würde, der sozusagen das ganze Rudel vor dem Verhungern bewahren könnte, wenn, ja, wenn Sie denn zu einem Rudel gehören würden. Aber Sie können oder wollen die Spielregeln des Rudellebens nicht beherrschen. Herr Schmidt, bei Ihnen fehlen Basics, die praktisch jedes Grundschulkind bereits perfekt beherrscht!«

Den letzten Satz wiederholt er noch zwei Mal, so dass mich dieser Spruch des Seminarleiters ganz eigenartig berührt. Das will er wohl auch erreichen.

Auf dem Weg nach Hause stoppe ich in Blaubeuren. Ich stehe am Rand des Blautopfes, einer riesigen Quelle, um mit der Mau zu telefonieren. Die erste Frage, die ich ihr stelle, noch bevor ich ein Hallo über die Lippen bringe, ist: »Liebst du mich überhaupt?«

»Wie kommst du denn jetzt darauf? Was ist passiert?«

»Nach allem, was ich in diesem Seminar über mich gehört habe, kann man so etwas wie mich eigentlich nicht lieben. Ich jedenfalls könnte das nicht. Alles was ich kann, alles was ich weiß, es wird niemals reichen, Menschen angemessen zu führen, weil ich keine Emotionen erkennen kann. So ein Seminar wie dieses, aber nicht nur eine Woche, sondern ein ganzes Jahr, das könnte mir vielleicht helfen. Aber wer soll das bezahlen?«

Über mehrere Wochen versuche ich, das Gelernte oder zumindest Bewusstgemachte zu Hause und im Job zu trainieren, um mich emotional weiterzuentwickeln. Als ich mit der Locken telefoniere, wundert sich die Mau, warum ich auf einmal so interessiert sei an allem. Ich hätte endlich mal gelernt, Small Talk zu machen. Sie würde an mir auf einmal Seiten sehen, die sie nicht für möglich gehalten hätte. Ein Lichtblick sei das. Ich sei auf einmal wie ausgewechselt. So kenne man mich ja gar nicht, das sagen mittlerweile auch andere.

Sosehr ich mich darüber freue, so sehr strengt es mich auch an. Warum machen die ganzen Menschen bloß dieses anstrengende, extrem kräftezehrende Theater? Warum foltern sie sich alle gegenseitig mit so blöden Höflichkeitstuereien, die ein Mitgefühl vortäuschen sollen, das doch eigentlich gar nicht da ist? Das Seminar spiegelte mir zwar die Mauer, aber die Warum-Fragen bleiben doch unbeantwortet!

Ich habe das Gefühl, dass ich gerade dabei bin, mich selbst eher zu zerstören, als weiterzuentwickeln, weil ich zunehmend immer schneller erschöpft bin. Und je mehr ich mich bemühe, an plätscherndem Small Talk teilzunehmen, desto schwächer werde ich in Dingen, die mich einst stark machten. So als wenn man eine Chemotherapie mit fatalen Nebenwirkungen bekommt, die einen Krebs heilen sollte und nun den Gesamtorganismus schwächt. So kehre ich nach einiger Zeit doch zu mir selbst zurück, zu meinen Schwächen und Stärken, und bin wieder mit mir im Reinen. Aber ich habe auch eine Ahnung von dem bekommen, was mir tatsächlich fehlt. Immerhin!

Als der Weihnachtsmann schon am 9. Dezember kam

Einerseits möchte ich mir meinen größten Jugendtraum erfüllen, nämlich die Straße von Alaska bis Feuerland, die legendäre Traumstraße der Welt, die Panamericana, endlich vollständig abgefahren zu sein. Andererseits wollen die Mau und ich unseren RaRas auch ein besinnliches, heimatliches Weihnachtsfest bieten.

Die Reise mit der ganzen Familie ist längst gebucht, über Weihnachten und Silvester wird es nach Chile und Argentinien gehen, um das letzte Teilstück, Patagonien, zu erkunden. Bis nach Ushuaia, in die südlichste Stadt der Erde, soll gefahren werden. Die ideale Reisezeit dafür ist der Winter in Europa. Und Urlaub bekommt man am besten über Weihnachten. Und genau da liegt das Problem. Die RaRas befürchten nun, dass sie Weihnachten verpassen und dass sie dieses Jahr überhaupt keine Geschenke bekommen.

Auf der Suche nach einer Lösung fällt mir wieder ein, wie ich mir als ganz kleines Kind vorgestellt habe, was es mit dem Weihnachtsmann auf sich haben könnte, und wie ich ihm damals mitteilte, was ich mir von ihm wünschte.

Ich machte mir als kleines Kind recht früh Gedanken darüber, wie der Weihnachtsmann in der einen Stunde, in der die Familien in der Kirche waren, all die Kinder auf der ganzen Welt beschenken sollte. Das machte mich stutzig. Auch mit Einrechnen der Wegezeiten in und aus der Kirche, auch mit den Zeitzonen der Erde ließ es sich nicht plausibel erklären, wie das funktionieren soll.

Im Gegensatz zu meinen Kindern bin ich damals auf die Idee gekommen, einfach mal zurückzulaufen, als es in die Kirche gehen sollte. Einfach mal von außen unerkannt durch das Stubenfenster zu schauen, um den Weihnachtsmann sozusagen auf frischer Tat zu ertappen. Als ich dann den braunen Brummelbären beim Aufstellen des Christbaums erwischte, fühlte ich mich betrogen. Ich hatte die Wahrheit gefunden. Wer die Wahrheit sucht, darf nicht enttäuscht sein, wenn er sie findet, hieß es anschließend. Dass Wahrheit enttäuschen kann, fand ich interessant. Man lügt also, um etwas Schönes zu haben?

Heute bin ich es, der den RaRas den Glauben an den Weihnachtsmann so lange wie möglich erhalten soll und möchte, um diesen Zauber von damals noch einmal von der anderen Seite zu erleben. So muss ich eine Lösung finden, die sich widersprechenden Bedürfnisse, Weihnachten zu Hause unterm Tannenbaum zu feiern und Weihnachten unterwegs zu sein, zu befriedigen.

Meine Chance, dieses Problem auf ungewöhnliche Weise zu lösen, sehe ich nun im Nikolaustag. In meiner Kindheit war es üblich, den Wunschzettel in den Nikolausstiefel zu stecken. Der Nikolaus sei für das Abholen dieses Zettels zuständig, hieß es. Der Nikolaus war für mich daher immer so eine Art Scout des Weihnachtsmanns.

So sage ich zu meinen Kindern:

»Vergesst bitte nicht, eure Wunschzettel mit Bildern oder Wörtern mit in den Stiefel für den Nikolaus zu legen! Denn auf diesen Zetteln müsst ihr diesmal ausnahmsweise den Weihnachtsmann bitten, extra für euch eine ganz besondere Ausnahme zu machen!«

»Was denn?«

»Na ja, ihr wisst doch, dass wir über Weihnachten nach Chile fliegen werden!«

»Ja, aber dann vergisst uns doch der Weihnachtsmann!«

»Nicht, wenn ihr auf euren Zetteln malt oder schreibt, dass ihr außerordentlich artig wart!«

»Dann feiern wir also Weihnachten in Chile mit Geschenken?«

»Nein, da findet er uns wahrscheinlich nicht!«

»Wie sollen wir dann diesmal Geschenke kriegen?«

»Auf euren Wunschzetteln bittet ihr ihn ganz, ganz lieb, eine ganz, ganz große Ausnahme extra für euch zu machen, nämlich dass er in diesem Jahr schon früher kommen möge. Ich habe früher, als ich klein war, stets vergebens gehofft, dass der Weihnachtsmann mal eher kommt, um nicht so lange auf ihn warten zu müssen. Ich habe es aber nie erleben dürfen, dass er wirklich früher kommt, weil ich nie auf die Idee gekommen bin, diesen Wunsch auf den Zettel zu schreiben. Vielleicht klappt es ja bei euch!«

Am nächsten Tag kommt Raphael aus dem Kindergarten und meint: »Meine Freunde haben mir gesagt, das sei Quatsch. Wenn es wirklich einen Weihnachtsmann gibt, dann kommt der niemals früher. Das gibt es nicht!«

»Woher wollen DIE das denn wissen? Das ist eine Ausnahme, die es nur sehr, sehr selten gibt, aber es gibt sie, glaub mir! Keine Regel gilt unter allen Bedingungen. Es sind die Menschen, die gerne Regeln aufstellen, ohne alle Bedingungen zu kennen, und sich dann wundern, dass es selten vorkommende Bedingungen gibt, unter denen eine Regel nicht mehr gelten kann. So könnte das hier doch auch sein, oder?«

Eine Woche später gehen die Mau, die RaRas und ich zum Familiengottesdienst in die Kirche. Ich erlaube mir, diesen Adventsgottesdienst kurzerhand in unseren ganz persönlichen Weihnachtsgottesdienst umzuwidmen. Als wir alle zusammen nach Hause zurück in die Wohnung kommen, ist es Ramona, die als Erstes nichtsahnend das große weihnachtlich erleuchtete Wohnzimmer betritt und in einem gellenden Freudenschrei losbricht:

»Der Weihnachtsmann! Er war hier. Beim Baum. Da sind Geschenke!«

»Du spinnst, das gibt es doch gar ...«, ruft Raphael aus dem Flur hinterher, bis er beim Blick in die im weihnachtlichen Licht glänzende Stube verstummt.

So machen wir aus der verbleibenden Adventszeit vor dem kalendarischen Weihnachtsfest eine vorgezogene Weihnachtszeit, mit allem, was dazugehört. Raphaels Kindergartenkameraden können es auch nicht fassen, dass der Weihnachtsmann bei uns eine solche Ausnahme gemacht hat. Sachen gibt's, die gibt's gar nicht. Wie den Weihnachtsmann.

Es ist diese unfassbare, in den hellen Stimmen der RaRas liegende Freude, die auch mir Freude bringt. Selten ist es mir gelungen, derartige Freude bei den RaRas zu registrieren. Die Idee, ein Volltreffer. Ein Traum, den ich als Kind so oft hatte, der nie in Erfüllung ging, dass der Tag der Geschenke doch bloß nicht mehr so fern liegen möge.

So verbringen wir drei Wochen später den kalendarischen Heiligabend im Süden Chiles in einer urigen Blockhütte am brennenden Kamin. Spartanisch. Naturnah. Abenteuerlich. Ohne große Geschenke. Denn die wären Ballast im Gepäck. Eine weitere Woche später, am 31. Dezember 2000, der wahren Jahrtausendwende, geht mein großer Jugendtraum in Erfüllung.

Ich werde von einer »Krankheit« geheilt, die ich mir bereits als Vierzehnjähriger beim Lesen eines Artikels in der Ausgabe 12/1978 der Fernsehzeitschrift HÖRZU eingefangen habe. Damals berichtete ein Fritz B. Busch über die »unmöglichste Straße der Welt«. Und ich spürte, wie mich der Stachel der Fernwehmücke pikste und mich infizierte: Diese Straße fährst du in diesem Leben auch noch mal ab!

Mit Ausnahme der Darien-Sümpfe zwischen Panama und Kolumbien, durch die nach wie vor leider keine Straße führt, habe ich die gesamte Strecke abgefahren! Frei nach dem Motto: Der Weg ist das Ziel! Und: Nach der Kurve ist vor der Kurve! Endlich Ushuaia! Und dann die allerletzte Kurve vor dem »Final-Ruta«, dem Schild, das mir verkündet: Die Strecke von Alaska nach Feuerland auf dem Landweg ist eingesammelt. Geschafft!

Expeditionen in den Familienalltag

Im Sommer wird Raphael in der Grundschule Nauheim eingeschult. Von den allerersten Tagen einmal abgesehen, geht Raphael seinen Schulweg von Beginn an alleine. Ganz genauso wie ich damals. Viele andere Eltern bringen ihre Kinder immer mit dem Auto zur Schule, damit bloß kein Unfall passiert. Ich halte davon gar nichts, weil man so vielleicht versäumt, einem Menschen frühzeitig Respekt vor und damit Umgang mit Gefahren beizubringen und ihn an Verkehr zu gewöhnen. Ich will meinem Kind keinen Schutzraum gegeben haben, der sich einmal fatal auswirken könnte. Irgendwann verlässt es diesen Schutzraum, zum Beispiel wenn es selbst einmal Auto oder Motorrad fährt, und kommt dann mit achtzehn im Verkehr um, weil es die Gefahr falsch eingeschätzt hat.

Ich kann mir durchaus vorstellen, dass viele Kinder, die früh Opfer von Verkehrsunfällen werden, sich sowieso später totgefahren hätten, weil ihnen der Respekt vor den Gefahren im Verkehr fehlte. Und wenn unsere Kinder zu dieser Sorte gehören, dann wäre es besser, es passiert gleich etwas, woraus sie entweder nachhaltig lernen, weil es noch mal gut gegangen ist, oder wenn es tödlich enden würde, dann habe ich wenigstens nicht jahrelang ein Kind gehabt, das später sowieso verunglückt wäre.

Wenige Wochen später kommt auch Ramona endlich in den Kindergarten. Ab sofort gibt es am Morgen ein geordnetes Gehen: Raphael geht zur Schule, Ramona wird in den Kindergarten gebracht und ich fahre zur Arbeit. Ich bin froh, dass ich früher nicht bereits mit drei Jahren in den Kindergarten gegangen worden bin. Das hätte mich sehr gestört. Für die RaRas scheint es dagegen gut zu sein.

Den nächsten Familienurlaub verbringen wir rund um die Adria. Da kann man auch im Herbst noch baden, wandern und was erleben. Und das alles bei in der Regel verlässlich gutem Wetter. Denn nichts hasse ich mehr als unplanbares Wetter. Und natürlich fahren wir mit dem Auto, das spart Kosten, man kann mehr mitnehmen als im Flieger und ich kann ganz nebenbei viele Straßen abfahren und sammeln. Der Wagen ist unsere mobile Heimat. Wie ein Schneckenhaus, das man überallhin mitnimmt.

Allein entlang der kroatischen Adriaküste gibt es unzählige interessante Abstecher, die ich unbedingt fahren muss. Die Mau sieht darin immer nur kuriose, zeitraubende Umwege. Für mich führen erst diese teilweise zugegebenermaßen engen Straßen in die wahre Wunderwelt der Karstlandschaften.

Bei der Auffahrt zum Sveti Jure muss Ramona mehrmals kotzen. Innerlich zerreißt es mich, weil ich sehe, dass meine Tochter streng genommen nicht mehr mitfahrtauglich ist, andererseits aber mein starkes Bedürfnis, diese Strecke zu erfahren, ein Umkehren verhindert. Würde diese Sehnsucht jetzt ungestillt bleiben, würde sich das für alle spürbar bis in die nächsten Tage hinein auf die Stimmung auswirken. Deswegen müssen wir weiter. Da ich nun einmal nicht an jeder Haarnadelkurve wie ein Bummelzug halten will, fahre ich die gesamte Strecke ohne Pause hoch. Ausnahmen sind nur die obligatorischen Fotostopps. Während ich dann im Gelände rumspringe, hat Ramona die Chance sich zu erholen. Auf dem Gipfel angekommen, können wir dann wieder gemeinsam den atemberaubenden Blick über die kroatische Adriaküste genießen.

Natürlich fahren wir auch die serpentinig-staubige Piste auf den Mali Alan rauf, jenem Gebiet im Velebit-Gebirge, in dem Winnetou starb. Oder wir wandern querfeldein durch die karstige Felswüste rund um den Zrmanja-Canyon, der in den Karl-May-Filmen einst als Rio Pecos im Apachenland verkauft worden ist.

Nach jedem straßigen Abenteuer warten auf uns auch immer Zeiten am Meer, die für die RaRas anscheinend die besten Tage sind. Ich kann mit zu viel Zeit am Strand leider nicht viel anfangen. Mein Hirn muss immer gefüttert werden – mit juchzigen Wegeerlebnissen. Und es ist und bleibt Martina, die sich immer und überall um die RaRas kümmert. Die all das leistet, was sein muss, was ich nicht oder nur erschwert leisten kann: Alltagsarbeiten und die emotionale Betreuung.

Inzwischen gewinnt mich die lokale Politik für die Liste der nächsten Kommunalwahl. Eine Motivation, mich dort einzubringen, ist, als Teil der Gesellschaft dabei zu sein, wenn etwas gestaltet wird. Eine andere ist, die Prozesse hinter den Kulissen und die Gründe nach außen kurios erscheinender Entscheidungen zu verstehen. Wie Menschen untereinander miteinander umgehen, all das spielt neben der Mitgestaltung der Wahlheimat eine Rolle.

Es gelingt mir tatsächlich, zum Gemeindevertreter Nauheims gewählt zu werden, obwohl ich hier erst zwei Jahre wohne und eigentlich weder von der Historie noch von den internen Angelegenheiten des Ortes eine große Ahnung habe. Hinterher sagt man mir, dass es daran liege, dass ich zum einen einige interessante, der sachlichen Auseinandersetzung dienliche Kommentare geliefert habe, und dass ich zum anderen ein »unbeschriebenes Blatt« sei, ein Mensch, der mit den lokalen Querelen der Politik noch nicht vorbelastet sei, ein Mensch, der neue Wege gehen möchte und nicht nach Gründen sucht, warum etwas nicht geht.

Derweil tauchen bei uns zu Hause immer öfter Freunde der Kinder auf. Sie sind genauso wie die RaRas: Laut und nervig. Als ich seinerzeit bei Frau Vogt die Filme sah, die das helle Kinderlachen an mich herantrugen, hatte ich eine Vorstellung von einem stressfreien, herrlichen Familienleben. Der Familie soll es gut gehen. Alles ist für jeden erlaubt, solange es nicht das Wohlbefinden anderer, besonders meins, stört.

Aber ich hätte nie gedacht, dass ein Minimum an Verboten und Sanktionen immer noch mit Stress verbunden ist. Je älter die Kinder werden, desto mehr nerven sie mich.

Warum müssen die immer und überall dazwischen sein? Warum spielen die nicht einfach in ihrem Zimmer, ohne dass sie andauernd angelaufen kommen? Wieso müssen sie andauernd etwas erzählen?

Ich war früher total anders! Ich brauchte die ganzen anderen Leute nicht, um mich zu beschäftigen. Ich drehte die Räder meiner Spielzeugautos, bis leider die Achsen brachen. Zählte bei meiner Autorennbahn einfach nur die gefahrenen Runden. Stundenlang.

Die Mau scheint sich immer mehr nur um die Kinder zu kümmern, statt um mich. Eifersucht macht sich breit. Einerseits. Andererseits habe ich die RaRas doch lieb. Sie brauchen die Mau.

Im kommenden Sommer fahren die Mau und ich wieder alleine nach Indonesien. Die Mau hätte die RaRas gerne mitgenommen, aber ich muss wieder raus, muss Straßen und Strecken sammeln, um nicht einzugehen. Und dabei kann ich keine nervenden Kinder mit großen eigenen Bedürfnissen gebrauchen.

Zu Hause machen wir mit den RaRas dafür verstärkt Ausflüge, sozusagen Urlaub auf Raten. Der erste Ausflug geht am 11.8.2002, exakt drei Jahre nach der totalen Sonnenfinsternis, ins »Taunus Wunderland«, einem Erlebnispark für kleinere Kinder.

Dort wollen die RaRas unbedingt ins Geisterhaus. Und der Papa soll da unbedingt auch mit rein. »Charlie«, so nenne ich mich in Selbstgesprächen oft, »Charlie, stell dich nicht so an, wenn das für Kinder ist, wird es wohl okay sein, es kann gar nicht so schlimm werden.« Tapfer folgt der große Dr. Peter Schmidt seinen RaRas ins Geisterhaus.

Dann gibt es ein illusioniertes Erdbeben, und das Haus dreht sich weg und es dreht sich doch nicht weg – ich spüre, wie mein Hirn tiltet, binnen Sekunden stockt mein Puls und rast dann wieder bubbernd, die Sprinkleranlagen auf allen Häuten gehen an. Herrgott, wo ist der Knopf zum sofortigen Aussteigen? Die Kinder juchzen und ich krepiere da drin. Warum?

Das, was die Augen dem Hirn melden, das, was die Arme und Beine spüren, das, was ich rieche, das, was ich höre, mein Hirn kriegt es nicht zu einem einzigen sinnergebenden Bild zusammen. Ich wahnsinne, mich martern unerbittliche Kopfschmerzen. Augen zu und durch ist meine Rettung – hoffentlich. Ich merke, wie mein Puls immer wieder stockt und rast, es ist so wie bei einer Narkotisierung. Ich soll bewusstlos werden, will aber nicht. Ich kneife mir blaue Flecken, nur um zu spüren, dass ich da bin. Ich schließe die Augen, und kreiere mir meine eigenen Phantasien zu den Schaukeleien. Das beruhigt Hirn und Kreislauf sehr schnell. Sobald ich aber die Augen erneut öffne, tiltet es sofort von Neuem. Dann ist es endlich aus – aus – aus.

Torkelnd trete ich aus dem Geisterhaus. Und die RaRas juchzen. Das ist definitiv das letzte Mal, dass ich in so einen Simulator gegangen bin, schwöre ich mir. Es muss was damit zu tun haben, dass die Simulation nicht perfekt genug ist, um als echt anerkannt zu werden! Und beim Feststellen der wahren Situation macht es halt »Tilt«, dafür ist dann doch zu viel Illusion in der Illusion da.

Anfang September bietet sich die Chance, im kommenden Jahr zum Waw an-Namus, einem spektakulären Vulkankrater inmitten der Sahara, zu fahren. Da möchte ich natürlich unbedingt hin. Doch die Mau ist davon nicht begeistert. Denn ich war doch erst dieses Jahr im Winter in der Sahara, zwar mit einer Gruppe, aber ohne die Mau.

Schließlich einigen wir uns auf einen Vertrag. Wenn ich in der Woche keine Süßigkeiten und kein Eis mehr esse, darf ich dahin fahren. So schließen wir untereinander unseren »Libyen-Vertrag«, dessen Ziel ist, dass ich wieder schlank werde. In dem Libyen-Vertrag steht, dass das Essen nach 19 Uhr grundsätzlich nicht mehr gestattet ist, dass nur zu besonderen Anlässen und am Wochenende Süßigkeiten und Eis in Maßen gegessen werden dürfen, aber eben nicht im Alltag. Dass es fortan viel mehr Obst und Gemüse geben soll und vieles mehr.

Denn mit meinem Gewicht könne es so nicht weitergehen. Wenn eine Jeans von oben bis unten aufreißt, dann ist das als Zeichen zu nehmen. Der Libyen-Vertrag kostet jede Menge Disziplin, Selbstbeherrschung und Überwindung, aber es gelingt mir tatsächlich, mich in den kommenden drei Monaten strikt an den Vertrag zu halten.

Habe ich bei Inkrafttreten des Libyen-Vertrages noch 95 Kilo gewogen, sind es drei Monate später nur noch ganze 79 Kilogramm. 16 Kilo in drei Monaten, das bedeutet, jede Menge neue Klamotten zu kaufen, denn in Säcken will ich nun auch nicht mehr herumlaufen. Ich hätte nie gedacht, dass das so banal möglich ist. Im weiteren Verlauf komme ich sogar noch bis auf 74 Kilo runter, so dass die Klamotten aus der Gymnasialzeit wieder passen! Einfach genial!

Womit mal wieder bewiesen wäre, dass die ganzen Artikel und Bücher, die es über das Abnehmen gibt, nichts anderes sind, als eine viel zu komplizierte Darstellung einer simplen mathematischen Formel: »Gegessene Kalorien« minus »verbrauchte Kalorien« muss einen Wert unter null ergeben.

Danke, Dieter!

Wieder geht die grüne Zeit des Jahres dem Ende entgegen, wieder nähert sich Weihnachten. Ohne dass ich besondere Erlebnisse mit meinen Kindern verbuchen kann. Stattdessen gibt es auf einmal eine sehr merkwürdige Folge von Sendungen im Fernsehen, die anscheinend viele Zuschauer äußerst spannend finden, ich aber total langweilig.

Und wenn man in der Firma nach dieser Sendung fragt, wird alles nur noch mysteriöser. Keiner will es gesehen haben, aber alle kennen sich aus. Jedenfalls die, die ich frage. Das erinnert mich an »Dallas«. Das haben früher auch alle außer mir regelmäßig gekuckt, ohne es zugeben zu wollen. Warum verleugnen sich die Menschen?

Die Rede ist von »Deutschland sucht den Superstar«. Wie schon in der Jugendzeit frage ich mich, wieso die denn Musik im Fernsehen zeigen müssen? Es heißt doch nicht Fernhören. Musik kann ich doch auch viel besser durch das Radio oder vom Plattenteller hören. Und zudem stören die ganzen Bilder dabei, die Musik überhaupt in sich aufzusaugen und zu verinnerlichen. Oder?

Damit muss man doch nicht die wertvolle Sendezeit im Fernsehen besetzen. Da könnte man stattdessen doch viel mehr spannende Sendungen über Astronomie und Vulkane bringen.

Da das Fernsehen meist nur das bringt, was die Mehrheit sehen will, müssen alle Menschen anders ticken als ich. Auch die Mau findet diese Sendung äußerst unterhaltsam und interessant.

Ich sitze oft am Schreibtisch, der in unserem großen Wohnzimmer steht. Da man bei dem Gekreische und Gesinge aus der Glotze sowieso nicht mehr vernünftig denken und arbeiten kann, komme ich immer öfter zur Mau auf das Sofa, während diese Sendung läuft.

Es dauert nicht lange, da bildet sich ein neues Ritual heraus. »Deutschland sucht den Superstar« wird zu meiner Lieblingssendung, obwohl ich sie gar nicht anschaue! Denn während Deutschland im Fernsehen den Superstar sucht, finde ich auf meinem Rücken die Hand der Mau wieder. Ich bekomme immer dann, wenn diese Sendung läuft, so viele Streicheleinheiten wie nie zuvor. Die besten Streichelabende meines Lebens hat mir also Dieter Bohlen geschenkt. Vielen Dank, Herr Bohlen, dafür!

Da ich mich beim Gestreicheltwerden super entspannen kann, wird die Suche nach Deutschlands Superstar für mich schnell zur perfekten Einschlafhilfe. In meinem ganzen Leben habe ich noch nie so wirksame Gute-Nacht-Geschichten vorgetragen bekommen. Erst bei der allerletzten Folge werde ich wieder wach, bevor das Ende erreicht ist. Und da sehe ich ein ärmelloses, violettes Hemd, ein Outfit, das mir sehr gefällt. Darin steckt ein Typ, der absolut passend zu unserem Ritual *Take me tonight* singt. Der Sänger sieht geil aus, singt genau das Richtige! Möge er gewinnen, denke ich und werde gestreichelt. Und er gewinnt die Show!

Leider habe ich erst nach dem Ende der Fernsehparty, als die ganzen Folgen gerade vorbei sind, ein wenig inhaltlichen Gefallen an dieser Sendung gefunden. Zu spät. Es gibt keine nächste Folge. Jedenfalls erst mal nicht. Und mit den tollen Streicheleinheiten ist es auch wieder vorbei. Schade. Hoffentlich suchen die auch nächstes Jahr wieder so einen Superstar, damit ich wieder jeden Abend herrlich weggestreichelt werden kann!

Mit Ausnahme der letzten Sendung dieser Reihe war doch keine der Sendungen wirklich interessant? Es hat immer unendlich lange gedauert, bis endlich mal bekannt gegeben wurde, wer denn nun eine Runde weitergekommen ist oder nicht. So eine Entscheidung kann man doch auch viel schneller mitteilen, ohne die ganze Sendezeit zu verplempern, in der man dann vielleicht ja auch noch etwas über Vulkane unterbringen könnte.

Die ganze Sendung erinnerte mich irgendwie an »Jugend forscht«. Da musste ich damals auch vor so einer Jury aus mehreren Leuten mein Talent präsentieren. Das hat Spaß gemacht. Und als dann die Entscheidung verkündet worden ist, wer eine Runde weitergekommen ist, gab es genauso Tränen und Wut. Vor allem Mädchengesichter waren es, die nass regneten.

Und genau das war es, was mich an der ganzen Sendung langweilte. Das wäre so, als wenn bei »Jugend forscht« immer nur gezeigt worden wäre, wer gerade regnet oder sauer auf die Jury ist. Aber das hat damals nie in den Zeitungen gestanden. Da stand schlicht, wer gewonnen hat, wer nicht drinnen stand, war halt nicht weitergekommen. Basta! Das erzähle ich der Mau.

Da erklärt sie mir, dass es genau diese Emotionen sind, die hier dargestellt werden sollen. Es gehe weniger um das Singen, sondern vielmehr um die Gefühle der ganzen Beteiligten. Natürlich gehe es auch um das Singen, aber das sei für das Format erst mal nachrangig.

Aha, deswegen gibt es bei so etwas wie »Jugend forscht« keinen Medienrummel, aber beim Singen, da kommen Emotionen direkt zur Sprache. In diesem Moment kommen auch Erinnerungen an diese Kommunikationsseminare hoch. Da hieß es auch mal, dass ich unbedingt Singen lernen sollte. Das würde alle meine Probleme beheben. Denn je besser man sich in die Inhalte eines Songs emotional hineinversetzen könne, je besser man das Lied fühle, desto besser singe man. Beim Singen gehe es nur um Emotionen. Ja, mehr noch, das ganze Leben drehe sich nur um Emotionen. Etwas, das ich bis heute gar nicht oder nur bedingt nachvollziehen kann.

So habe ich mir vorgenommen, die nächsten Sendungen von »Deutschland sucht den Superstar«, sofern es weitere Folgen geben wird, nicht zu verschlafen, sondern zu sezieren, so wie ich im Rahmen der ostpreußischen Flirtkunde Liebesfilme analysiert habe. Die Emotionen rational sichtbar und damit für mich erschließbar zu machen. Eine Fernsehsendung als Kommunikationsseminar sozusagen! Für das R – T – L: das richtig tolle Leben!

Der Kindergarten, in den meine Tochter nun seit zwei Jahren geht, hat zu einem Fest eingeladen. Dort wird etwas vorgeführt. Oh, wie hasste ich als Kind solche ausgedachten Theaterspiele! Jemand zu sein, der ich eigentlich gar nicht bin und auch nicht in echt sein kann oder will, das war und ist bis heute schwierig. Warum wollen und mögen alle Menschen das bloß so sehr?

Das Stück haben die Kinder »Im Land der blauen Freunde« genannt. Doch meine Tochter spielt keinen dieser blauen Menschen. Nein, sie steht auf einmal als roter Wicht im Land der blauen Freunde auf der Bühne. »Du gehörst zu uns doch nicht, du roter Wicht!«, heißt es. Worte, die mich instantan treffen. Das ist, als fasse jemand in eine unsichtbare Wunde, als klopfe jemand an die geheimnisvolle Mauer.

Noch nie zuvor habe ich so etwas bei einem Theaterstück erlebt. Schon gar nicht, wenn es Laienschauspieler waren, die etwas dargeboten haben. Mich übermannt ein seltsames Gefühl. Das ist doch genau deine eigene Situation! Ich spüre, wie meine Tochter die Mauer sichtbar macht, indem sie sich als sichtbar roter Wicht in eine Welt blauer Wesen begibt.

Das Land der blauen Freunde. So klar habe ich das noch nie vorher gesehen. Der rote Wicht – das bist du, sage ich mir. Die ganzen Menschen drumherum, das sind die blauen Freunde, und die Welt, in der du dich befindest, ist nicht dein Land, sondern das Land der blauen Freunde. Die Mauer ist da, weil die anderen dich in einer ungewohnten Farbe sehen.

Ich bin ganz seltsam berührt. Ich erinnere mich an viele Aufenthalte im Ausland. Wo ich Alien per Pass war. Wo ich als der andere so angenommen wurde, weil ich nun einmal deren Sitten und Gebräuche nicht mit der Muttermilch aufgesogen habe. Deswegen verzeiht man mir bis heute überall auf der Welt Fehltritte, nur nicht in Deutschland. Weil man dort ein blauer Mensch sein muss, um dazuzugehören. Aber warum ich dann der rote Wicht im Land der blauen Freunde bin, diese tiefer gehende Frage bleibt weiterhin unbeantwortet!

Emotionale Versteinerung in Stonehenge

Endlich habe ich es wie viele andere vor mir geschafft, einen Kapitalgrundstock anzusparen. Um unabhängiger von den Menschen da draußen zu werden, ist es Zeit, sich ein eigenes Heim zu schaffen. Es zeigt sich schnell, dass es im Rhein-Main-Gebiet leider kein unseren Vorstellungen entsprechendes Haus mit Garten gibt: entweder zu teuer, zu laut, zu alt, schlecht geschnitten, falsch ausgerichtet oder zu klein. Am liebsten würde ich ja selber bauen, aber das ist in dieser Gegend erst recht unbezahlbar. Da aber der Gemüsegarten in Andorra State genügend Platz bietet, entschließen wir uns, dort ein Hausprojekt nach eigenen Vorstellungen umzusetzen.

Der Sommer 2003 entpuppt sich als afrikanischer Sommer mit Temperaturen bis nahezu 40 Grad. Wir beschließen daher, für uns eher unüblich, zur Abkühlung nach England zu fahren. Fernreisen kommen im Moment ja nicht in Frage, da für das Haus gespart wird.

Am 12. August 2003, einem sonnengebleichten, weißrotblauen Tag, besucht die ganze Familie, die RaRas, die Mau und ich, Stonehenge. Zeit, mal wieder die Omaopas anzurufen. Als ich dann ein mitgenommenes Nothandy ans Ohr halte, das nur eingeschaltet ist, wenn dies dringend erforderlich scheint, um nicht immer und überall gestört zu werden, erreichen mich als Erstes gleißend helle, stechende

Worte der Locken: »Peeeeter, zwei Tage haben wir nach euch gesucht, sogar im Verkehrsfunk seid ihr gewesen, überall, aber wir haben euch nicht gefunden!« Nach einer kurzen Atempause ergänzt sie knapp und schattig: »Peter, der Opa ist tot!«

Dann herrscht Stille, während ich auf die mächtigen Megalithen starre. Es ist der Moment, in dem ich versteinere, der Moment, in dem Stonehenge so einen weiteren Megalithen erhält: mich. Nichts Irdisches erreicht mich mehr. Ich starre himmelwärts. Der braune Brummelbär hat es geschafft, dem körperlichen Kerker zu entkommen. Er wird nie wieder in seinem braunen Ledersessel sitzen.

Wenn ich nach Hause komme, dann ist da kein Opa mehr, der sich nach den RaRas erkundigt. Wenn ich nach Hause komme, dann ist es dort endgültig nicht mehr so, wie es mein ganzes bisheriges Leben war. Eine Zäsur. Das Ende einer Ära. Es gibt keine Papamamas mehr. Eine Situation, die mich völlig unvorbereitet trifft.

Der braune Brummelbär war zwar schon lange sehr krank, aber für mich war es dennoch unvorstellbar, dass er auf einmal nicht mehr da sein könnte.

So ist es nun für mich unbegreiflich, wie es zu Hause aussehen soll, wenn dort der Opa nicht mehr abends in seinem braunledernen Fernsehsessel sitzt. Dann kippt der Megalith aus Fleisch und Blut. Er fällt ins Gras. Das Gras kitzelt meine Arme, weil ich hier im ärmellosen T-Shirt bin, weil es so heiß ist. Ungewöhnlich heiß, auch in Stonehenge!

Ganz allmählich verflüssigt sich meine Versteinerung. Augenregen kitzelt sich über mein Gesicht ins Gras. »Was sollen denn die Leute denken?«, fragt die Mau. »Was die Leute denken, das ist mir fast immer egal gewesen. Die wundern sich sowieso nur. Lass mich in Ruhe!«

In vielen Situationen hilft nur eines: mich in Ruhe lassen. Und mich ganz von selbst den Weg aus der Situation finden lassen, den ich gehen muss, um mich wieder wohlzufühlen. Als ich mich nach einer Stunde wieder gefunden habe, als mich wieder die Dinge erreichen, die direkt um mich herum liegen und passieren, greife ich still zum Handy.

Denn die Oma wünscht sich doch so sehr, dass wir bei der Beerdigung dabei sind. Sie haben es schon aufgeschoben, getragen von der Hoffnung, wir könnten es noch schaffen, rechtzeitig nach Hause zu kommen. Wir vollenden die Besichtigung von Stonehenge und fahren anschließend direkt nach Deutschland.

Still steuere ich uns Richtung Gadenstedt. Wir nehmen entgegen aller meiner Gewohnheiten den schnellsten und kürzesten Weg. Das geht nur in Trance. Im Vergessen dessen, was um mich herum ist. Tief unter dem Ärmelkanal starre ich auf die Gleise, auf dem Hinweg waren wir mit der Fähre nach England gekommen. Ein Platzregen geht in meinem Gesicht nieder.

Noch ein kurzer Stopp bei einem Schnellrestaurant in Calais, dann geht es in die dunkle Nacht. Als der nächste Morgen graut, sind wir fast da. Dann stehe ich vor dem Schlafzimmerfenster der Papamamas, aus dem dann die Locken schaut. Eine andere Zeit ist angebrochen. Stille unter der hohen dreiarmigen Birke, dem Wahrzeichen von Andorra State.

Die Beerdigung selbst ist für mich ein sehr emotionales Ereignis. Aber nicht so, wie es die anderen erwarten. Sondern ganz anders. Mein innerer Wutvulkan bricht aus. Weil alle was von mir wollen. Weil alle mir sagen wollen, was ich zu tun und zu lassen habe. Weil sehr viel Stress verbreitet wird. Der Tag, an dem der Körper des braunen Brummelbären in die Erde des Friedhofs von Gadenstedt kommen soll, ist für mich kein Tag, an dem ich in Ruhe und Frieden gelassen werde, um die neue Situation zu verarbeiten, sondern ein Kampftag. Ein Tag, an dem ich tilte.

Dabei geht es doch lediglich darum, den Umzug eines Körpers, dem die Seele, das die Welt Wahrnehmende, entschwunden ist, durchzuführen. Vielleicht wäre es für mich doch besser gewesen, dass wir nicht extra aus England gekommen wären, meint die Locken, als ich im Stress erst einmal die ganzen Bilder der Ahnengalerie neben der Treppe runterreiße.

Entgleisung nennen es die einen, Vulkanausbruch die anderen. Überforderung die Dritten. Womit sie alle irgendwie recht haben. Weil ich nun einmal nicht alles auf einmal machen kann. Mit mir geht das nicht.

Nach einem Kapellengottesdienst heißt es endgültig Abschied von Opa zu nehmen. Sein Körper zieht schließlich in eine Zweizimmerwohnung, die sich unter der Erde befindet. Das zweite Zimmer ist für die Locken vorgesehen. Die Tapeten dieser Wohnung sehen nur diejenigen, die die Zeit im Raum wahrnehmen können: Wir sogenannten Hinterbliebenen. Auch der Opa ist also jetzt ein Erblasser. Er ist steif geworden erblasst.

Nach der Beerdigung gehe ich noch einmal zu einem anderen Grab auf dem Friedhof. Es ist das Grab eines Menschen, der mir sehr ähnlich gewesen sein soll. Er desertierte im Zweiten Weltkrieg und wanderte zu Fuß sich durchklauend immer nachts etwa siebenhundert Kilometer nach Hause. Ich war sieben, als sein Körper in seine Einzimmerwohnung hier unter der Erde zog.

Onkel Hermann war früher immer der dumme Schlaue. »Der Junge kommt genau nach Onkel Hermann!« Oh, wie oft habe ich das gehört, vor allem immer dann, wenn ich zu doof, zu wütend oder zu schlau für etwas war. Onkel Hermann war arbeitslos und es hieß, er sei krank. Da seine Was-auch-immer-Krankheit auch kein Arzt kannte, war es für alle einfach die »Onkel-Hermann-Krankheit«.

Es macht mir heute zu schaffen, dass ich wohl aus Sicht anderer auch diese eigenartige »Krankheit« haben könnte. Dass diese Sache daran schuld sein könnte, dass ich so viele Dinge anders begreife als meine Mitmenschen. Aber wenn es wirklich so sein sollte, warum fühle ich es dann nicht als Krankheit? Seit meiner Kindheit weiß ich, dass ich einfach anders gepolt bin. Und um Onkel Hermann zu verstehen, war ich doch noch zu klein damals.

Später kehre ich noch einmal mit der Mau zurück zum Grab des braunen Brummelbären. Diesmal sind wir dort ganz allein. Unter uns. So probiere ich etwas Neues aus. Ich stelle mich vor den gehügelten Blumenhaufen, unter dem nun der körperlich gefüllte, hölzerne Sarg liegt. Es kostet mich einige Zeit, die innere Mauer zu durchbrechen. Schließlich gelingt es mir. Ich beginne zu singen, ob gerade oder schief, egal, ich weiß es nicht: *I am sailing*, weil ich das kenne und es irgendwie passt, und *Hohe Tannen*. Vor allem das zweite Lied hätte wohl das Gesicht des braunen Brummelbären zu Lebzeiten einfeuchten lassen, hat er doch seine schlesische Heimat immer im Herzen getragen.

Bedingungslose Liebe

Am Tag nach der Beerdigung zählt die Oma die Beileidskarten und stellt gesichtsrechnend fest: »Über 200 Karten hat der Opa gekriegt, weil er den Leuten immer so viel geholfen hat. Immer nur für andere Leute hat er gearbeitet! Wir haben immer zurückgesteckt! Ob das mal alles so wird, wie ihr euch das vorstellt mit eurem Haus … Der Opa kann euch da jetzt nicht mehr helfen.«

Stille. In mir steigt wieder Magma auf: Mir traut man mal wieder gar nichts zu. Und alle wollen sie Einfluss nehmen auf das, was ich machen möchte. Warum muss die Locken nur immer wieder solche Platten auflegen? Sie leiert derweil weiter: »Du musst viiieeel menschlicher werden! Da musst du immer noch viel an dir arbeiten! Wenn du mal unter die Erde kommst, glaub man nicht, dass du so viele Karten kriegst! Ihr kriegt später mal nur fünf Karten: Eine von der Arbeit, eine von der Partei und drei von der Familie.«

Die Mau rennt nach draußen. Wenn die Mau wegrennt, ist sie meist wütend. Ich folge ihr und will wissen, ob das so ist und wenn ja, warum.

»So etwas Gemeines hat noch nie jemand zu mir gesagt!«, schnauft sie.

»Was meinst du damit?«, frage ich ahnungslos.

»Na das mit den fünf Karten! Sie meint ja uns beide damit«, erklärt die Mau.

»Was ist daran schlimm?«, will ich wissen. »Sie hat doch eigentlich recht.«

Mir fällt gerade auch niemand Weiteres ein, der eine Beileidskarte schreiben könnte, wenn ich tot wäre. Wenn ich tot wäre … Wenn ich tot wäre …

Opa tot, überfordert, kein Haus, menschlicher sein, fünf Karten, Mau sauer – das alles lässt mich schon wieder wie der überladene Arbeitsspeicher eines Computers tilten.

»Ich kann nicht mehr! Ich will nicht mehr!«, schreie ich. Dann laufe ich zur Ostgrenze von Andorra State und springe über den Maschendrahtzaun. Verlasse mein Land, den heimischen Garten. Laufe durch die angrenzenden Felder. Bis ich nicht mehr kann und mich niederfallen lasse. »Peeeeeeter!« schreiend folgt mir meine Frau. Womöglich könnte ich ja zur nahegelegenen Bahnlinie unterwegs sein und mich im Affekt vor einen dort vorbeikommenden Zug werfen, wie ich später erfahre.

Schließlich findet sie mich im Dreck liegend auf dem Stoppelfeld. Ich starre sie an. Wortlos. Meine Sprache ist wie immer in solchen Stresssituationen erstarrt. Ich bin verstummt. Ich finde keinen Zugang mehr zu Worten. Meine Kommunikationsautobahn ist überlastet. Sie ist so voll, dass sich keine Worte mehr einfädeln können. Stillstand. Stille.

Dann durchbricht Martina das Schweigen: »Ich liebe dich!«, sagt sie auf einmal zu mir. Wie immer starre ich ihre Erdbeernase an. Nur das sanfte Säuseln des Windes erhellt das Dunkel der Stille.

Irgendwann sagt sie: »Peter, du weißt, dass ich es überhaupt nicht mag, wenn man nicht mit mir redet! Wenn du jetzt nicht redest und mir endlich sagst, was los ist, dann …« Weiter kommt sie nicht mehr. Denn: Brutal fädeln sich meine Worte in die verstopfte Kommunikationsautobahn ein:

»Ich werde es finden. Hier stimmt irgendwas nicht. Ich weiß nicht, was es ist, aber es zerfrisst mich. Die Frustration ist riesengroß, dass mich lebenslang niemand verstehen will!«

»Dein Verhalten ist nicht zu verstehen!«

»Waaaaaaarummmmmmm?«, trägt der Wind meine verzweifelnde Stimme fort.

Wieder Stille. Gläserne Stille. Denn es ist alles wie Glas, das man durchschauen kann, das zwischen dem Innen und dem Außen liegt. Unsichtbar. Ich erinnere mich an einen Vogel, der am Fenster sterben musste. Der wollte da einfach nur langfliegen, aber plötzlich gefror die Luft. Beständig fliege ich gegen etwas, das unsichtbar da ist. Ich begreife es nicht, genauso wenig wie dieser Vogel.

Niemand ahnt, was wirklich los ist. Die Verzweiflung ist unermesslich gewachsen. Warum will niemand die Intelligenz nutzen, die ich anbieten kann? Früher dachte ich, das läge am Neid, an der Gefährdung von Pöstchen und Positionen anderer. Heute denke ich, da spielt noch etwas ganz anderes, etwas weitaus Tiefgreifenderes eine Rolle. Aber was? Das herauszufinden, dürfte schwieriger sein, als das Aufstellen einer neuen Theorie über den Aufbau des Weltalls oder eine Weiterentwicklung der Plattentektonik. Dies ist schon lange geschehen, doch hören will es keiner, weil ich kein Professor werden konnte und durfte. Weil es im universitären Betrieb vordergründig nicht um die Sache geht, sondern wie anscheinend überall um Menschen. Ich spüre, dass ich dort zukünftig genauer hinschauen muss. Ich spüre, dass dort die Lösung zu finden ist. Aber wie? Und überhaupt was?

Nachdem all diese Gedanken durch meinen Kopf geturnt sind, sage ich zu meiner Frau:

»Ich dich auch!«

»Liebst du mich wirklich?«

Immer wieder diese elenden, quälenden Fragen: »Was ist Liebe?« – »Liebst du mich wirklich?« Was Liebe wirklich ist, darauf dürfte es keine objektiven Antworten geben. Nur subjektive. Ich werde also niemals erfahren, wie mich meine Frau liebt. Und sie wird niemals erfahren, ob ich sie wirklich auch so liebe, wie sie glaubt und hofft, dass ich sie liebe.

In die Stille hinein sagt die Mau: »Ich liebe dich wirklich!«

Ich verbaffe. Dass sie das in dieser Situation so einfach sagen kann! Das ist schon bewundernswert, ich könnte mich im Moment kaum selbst lieben.

Da durchzuckt mich ein innerer Blitz:

»Bedingungslos?«, frage ich sie fordernd.

»Bedingungslos?«, echot sie. »Das ist ganz schön viel, was du da verlangst. Nicht einmal deine Mutter liebt dich bedingungslos. Ich müsste dich also mehr lieben als jeder andere Mensch auf der Welt!«

»Hmhm!«, bestätige ich kopfnickend.

»Okay, ich will es versuchen«, flüstert sie. Ein Kuss besiegelt dieses Versprechen.

Es folgt eine schwere Zeit für mich. Eine Zeit des Begreifens der neuen Situation. Dass anstelle der vollständigen Papamamas, der Omaopas, nur noch die Locken, die Oma, da sein soll. Ich bin viel zu sehr mit mir selbst beschäftigt, als dass ich noch Platz in meinem Arbeitsspeicher für andere Sachen außer der Mau und der Firma habe. Denn diese Dinge sichern mir die Liebe und das Einkommen. Das Überleben.

Viele Menschen wollen mir helfen, wobei sie sich leider oft »verhelfen«. Das bedeutet, dass sie es mit ihrer Art, mir helfen zu wollen, nur noch schlimmer machen. Und genau aus diesem Grund lehne ich auch alle Hinweise, doch mal zum Arzt zu gehen, ab. Denn viele Psychiater und Psychologen sind für mich Menschen, die einfach keine Ahnung haben können, wie manche Menschen funktionieren, die zu ihnen kommen. Das habe ich mal gesehen, in einem Film. Der hieß *Einer flog übers Kuckucksnest*!

Ich brauche keine Hilfe von Menschen, die mich nicht verstehen können oder wollen, weil sie ihre Sicht der Dinge über mich drüberstülpen und mich dann zerstören würden. Die Hilfe, die ich suche, scheint es nicht zu geben. Jedenfalls nicht ohne diese großen Nebenwirkungen. Das ist übrigens eine der wenigen Meinungen, die die Locken mit mir in dieser Angelegenheit teilt. Zum Glück hat sie mich daher nie zu so einem Menschen gebracht. Und ich will da auch nicht hin. Die stellen dann irgendeine Diagnose, weil sie irgendetwas bei der Krankenkasse abrechnen wollen. Da habe ich leider kein Vertrauen, wenn ich an die vielen Fehldiagnosen denke, die selbst da passieren, wo man es hätte besser feststellen können, wenn man einfach mal genauer hingeschaut hätte, wenn man sich einfach mehr Zeit genommen hätte.

Ich fühle mich in letzter Zeit immer mehr völlig missverstanden. Das liegt daran, dass die Erwartungshaltung anderer an mein Verhalten mit meinem zunehmenden Alter wächst: »Junge, du bist jetzt keine neunzehn mehr! Langsam müsstest du doch mal …«, höre ich immer wieder.

Eine Krise jagt die andere. Ich weiß nicht, warum das alles passiert. Alle wollen sie angeblich nur das Beste für mich, doch was das ist, weiß nur ich selber.

Winkel oder Würfel?

Mittlerweile sind die Pläne zur Schaffung eines eigenen Anwesens der Ruhe weit fortgeschritten. Ende 2003 liegen zwei Entwürfe vor, wie unser Heim, unser »Silencia«, wie wir es nennen, aussehen soll: »Würfel« und »Winkel«. Der Würfel ist ein Entwurf, in dem im Erdgeschoss das familiäre Gemeinschaftsleben stattfinden soll. Dort sind eine große Küche und ein riesiges Wohnzimmer mit Kamin, Essbereich und einem Schreibtisch für private Arbeitsprojekte untergebracht. Im Obergeschoss sind vier Rückzugsräume, das Elternschlafzimmer, ein kleines, dienstliches Arbeitszimmer und zwei Kinderzimmer, geplant. Demzufolge gibt es unten nur ein kleines Bad mit Dusche und WC für den Tagesbetrieb und oben ein großes Bad mit zwei Waschbecken, so dass alle Familienmitglieder genug Platz haben.

Der Winkel ist ein Entwurf, bei dem im Obergeschoss mein atelierartiges Arbeitszimmer, das privat und dienstlich genutzt werden würde, und die zwei Kinderzimmer untergebracht sind, während das Schlafzimmer im Erdgeschoss verbleibt. Die Idee hier ist, die abendlichen und nächtlichen Rückzugsbereiche der Kinder von den elterlichen zu trennen, indem die Kinder oben wohnen und Papa oben vor allem tagsüber arbeitet. Und unten finden Familie, Freizeit, die gemeinschaftlich gestaltet wird, und das Schlafen der Eltern statt.

Ich erinnere mich nur allzu gut an das Highlife von Tantchen, die mit mir auf derselben Etage wohnte. Die laute Musik von Adam and the Ants, AC/DC und anderen, die sie früher immer spielte. Ich war verzweifelt, wenn ich mich in meinem Zimmer konzentrieren wollte. Damals litt ich so sehr unter dieser oft auch provozierend ausgeübten Lärmfolter, dass irgendwann nur noch die finale Lösung, die Zerstörung der Plattensammlung, weiterhalf. Danach war Ruhe. Endlich!

Und so etwas möchte ich nicht noch einmal mit meinen eigenen Kindern erleben. Am liebsten würde ich daher etwas bauen, das es erlaubt, später einmal ein mögliches Highlife erwachsen werdender Kinder vom Leben der Eltern etagenweise zu trennen. Deshalb plädiere ich für die Winkellösung, in der sich die Lärmfolter nicht als Katastrophe mit meinen eigenen Kindern wiederholen kann. Dann könnten die Kinder später einmal oben Freunde empfangen, während ich unten schlafen kann. Und die Bäder sind ebenfalls getrennt. Kinder oben, Eltern unten.

Die Mau ist strikt dagegen: »Peter, wenn wir das Haus so bauen, dann sehe ich dich kaum noch. Dann ziehst du dich in dein Atelier zurück. Dann brauchen wir unten kein großes Wohnzimmer mehr. Dann findet keine Familie mehr statt. Dann können wir uns genauso gut auch wieder scheiden lassen, hast du das verstanden? Ich habe dich geheiratet, damit wir das Leben gemeinsam gestalten. Wenn du dich dann da oben nur noch zurückziehst, dann kann ich mir auch gleich einen anderen suchen!«

»Dann geh doch!«, sage ich und gehe einfach weg. Nach draußen. Wieder muss ich erst einmal zu mir selbst finden. Mir meiner eigenen Gefühle klar werden. Was will ich? Was will ich nicht? Was ich will, ist schnell klar: Frieden im Haus. Eine liebevolle Familie. Menschliche Wärme. Und bedingungslose Liebe. Dann muss ich auch was geben. Und das loslassen, was ich kenne.

Bei dem Gedanken daran wird mir schließlich klar, dass ich nur deswegen den Winkel bevorzugen würde, weil er eine erweiterte und verbesserte Variante dessen ist, was mir vertraut ist: mein Elternhaus, das Haus der Papamamas, um ein Zimmer im Obergeschoss erweitert. Und alles ein bisschen schicker und moderner.

Der Würfel hingegen ist ein völlig neuer Entwurf. Eine ganz andere Anordnung, die zugegebenermaßen rational äußerst praktisch und funktional ist. Und billiger obendrein. Bei gleicher Gemeinschaftsfläche, allerdings reduzierter Fläche in den Rückzugsräumen. Aber das Haus soll ja für die Gemeinschaft sein, der Rückzug soll die Ausnahme sein. Beim Lernen, beim Arbeiten, beim Schlafen soll man sich zurückziehen können. Aber nicht in der Freizeit. Die wollen wir gemeinsam verbringen. In der Stube. Im großen Garten. Auf der Terrasse.

Ich sehe, dass beide Lösungen für einen Hausentwurf ihre Vor- und Nachteile haben. Es also am Ende doch egal ist, welche Variante gebaut wird. Und da ich nicht mein ganzes Leben nur für die Finanzierung eines Hauses arbeiten möchte – das kann es nämlich nicht sein –, entscheiden wir uns nicht nur aus funktionalen, sondern auch aus Kostengründen schließlich nach langer Für-und-Wider-Diskussion für den Würfelentwurf.

Das verlorene Hähnchenbein

Weil wir ja im nächsten Jahr zu Weihnachten hoffentlich bereits in unserem eigenen Haus wohnen werden, steht nun für uns das letzte Weihnachtsfest in Nauheim an. So jedenfalls sieht es der Projektplan »Hausbau 2004« vor. Am rotgrünen 24. Dezember setze ich mich mit wenigen Minuten Verspätung zur Familie an den mit dem Essen gedeckten Tisch.

Es gibt zum Mittag vor dem Kirchgang am Abend das von mir bei der Mau bestellte und gewünschte Hähnchen. Es ist eines meiner Lieblingsessen. Und nun sehe ich auf meinem Teller zwar ein Stück Hähnchenfleisch, aber nicht, wie alle Zeit bisher üblich, eines der beiden Hähnchenbeine.

»Warum kriege ich jetzt heute kein Bein?«, will ich von der Mau wissen.

»Wir haben doch zwei Kinder. Beide wollen ein Bein haben. Deswegen habe ich diesmal die Beine den Kindern gegeben. Du kannst doch auch mal ein anderes Stück essen! So ein Hähnchen hat nun einmal nicht drei Beine!«

Zwei Kinder. RaRas. Ja, jedem von ihnen sei ein Bein gegönnt. Ich will es ihnen ja auch gar nicht mehr vom Teller nehmen. Die wollen es auch wirklich haben. Wieder einmal tobt in mir ein gewaltiger Kampf konkurrierender Sehnsüchte. Die RaRas sollen es gut haben. Einerseits. Die sollen ihre Beine haben.

Aber ich brauche das Bein auch. Aber warum? Warum kann ich nicht einmal ein anderes Teil von dem Hähnchen nehmen? Ich versuche mich zu überwinden, den Kindern die Beine zu lassen. Damit sie nicht enttäuscht werden. Aber ich merke auch, dass das keine Lösung ist. In mir kommt es zu einem schweren emotionalen Sturm.

Ich beginne innerlich zu kochen. Die Magmakammer des Wutvulkans brodelt. Ich spüre, wie das flüssige Magma meines Inneren sich ganz allmählich Minute für Minute seinen Weg nach oben bahnt. Und ich weiß auch, wenn der Vulkan jetzt ausbrechen würde, wäre das Weihnachtsfest vorbei, bevor es angefangen hat.

An der Grenzlinie zwischen Wut und Frieden bilden sich schwere innere Turbulenzen. Ich möchte meine Wut ausleben, um zu leben, um mich von dem inneren Druck zu befreien, und ich möchte Frieden senden. Der Fuji, den sie alle bewundern, steht vor einem fatalen Ausbruch.

Am Esstisch herrscht gespannte Ruhe. Starre Stille. Eisige Gesprächsgefrornis.

Die Gedanken kreisen in mir. Ich spüre, dass es nur genau einen einzigen Weg gibt, die Katastrophe zu verhindern: Ich muss allein sein. Allein gelassen werden. Wortlos stehe ich vom Tisch auf, gehe in den Flur, schnappe mir den dort ordnungsgemäß in der Schublade abgelegten Autoschlüssel, setze mich ins Auto und fahre weg. Sollen die doch ihr Weihnachten alleine feiern. Ausgerechnet auch noch an Weihnachten das erste Mal im Leben Hähnchenessen ohne Bein, das geht gar nicht. Nein – nein – nein – und nochmals nein. Ende. Aus.

Straßen, die Therapie, der Exit. Während die Leitpfosten an mir vorbeiziehen, ich tranceartig durch die Gegend fahre, finde ich endlich Ablenkung und Beruhigung. Straßen fahren, das Einzige, was funktioniert. Abreagieren durch Fahren – Fahren – Fahren. Die Beruhigung, die keine Pille der Welt herbeiführen könnte, lässt so nicht lange auf sich warten. Das mittägliche Heiligabendessen zu Hause dürfte derweil immer kälter werden. Aber was soll's.

Ein Hähnchenessen ohne Bein, das ist sowieso wie kein Essen. Das brauche ich nicht. Das Weihnachtsessen ist so sowieso schon ausgefallen. Da ist eh nichts mehr zu retten. Sollen die doch ohne mich essen. Mir kein Hähnchenbein zu geben, das ist schlimmer, als mich zu verprügeln. Aber das haben die Menschen schon früher in der Schule nicht verstanden. Eine Prügelstrafe war keine Strafe. Man bekommt eine gescheuert, wie ein Gewitterschauer, danach scheint wieder die Sonne. Aber wenn man mir etwas kaputt gemacht hat, dann war das wie Dauerregen. Das tat viel länger weh.

Eine Stunde später kehre ich mit diesen Gedanken nach Hause zurück. Die Mau sagt nur:

»Warum bist du jetzt sauer? Du hättest ja ein Bein kriegen können. Aber du hast nicht klar und deutlich gesagt, wie wichtig dir das ist, so ein Bein zu kriegen. Das kann ich doch nicht wissen, dass da das ganze Weihnachtsfest in Gefahr geraten kann.«

»Ich habe den Kindern das ja gegönnt, ich wusste ja bis eben selber nicht, wie wichtig mir das Hähnchenbein in Wahrheit ist. Ich hab mich auch gefragt, wieso, verdammt noch mal, wieso muss ich das jetzt haben? Ich bin entgleist! Ich fühle mich gepiesackt, ich weiß nicht, warum.«

»Hättest du mir das vorher gesagt, hätte ich dafür plädiert, einen Schenkel dazuzukaufen, damit alle ein Bein bekommen können, die eins haben wollen.«

Erst mit dem abendlichen Gottesdienst verschwinden die restlichen Schmollwolken. Das letzte Weihnachtsfest in Nauheim ist gerettet.

Silencia, meine irdische Oase einer erdfernen Welt

Im Frühling 2004 geht es mit dem Hausbau los. Das Vorhaben beginnt mit dem Bau einer eigenen Zufahrtsstraße, der »Via Silencia«, dem Weg zu unserer Oase der Ruhe. Da ich mit meiner Familie in Nauheim wohne, bin ich gezwungen, das Projekt von dort per Fernmanagement in die richtige Richtung zu lenken.

Jedes Wochenende autobahnen wir nach Gadenstedt, um den Baufortschritt zu überwachen und um natürlich zu begutachten, was die Baufirma zwischenzeitlich abgeliefert hat. Anfängliches Misstrauen kann schnell zerstreut werden, es wird weitestgehend professionell gearbeitet. Wir haben Glück, kleinere Beanstandungen werden problemlos und diskussionsfrei ausgebessert.

Dennoch ist der Weg zum eigenen Heim kein leichter. Es ist eine große Herausforderung, der Baufirma einerseits so genau wie möglich zu sagen, was ich haben will und andererseits immer mal wieder festzustellen, dass Kleinigkeiten doch nicht so gelöst worden sind, wie ich mir das Ergebnis vorstellte, weil die Angaben dafür dann doch wieder nicht genau genug waren. Solche Dinge, die die Mau völlig harmlos findet, machen mir jedes Mal zu schaffen, obwohl es gar keine echten Baumängel sind, sondern einfach nur gegenüber der Vorstellung in meinem Kopf leicht veränderte Lösungen.

Am liebsten hätte ich den Bau vierundzwanzig Stunden am Tag beaufsichtigt, dann wären diese Dinge nicht passiert. Insofern verfluche ich, dass ich in Frankfurt arbeiten muss und nicht einfach die gesamte geplante Projektlaufzeit bezahlten Urlaub haben kann. Denn mein Problem ist, dass ich sowieso nicht parallel an größeren Projekten arbeiten kann, ich also für andere größere Dinge in dieser Zeit sowieso keinen Platz mehr im Kopf habe. Ich verstehe die Menschen nicht, bei denen das funktioniert. Am Ende schaffe ich es, mir die minimal benötigten Freiräume zu schaffen. Dennoch wird sich zeigen, dass ich in der Bauzeit drei große Flüsse überwinden muss, mit denen ich nicht gerechnet habe.

Der erste große Fluss bildet sich bereits im Winter. Ewiges nasskaltes Wetter verhindert den pünktlichen Baubeginn. Die schweren Maschinen können nicht auf das Grundstück fahren, ohne Gefahr zu laufen, im aufgeweichten Boden zu versinken.

Erst im April kann es endlich losgehen. Damit verzögert sich der Baubeginn jedoch um einen Monat, eine weitere Verzögerung dieser Größenordnung würde das Ziel, noch Weihnachten im eigenen Haus zu wohnen, gefährden. Meine Gelassenheit, die ich mir vorgenommen hatte, schmilzt wie Eis in der Sonne.

Es ist der 1. Mai 2004. Der Tag beginnt herrlich hochsommerlich. Die Bauarbeiter sind derweil bis zum Aushub für die ganzen Rohre und Kabel, die später unter dem Belag der Via Silencia liegen sollen, gekommen. Die Mau dreht einen Dokumentationsfilm über die getätigten Bauarbeiten.

Beim Mittagessen stelle ich fest, dass wir ja noch gar keine Fotos von der Baustelle aufgenommen haben. Der Spaß, den ich habe, an und in der Baustelle herumzuturnen, muss unbedingt noch durch die entsprechenden Ottofotos dokumentiert werden. Ottofotos, das sind Fotos, auf denen ich selber oder ein Mitglied der Familie drauf ist. Die heißen deswegen so, weil meine Bio-Lehrerin auf einer unserer gemeinsamen Reisen meinte: »Das sieht ja aus wie ein Otto!«, als sie mich fotografierte. Irgendwie muss ich also komisch ausgesehen haben. Warum, weiß ich auch nicht.

Die Mau hat gerade keine Lust, noch mal mit einer Kamera herumzulaufen. So vertagen wir das Machen von Ottofotos auf den nächsten Tag. Derweil schwült die Luft draußen immer mehr, und der Himmel milcht sich zunehmend ein. Es herrscht eine gespenstische Stimmung am Himmel. Ganz allmählich und unmerklich wechselt die Farbe von blassblau nach blassgrau. Und fast unmerklich verschwindet die Sonne hinter den Schleiern am Himmel. Das ist endgültig kein gutes Fotowetter mehr, um knallige Farben einzufangen.

So werkele ich im ehemaligen Gemüsegarten meiner Kindheit herum, denn das ist der Platz, wo jetzt unser Haus hinkommen soll. Dort stehe ich gerade mit einem Spaten in der Hand, um letzte Reste alter Wege und Zäune zu entfernen. Immer wieder halte ich inne, mustere den Himmel, der immer bedrohlicher wirkt. Und mir fällt auf, dass sämtliche Vogelstimmen, die im Garten zu hören waren, mittlerweile verstummt sind.

Urplötzlich gleißt wie beim Schweißen ein grelles, helles Leuchten den ganzen Himmel, gefolgt von einem ohrenbetäubenden Krachen. Dumdideldum! Ein im totalen Dunst getarntes Dumdideldum, so nenne ich seit meiner Kindheit Gewitter, ist ausgereift. Nicht herangezogen kommt es, nein, es entsteht gerade genau über mir. Regen bleibt noch aus, Zeit, um alle Geräte trocken einzuräumen.

Waren es erst einzelne Blitze, werden es jetzt immer mehr. Das Gewitter zieht auch nicht weiter, sondern wird heftiger und heftiger. Erst stippert es herum, dann regnet es sich ein, und am Abend schüttet es eimerweise. Ich stehe am Fenster und bin begeistert vom Geschehen. Die auf der Straße vorbeifließenden Wassermassen bringen mich in Ekstase. Wie so oft flattern meine Arme, zappeln meine Beine.

Als ich am nächsten Morgen sehe, dass der gesamte Aushub noch immer geflutet ist, bin ich jedoch enttäuscht. Bitter enttäuscht. Weil es kein Ottofoto von der herrlichen Stimmung des Vortages mehr geben kann. Alles, was farblich so toll aussah, ist dahin. Wegen des zweiten Flusses. Die Aushubhügel sind zu riesigen, schuhverklumpenden Matschhaufen mutiert. Wieder einmal ärgere ich mich darüber, dass ich die Brücke, die sich mir auf meinem Lebenswegenetz bot, nicht sofort genutzt habe. Jetzt muss ich einen anderen Weg nehmen, denn dieser Fluss hat keine weitere Brücke mehr. Die Sache ist Geschichte.

Die Mau versucht mich zu trösten: »Peter, it makes no sense to cry over spilled milk!«

»Hä, was willste mir denn damit sagen? Wieso auch noch in Englisch? Und was hat das alles mit vergossener Milch zu tun?«

Nachdem sie mich aufgeklärt hat, dass man das da draußen auch »It rained a lot of cats and dogs« nennen kann, wird mir einiges klarer. Auch heute noch muss ich Satzvokabeln lernen. Jetzt eben auch auf Englisch.

Zwei Wochen lang trage ich die Enttäuschung mit mir herum. Warum habe ich bloß nicht gleich am Tag zuvor darauf bestanden, mein Fotoritual durchzuziehen? Wieso wurde da nur dieser Film gedreht? Und warum macht mir das alles bloß so sehr zu schaffen? In meinem Kopf bildet sich ein Knoten der Verspannung.

Erst als die Baufirma zwei Wochen später das ganze Wasser aus den Gräben abgepumpt hat, geht es endlich weiter. Und es geht wieder aufwärts mit meinem Wohlbefinden. Ich habe die Sache mit dem nicht mehr machbaren Foto überwunden. Schweren Herzens. Die Bauerei nimmt einhundert Prozent meines privaten Arbeitsspeichers ein. Es sind so viele Dinge zu bedenken, damit das Projekt auch erfolgreich bleibt. Alle Gedanken drehen sich darum, dass bloß alles klappen möge. Für die Familie bleibt kaum Zeit.

Glücklicherweise schreitet der Bau nun sehr zügig voran. Die Baustraße wird verfestigt, die Bodenplatte gegossen, die Wände hochgezogen, die Decken gemacht und pünktlich vor der Sommerpause werden die wichtigsten, formbestimmenden Außenarbeiten fertig! Nun steht da ein Haus, wo früher immer der Gemüsegarten war. Erbsen, Kartoffeln, Bohnen, Erdbeeren, Gurken wachsen hier nur noch in der Erinnerung. Die Aufholjagd im Projektplan Hausbau ist erfolgreich. So steht doch noch vor der Sommerpause der Bauarbeiter sogar das Richtfest rechtzeitig an.

Wieder beginnt der Tag hochsommerlich. Doch während die Zimmerleute im Dachstuhl arbeiten, kommt von Westen eine schwarze Wolkenwand herangezogen, begleitet von dumpfem, dauerhaftem Donnergrollen. Eine Stunde später müssen noch die letzten Nägel in die Dachbalken geschlagen werden, als es rings um den Rohbau bedrohlich nahe kracht. Wieder ein schweres Dumdideldum. Wie am 1. Mai.

Das Dumdideldum verhindert, dass auch unser Richtfest so beginnt, wie es die Tradition als Planung vorgegeben hat, mit dem Einschlagen des letzten Nagels durch den Bauherrn, hier durch mich. Denn es pladdert erneut eimerweise. Wie ein tropisches Dumdideldum.

Die Mau hat liebevoll etwas zu essen und zu trinken vorbereitet. Ich habe den Grill in Gang gebracht, um fleischige und wurstige Leckereien anbieten zu können. Währenddessen plätschern wahre Wasserfälle am Loch der Obergeschossdecke, dort, wo die Treppe ins Obergeschoss vorgesehen ist, in die Tiefe. Derweil hängen die Zimmerleute unter der Eimerdusche des Gewitters die Richtkrone in den Dachstuhl.

An den Ausgängen des Rohbaus bilden sich reißende Flüsse, Sturzfluten ergießen sich wie amerikanische Flashfloods in die grasige Gartenfläche. So etwas habe ich noch nie in meinem Leben hier auf diesem Grundstück gesehen. Das Richtfest fällt ins Wasser des dritten Flusses. Ich bin wütend, weil die Bauleute einfach nicht warten wollen, bis das Unwetter ausgeregnet und ausgeblitzt hat. Es kommt zu einer totalen Eskalation, einem emotionalen Vulkanausbruch. Loses Material liegt auf so einer Baustelle ja genug herum.

So wird mein Frust durch Energieumwandlung abgebaut. Die Steine nehmen meine Frustenergie als kinetische Energie auf. Ich wusste gar nicht, dass ich so viel Kraft haben kann. Die kommt wohl von den ganzen Gartenwegplatten, die ich in letzter Zeit geschleppt habe. Denn nun fliegen schwere Steine durch die Gegend. Die Stimmung, der Plan, wie ich mir das Fest vorgestellt habe, dahin. Weggespült.

Eine Stunde später macht das Wetter ein Friedensangebot. Die Sonne scheint, so als wenn nichts gewesen wäre. Ich stehe starr vor dem vom Wasser gründlich getauften Rohbau. An der Ostgrenze meines neuen Grundstücks schaue ich den gewaltigen, grollenden Gewitterwolken hinterher, wie sie langsam nach Osten abziehen.

Ich bin T-T-T. Total, total traurig. Nicht mehr ansprechbar. Erstarrt. Mein Blick geht untröstbar in die Leere. In die Weite. Ins geheimnisvolle Nichts. Es ist so ein Moment, der unwiederbringlich ist, ein Moment, den es kein zweites Mal gibt. So wie der erste Eindruck bei einem Bewerbungsgespräch, den kann man nicht wiederholen. Die Richtkrone hängt. Ich bin über das Gebirge gefahren, ohne die Berge gesehen zu haben, die ich sehen wollte, als ich diese Passstraße auswählte.

Es gibt für mich nur noch eine Lösung, mit der Situation fertig zu werden. Den Tag des Richtens durch die Zimmerleute nicht als den Tag des Richtfestes zu sehen. Sondern den noch ausstehenden Tag der offiziellen Gründung von Silencia gleichzeitig zum Tag des wahren Richtfestes zu erklären.

Elf Tage später passt laut Lebensdrehbuch doch noch alles zusammen. Das Wetter. Die Stimmung. Draußen herrscht die entspannte Ruhe nach dem Sturm. Die Sonne scheint. Der Himmel ist australienblau mit Wölkchen wie im Outback. Allein das liebliche Vogelgezwitscher unterbricht die Stille. Alles ist sattgrün. Ich spüre, dass der Moment gekommen ist, das wahre Richtfest, die Gründung von Silencia, meiner Oase der Ruhe, zu feiern.

Es ist der 31.07.2004, ein blaubeigegrüner Tag. Wie im Hochzeitsdatum sind auch hier die farbwichtigen Ziffern 3, 4, und 7 enthalten. Ein gutes Omen. Ein provisorisches, hölzernes Schild neben dem Grill zeigt den Namen meiner Heimat: »Silencia«. Es ist Zeit, endlich SPQR zu machen. »SPQR machen«, das ist eine Satzvokabel, die ich erfunden habe, um ein bestimmtes Ritual zu benennen. Wenn jemand SPQR macht, dann rammt er seine Fahne in den Boden und sagt: »Das ist mir.« Oder: »Das gehört mir.« Oder: »Hier regiere ich.« Oder schlicht: »Das ist ab jetzt meins oder unter meiner Kontrolle.«

SPQR steht ursprünglich für »Senat und Volk von Rom«. Wenn die Römer ein neues Gebiet bevölkert haben, dann haben sie ihre Fahne ja auch in den Boden gerammt, um ihren Besitzanspruch zu demonstrieren.

Der Ort der Zeremonie ist genau dort, wo ich früher bei knackigem Frost, bei klirrender Kälte auf dem kantigen Betonweg mit meinem Tasco-Spiegelteleskop den Himmel beobachtete, um zu verstehen, wo ich bin, was ich bin, wer ich bin.

Wo ich als Jugendlicher für mich ganz allein herausfand, dass es wohl nie einen Urknall gegeben hat, dass man, wenn man immer weiter in die Zukunft nach oben in Richtung der Sterne geht, man irgendwarum von unten aus der Vergangenheit wieder hier und im Jetzt ankommt. Als jemand anders. Daher sind alle Menschen eigentlich nur ein Mensch, in verschiedenen Ausprägungen.

Es ist so eine Ahnung. Wie damals, als ich als Vierjähriger begreifen sollte, dass die Erde eine Kugel sei. Was nur gehen konnte, indem das Oben überall ein anderes ist. So ist wohl auch das Jetzt immer überall nur eine Frage des Koordinatensystems und damit der relativen Perspektive.

Ich muss in diesem Moment an meine Jugend denken, an die States of Japetus on Earth, meine irdische Kolonie einer erdfernen Welt, die alle meine Mitschüler kannten, weil ihre Flagge auf allen Schulordnern gut sichtbar zu erkennen war. Schon länger liebäugele ich mit der Umwidmung der States of Japetus on Earth.

Heute nun ist der Zeitpunkt gekommen, dieses jugendliche Land offiziell umzubenennen. Ich fühle mich auf der Erde gekörpert. Ich nehme die Welt durch diesen Körper wahr. Es ist das Licht, das alle weltlichen Erscheinungen als eine Art »gefrorene Energie« sichtbar macht. Hier werde für mich das Licht auf der Erde.

Aus diesem Grund heißt mein irdisches Territorium ab heute offiziell Geolucia, genauer: States of Geolucia, Kennzeichen SGA, weil sich das Land aus mehreren Teilen zusammensetzt. Aus dem Saturn in der Flagge der »States of Japetus on Earth« wird ein kompassrosiger, allrichtungenweisender »Lone Star«, der das oder mein Licht auf der Erde symbolisiert, wofür das Wort »Geolucia« steht.

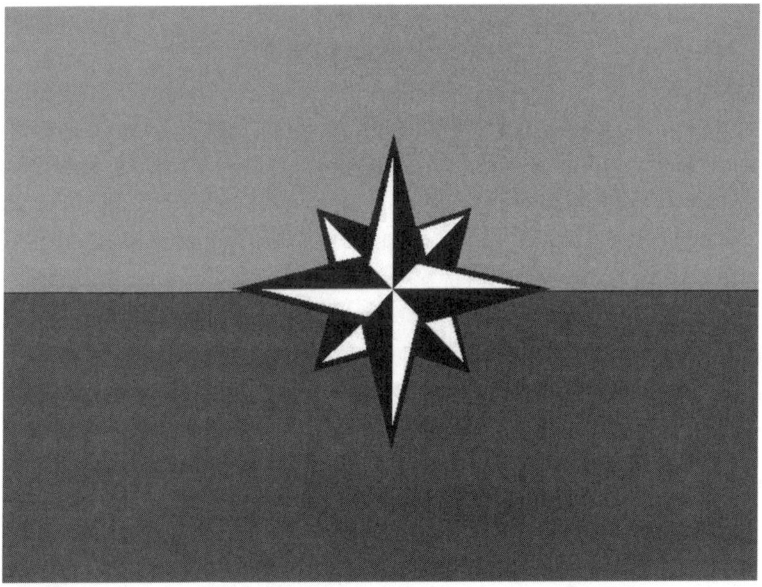

Flagge der States of Geolucia, oben rot, unten blau, mit Kompass-Stern

So findet in friedlich-lieblicher Umgebung nun die offizielle Gründung von Silencia, vormals Andorra State, statt. Das Haus ist wie meine Stadt der Ruhe, mein Silencia, genauer auch hier: Obersilencia, weil das Haus der Locken Teil von Silencia ist und aufgrund der niedrigeren Lage Niedersilencia heißt.

Meine irdische Oase des Lichts ist meine Basis, von der ich alles andere erforschen kann. Auf die ich jederzeit zurückkehren kann, wenn ich das muss, weil mich die Menschen in der Fremde mit ihren merkwürdigen Regeln erdrücken. Denn genau diese gelten nicht in Geolucia. In diesem Sinne erneuere ich die Unabhängigkeit meines Landes, dessen Verfassung ganz allein der gesunde Menschenverstand ist. Die Natur sozusagen. Das, was sinnvoll und nachhaltig ist. Nichts anderes sonst, auch kein Grundgesetz der Bundesrepublik Deutschland. Dies findet nur insofern Anwendung, dass mein Land ja nicht allein leben kann, sondern in Symbiose mit Deutschland steht, also Teil eines größeren, globalen, gesellschaftlichen Systems ist. So wie andere souveräne Staaten eben auch.

Am 23.12.2004, also auf den letzten Metern der Bauprojektstartbahn, hebt das Bauflugzeug ab. Die Erlösung. Geschafft! Die Mau, die RaRas und ich ziehen in unser eigenes Haus. Wir sind endlich in Silencia angekommen. Natürlich gehen wir alle zusammen noch am selben Tag zum Rathaus in Gadenstedt, damit dieses historische Datum auch gleich auf dem neuen Personalausweis steht.

Nach dem vorgezogenen Weihnachten vom 9. Dezember 2000 folgt nun das nächste nicht ganz alltägliche Weihnachtsfest. Denn die meisten unserer Möbel stehen ja nach wie vor in Nauheim. Sie kommen erst nach Weihnachten mit dem Umzugslaster hier nach Silencia. So machen wir Camping im eigenen Haus. Was für eine Weihnachtsstimmung!

Noch nie sind an einem Weihnachtsfest so viele Lichter angegangen wie dieses Jahr. Es ist ein ganz besonderes Erlebnis, mit der eigenen Familie das allererste Weihnachtsfest im eigenen Haus zu erleben. Das wichtigste Möbelstück zu diesem Fest ist das Keyboard, auch wenn wir es alle nicht richtig spielen können. Aber um weihnachtliche Stimmung zu erzeugen mit klassischen Weihnachtsliedern wie *Stille Nacht* reicht es.

Terrassenmöbel dienen als provisorischer Essbereich in der ansonsten noch möbelleeren Stube. So haben wir genug Platz, um an Weihnachten aus unserem Wohnzimmer einen Tanzsaal zu machen. Zu *Rocking around the Christmas tree* fetzt Weihnachten richtig los. Und *Rudolph, the red-nosed reindeer*, eines meiner Lieblingsweihnachtslieder, fehlt natürlich auch nicht. Außerdem erzählt der Song eine Geschichte, die irgendwie ganz weit entfernt auch etwas mit mir zu tun hat.

Nostalgie in der Fremde

Das neue Jahr hat begonnen, die ersten Tage im eigenen Haus vorbeien viel zu schnell. Ich sitze im Auto. Die Alleebäume der grüngelben B 444 ziehen rechts und links vorbei. Ich bin auf dem Weg nach Frankfurt. Auf der Straße nach Süden. Denn die Arbeit, die liegt nach wie vor dort.

Natürlich fehlt die passende Filmmusik nicht. John Denver singt mich durch den alten Kassettenrekorder im Auto an: *Country roads* liefert genau die Verstärker für jene Emotionen, die gerade in mir aufsteigen. Ich bin T-T-T, obwohl ich gerade den Moment erlebe, alles, was ich mir erträumt hatte, erreicht zu haben.

In Frankfurt angekommen, steigert sich das Jahr in den neuen Alltagsablauf rein. Frankfurt – Paris – Gadenstedt. An den drei Orten findet fortan das Berufsleben statt.

Ein Zimmer wie damals als Student habe ich mir gemietet. In einer Arztvilla, in der die Zeit stehen geblieben ist. Dort wohnen die alte Vermieterin und zwei weitere Bewohner. Fortan verbringe ich dort bis zu drei Nächte in der Woche, ansonsten bin ich zu Hause. Dort habe ich mir extra einen eigenen Dienstraum geschaffen, mein Homeoffice, wenn ich nicht gerade nach Paris muss.

Ich werde in Gadenstedt das wärmere und sturmärmere Wetter des Oberrheintalgrabens vermissen, aber dafür Ruhe bekommen. Ein Haus oder Grundstück im Rheintal südlich von Frankfurt zu finden, das ruhig, großzügig und bezahlbar ist, ist wie eine unlösbare Gleichung. 1 + 1 ist 2 und wird niemals 3.

In Frankfurt, in diesem zeitweise genutzten Fremdenzimmer, da fühle ich mich nun wie ein Gastarbeiter, wie einer, der zurückgeblieben ist. Wie einer, der wieder an die Front muss. Weil dort zwar gute Jagdgründe liegen, aber kein Ort zum Wohnen und Wohlfühlen nach meinen Vorstellungen existiert.

Ich habe nun tatsächlich meine Jugendpläne umgesetzt. Haus, Hof, Familie, Reisen um die Welt, alles habe ich geschafft. Das alles sind

Dinge, die ich größtenteils selber in der Hand habe. Wo ich die Regie übernehmen kann, wo ich bestimmend gestalten kann.

Doch im Berufsleben tritt Stagnation ein. Einst wurde ich als Mensch mit genialen Ideen angesehen, und jetzt geht es in diese Richtung nicht wirklich weiter.

In der alten Arztvilla gibt es immerhin einen Gemeinschaftsraum. Darin stehen ein Fernseher und sogar ein Klavier. Auch hier ist die Zeit stehen geblieben. Uralter, knarrender Bretterfußboden, alte Bilder an den Wänden. Kringeltapeten, wie sie früher mal üblich waren. Ein ganz klassisch nostalgisches Mustertapetenzimmer.

Dann entdecke ich Bücher, in denen lauter Noten stehen. Für das Klavier. Ich frage die Vermieterin, die übrigens wie Frau Vogt auch aus Ostpreußen kommt, ob ich denn das Klavier überhaupt benutzen dürfe. »Ja, selbstverständlich, Herr Dr. Schmidt!«, sagt sie. »Gerne dürfen Sie das. Ich freue mich über Hausmusik!« Doch leider bin ich ja weder des Klavierens noch des Singens mächtig. Immerhin kann ich Noten lesen, aber beim Tönetreffen hapert es nun einmal. Man nennt mich daher unmusikalisch.

Beim Blättern in einem mit bunten Kinderzeichnungen illustrierten Liederbuch halte ich auf einmal inne. Ich starre auf die Seite mit dem geldlichen Kinderlied *Taler, Taler du musst wandern!*

Und dann muss ich wieder auf diese Mustertapetenwände starren, die hier genauso aussehen wie damals zu Hause bei Oma, als ich im Kindergarten war. Alte Erinnerungen poppen auf einmal in mir hoch. Ich höre meine einst helle, hohe Kinderstimme. Und ich höre die hellen Kinderstimmen, die ich bei Frau Vogt in ihrer wintergartenartigen Eckbankloggia hörte.

Seit meiner Kindergartenzeit sind viele Jahre vergangen. Mir wird klarer als jemals zuvor: Du warst nie so ein Kind, wie es hier im Liederbuche steht. Du warst immer ganz anders. Und auch dieses Lied ließ einige merkwürdige Erinnerungen zurück. Rätselhafte Dinge. Ich sehe zurück auf unseren damaligen Stuhlkreis. Wie wir Kinder vor der großen Ziehharmonikawand saßen. Diese Wand lag hinter mir. Ich schaute immer durch den Raum aus den Fenstern. Weil ich da raus wollte.

»Taler, Taler duhu muhusst wandern, von der einen Hahand zuhur andern! Das ist schön, das ist schön! Taler, lass dich nur nicht sehn!«, sangen wir damals alle zusammen im Stuhlkreis mit der Tante Feldmeier, während ein Groschen hinter dem Rücken aller Kinder weitergegeben wurde. Es war eines der wenigen Stuhlkreisspiele, die ich damals wirklich mochte. Das Lustige und für alle sehr Merkwürdige an diesem Spiel war nämlich, dass niemand herausbekam, wenn der Taler bei mir blieb. »Weißt du, du kuckst immer gleich!«, oder: »Du kuckst immer wie ein Auto!«, hieß es.

Man lobte mich für mein versteinertes Gesicht. »Wie machst du das bloß?«, wollte damals die Tante Feldmeier wissen. Warum das so war, ist bis heute ein ungelöstes Rätsel! Daher wurde ich auch fast nie das Kind, das raten musste, wo denn der Taler gerade war. Aber als es einmal hieß: »So, jetzt, Peter, bist du mal am Anfang derjenige, der herausfinden muss, wo der Taler ist!«, da verlor ich allen Spaß am Spiel, denn das dauerte so lange wie bei keinem anderen Kind zuvor. Ich zitterte am ganzen Körper, eben war ich noch der große Gewinner, jetzt der totale Versager!

Und ich muss wieder an das helle Zimmer, die Loggia in Gettorf, denken. Wo ich im Zeichen der hellen Kinderstimmen im Fernsehen an meinem Leben verzweifelte. Diese unsagbare, schier unüberwindliche Mauer. Die wie eine gewaltige, weiße, eisige Gebirgswand vor mir lag. Und ich muss an Frau Vogt denken, die sich alle Mühe gab, mich in ostpreußischer Flirtkunde zu unterrichten.

Heute bin ich zwar jenseits der großen, weißen, emotionalen Mauer. Aber auch wieder nicht. Denn es tauchen immer wieder neue Gebirgszüge auf. Die Mauer, sie ist immer und überall, mal höher, mal niedriger, aber sie ist immer noch da. Was verdammt noch mal ist diese Mauer?

La pagaille complête

Damit ich Meetings auch in Französisch verfolgen kann, schickt mich mein Arbeitgeber zu einem Französischseminar. Es ist ein Crashkurs, der in einem Hotel im Bergischen Land bei Köln stattfindet. Aufgrund meiner Vorkenntnisse steige ich in ein fortgeschrittenes Modul des Kurses ein. Unterrichtet wird auf eine Weise, die meine Synästhesie voll nutzt. Sie nennen es die »Suggestiv-Methode«.

In diesem Seminar lernen wir auch jede Menge Redewendungen wie zum Beispiel »Mettre les pieds dans le plat« oder »Parler de la pluie et du beau temps« wie Satzvokabeln. Für mich ist es merkwürdig, in einer fremden Sprache solche Redewendungen schneller zu beherrschen als in der eigenen Sprache. Deutsch hätte ich am besten auch so lernen sollen, denke ich mir.

»Ins Fettnäpfchen treten« heißt die eine Satzvokabel, »Small Talk machen« die zweite. Es sind gerade diese beiden, die mich seltsam berühren. Zu jeder Redewendung sollen wir ein passendes Bild malen. Über diese Bilder gelingt es mir, diese Redewendungen sofort zu behalten und mir einzuprägen, für immer.

Mit Memory-Spielen und dem lustigen »Onkel-Otto-sitzt-in-der-Badewanne«-Spiel, bei dem jeder auf einem gefalteten Zettel Wörter hinzufügen muss, so dass sich ganz lustige Sätze ergeben, macht das Lernen der Sprache richtig viel Spaß. Keine dieser theoretischen Unterrichte aus der Schule kann da mithalten.

Das Finale des Trainings besteht darin, das Gelernte anzuwenden. Dazu sollen wir uns ein Theaterstück ausdenken und vorspielen. Auf Französisch natürlich. »Il faut se débrouillier«, echot es in mir. »Man muss sich da irgendwie durchwurschteln.« Es ist unfassbar, ja, ich denke bereits in Französisch.

Theaterspielen, das bedeutet, in die Rolle eines anderen Menschen zu schlüpfen. Das ist etwas, das ich eigentlich nicht kann, es sei denn, es ist eine Rolle, die mich interessiert. Wir Seminarteilnehmer sollen experimentieren. Lustig und lehrreich soll es sein!

Die Redewendungen und deren Fehlinterpretationen sollen das Ganze würzen. Unser Theaterstück heißt »La pagaille complête« und handelt vom Chaos vor dem Traualtar. Ich entscheide mich für eine Rolle, die ich schon immer mal ausprobieren wollte. Die Rolle eines Schwulen.

Dennoch kostet es mich zunächst jede Menge Überwindung, das zu spielen, was die Gruppe inhaltlich für mich auserkoren hat. Eine Geschichte vom ersten Dating bis hin zur schwulen Hochzeit. Und das alles noch in französischer Sprache. Ich versuche aus mir herauszukommen, meine innere Mauer zu überwinden.

Ich habe einerseits sichtlich Spaß an der Sache, weil Missverständnisse, wie ich sie im Alltag erlebe, Teil des Programms sein sollen. Dennoch spiele ich krampfartig und viel zu rational. Dabei sehe ich, wie den anderen ihre Rollen sanft und fröhlich von den Lippen gehen, während ich mich noch als viel zu polterig wahrnehme. Es dauert während der Proben lange, bis ich mich der Situation hingeben kann.

Am Ende sieht sich der katholische Pfarrer vor einer anstehenden Schlange von Paaren, die er kirchlich trauen soll, darunter mich mit meinem Partner. Was für eine irrationale Situation. Und wenn der Typ nicht so viele Haare am Fell gehabt hätte, wäre er vielleicht auch im echten Leben anfassbar gewesen. Aber es ist ja nicht das »real life«!

Da wird mir wieder bewusst, wie rational meine Entscheidung war, sich gezielt nach einer Frau zu orientieren. Ich glaube, ich hätte genauso gut ein schwules Leben führen können, wenn der »Richtige« gekommen wäre. Er kam aber nicht. Wer weiß, wozu es gut war. Es scheint für dich nicht vorgesehen zu sein, sage ich mir.

Als ich wieder nach Hause komme, halte ich den Wagen an und bleibe einfach darin sitzen. Ich schaue auf unseren schönen grünen Garten. Der Anblick ist wunderschön, aber ich bin T-T-T. Irgendetwas liegt in der Luft. In dem Französischseminar tobte das Leben, ein Leben voller Satzvokabeln war das. Und diese Satzvokabeln habe ich dort so gelehrt bekommen, wie ich mir das in Deutsch zeitlebens auch gewünscht hätte. Aber in Deutsch musste ich dafür immer erst ins Fettnäpfchen treten. Es zieht wieder ein seltsames Gefühl bei mir ein. Irgendetwas ist nicht so, wie es sein müsste. Das spürt auch die Mau, als sie kommt und fragt:

»Was ist denn los?«

»Bitte lass mich einfach noch hier sitzen!«

Die Locken beobachtet die Szene. Auch sie kommt auf mich zu und fragt:

»Peter, was ist denn?«

»Ich bin krank!«

»Du spinnst!«

Ich schweige.

»Was hast du denn?«

Ich schweige weiter.

»Wer so erfolgreich ist wie du, ist bestimmt nicht krank!«

»Erfolgreich nennst du das. Okay. Die Kohle ist nicht schlecht, die Stelle auch nicht, aber da hätte eigentlich noch ein bisschen mehr sein müssen!«

»Was willst du eigentlich noch, du hast mehr erreicht als dein Vater, du hast Haus, Hof, Frau, glückliche Kinder, ein Paradies auf Erden!«

»Ich will nicht mehr leben – wenn sich in nächster Zeit nichts Grundlegendes ändert, ich glaube, dann höre ich auf. Dann ist mir alles egal.«

»Ich glaube, dir geht's zu gut! Bei DIR stimmt irgendetwas nicht. Du bist gesund, verdienst gutes Geld! Was willst du denn noch?«

Das ist interessant. Bei DIR stimmt irgendwas nicht. Ich kontere:

»Eben, du sagst es. Bei mir stimmt irgendwas nicht! Endlich hast du's begriffen! Irgendetwas stimmt nicht.«

»Das sind die Nerven, von der Autobahnfahrt!«

»Nein, da ist was – und ich werde es finden oder bald sterben, aber das hier ist kein Zustand mehr! Ich komme nicht weiter, weil ich irgendetwas nicht habe, was ihr alle habt!«, brülle ich voller Verzweiflung in den Garten.

Stille. Dann fahre ich fort:

»Im Hotel, beim Seminar, da herrschte eine Atmosphäre, die schön war und doch eigenartig. Bei dir fehlen Basics, hat man mir mal gesagt. Schon Raphael kann Dinge besser, als ich sie jemals konnte. Ich komme mir vor wie ein einbeiniger Krüppel, der es irgendwie mittels Intelligenz geschafft hat, beim Hundertmeterlauf doch noch einigermaßen mitzuhalten, aber dann fertig ist.«

»Dir fehlt irgendwie ein bisschen das Menschliche. Andere sind immer so herzlich. Da musst du noch viel an dir arbeiten!«

Schon wieder diese abgedroschene Leier mit dem Menschlichen. Ich würde es ja liebend gerne bieten können, aber das ist es ja gerade, was ich nicht habe und wohl auch niemals haben kann.

Die Mau hat es mittlerweile akzeptiert, dass ich weder sie noch die RaRas trösten kann, wenn sie mal Probleme haben oder traurig sind. Ganz abgesehen davon, dass ich das ja oft auch gar nicht mitbekomme. Denn das müssen die RaRas mir schon erzählen, was sie allerdings selten machen.

So gerne ich mir Kinder gewünscht habe, so oft bin ich auch verzweifelt. Dass ich kaum jemanden emotional betreuen kann, ist schon schade. Und der Kinderwunsch konkurriert mit dem Wunsch nach Planbarkeit des meist immer gleichen Tagesablaufs. Sobald die RaRas den durcheinanderbringen, droht Chaos. Manchmal kommt es dann auch zu einem Vulkanausbruch.

Erst im Laufe der Zeit erkennen wir alle gemeinsam den Mechanismus. Ich darf nicht gestört werden. Die emotionale Betreuung der RaRas übernimmt allein die Mau. Und Trost, den erwartet von mir niemand mehr. Jeder weiß, dass ich den nicht oder nur schwer oder ganz anders als gefordert geben kann.

Während die RaRas das Leben in unserer Familie als kleine Kinder so angenommen haben, wie es sich ihnen anbot, stellen sie mit zunehmendem Alter kritische Fragen. Und das ist gut so. Sie sollen die Welt so begreifen lernen, wie es für sie von Vorteil ist, um später weiterzukommen.

Auch wenn ich für die RaRas vielleicht wie eine emotionale Wüste erscheinen mag, es gibt eine ganze Reihe von Dingen, da würden sie nur ungern mit einem anderen Vater tauschen. Bei mir dürfen sie alles machen und so sein, wie sie wollen, solange es niemanden stört.

Sie brauchen keinerlei Angst vor irgendwelchen Sanktionen zu haben, wenn sie schlechte Noten nach Hause bringen. Es gibt bei uns keine Strafen wie Taschengeldentzug oder Stubenarrest, weil diese Dinge nichts bringen. Sowohl die Mau als auch ich greifen stets nur beratend ein. Das Zuhause soll ein Ort der Erholung sein, ein Ort des Wohlfühlens. Für die Mau und für die RaRas bin ich wohl eher wie ein Vulkan. Wie der Mount Fuji. Man bewundert ihn, man verdankt ihm seinen fruchtbaren Boden. Aber er hat auch etwas Unheimliches an sich. Er könnte jederzeit ausbrechen und die eben noch herrlich erhabene, friedliche Umgebung in ein Chaos stürzen.

Genau das passiert immer dann, wenn man meinen Tagesablauf empfindlich stören will. Wenn man mich mit Fernsehlärm nervt. Wenn man mir das spitzbergige Brötchen wegisst, das ich längst als meines identifiziert habe. Wenn mein Platz am Esstisch belegt ist.

Weder für die Mau noch für die RaRas sind die Gründe für einen Vulkanausbruch einsehbar. Entsprechend unvorhersagbar wirkt er für sie. Wenn ich durch solche störenden Situationen in Stress versetzt werde, steigt in mir das Magma auf. Ich könnte also rein theoretisch vor dem drohenden Ausbruch warnen.

Aber das gelingt meistens nicht, weil mit dem Aufstieg des Magmas auch das Noch-dicker-Werden der kommunikativen Mauer einhergeht. Ich bin dann nicht mehr in der Lage, etwas zu sagen. Ich weiß nicht, warum, aber es ist so. Für die RaRas sind es auch nicht die Vulkanausbrüche an sich, die ihnen zu schaffen machen, sondern deren Unvorhersagbarkeit. Wenn sie andere wütende Väter sehen, dann wissen sie, warum die Väter wütend sind: Er hat gesoffen oder das Kind hat eine Fünf nach Hause gebracht.

Bei mir jedoch sind es einzig und allein Dinge, die damit zusammenhängen, dass meine Ordnung bedroht oder gar bereits zerstört worden ist.

»Der Papa ist aber komisch!«, hätten die RaRas beide unabhängig voneinander beim Älterwerden irgendwann mal der Mau gesagt, sagt sie mir heute. Mir wird mehr und mehr klar, dass nicht meine RaRas die Geisterfahrer auf der Autobahn sind, sondern dass ich es sein könnte, der lichthupend alle anblinkt, die ihm entgegenkommen, weil sie ja aus seiner Perspektive die falsche Seite befahren. Mir schwant immer deutlicher, wie gewaltig anders ich als Kind in ihrem Alter war und damit anscheinend bis heute noch bin. Denn irgendwie scheinen die RaRas genauso zu sein wie all die anderen Kinder früher in der Schule. Und vollkommen anders als ich. Mit jedem Tag, der vergeht, scheine ich in immer höhere Gegenden vorzudringen, die einen Blick in das Land erlauben, in dem ich als Kind gewandelt bin. So wie jemand, der auf die Berge steigt und dann die Strukturen in der Ebene sieht und deren Zusammenhänge dadurch ganzheitlich versteht.

Vor Jahren habe ich der Mau mal ein Buch geschenkt, das einen merkwürdigen Titel hat: *Familienkonferenz*. So als wenn man in regelmäßigen Abständen eine Art Status-Meeting am runden Tisch abhalten müsse, um eine Familie zu führen. Beim Herumblättern merkte ich aber, dass die Hinweise darin gar nicht so dumm sind. Wie man mit Kindern umgehen kann oder eigentlich ganz allgemein mit Menschen, die ein aus anderer Perspektive anscheinend nicht hinnehmbares Verhalten zeigen. Die Mau sagt heute, es sei dieses Buch, dass ihr im Umgang mit mir am meisten geholfen hat. Die Technik des aktiven Zuhörens, um sicherzustellen, dass Gesagtes richtig angekommen ist, das konsequente Verwenden von Ich-Botschaften und das Verzichten auf Strafen und Belohnungen sind für sie zu wichtigen Werkzeugen im sozialen Miteinander geworden. Seitdem versuchen wir stets bei Konflikten Lösungen zu finden, die keine Verlierer hinterlassen.

Über die Jahre hat es sich aus Effizienzgründen gefestigt, dass die Mau sich um die Hausarbeit kümmert. Waschen, Bügeln, Essenmachen, Staubwischen und Einkaufen zählen zu ihrem Aufgabenspektrum, während ich mich sozusagen um alles kümmere, was nach außen wirksam ist. Dazu gehört das Geld zu verdienen, das Planen von Reisen, Informationen einzuholen, Strategien zu erarbeiten und Ziele zu setzen und zu verfolgen. Ich bin sozusagen eine Art Außenminister, während die Mau unser Finanzminister ist. Sie führt das Haushaltsbuch und wacht darüber, in welchen Kostenarten und Kostenstellen das verdiente Geld verbraucht wird. Und da sie dort den Überblick hat, kümmert sie sich auch um die alljährliche Steuererklärung. Darüber hinaus hält sie mir den Rücken von allem sonstigen Papierkram frei. Außerdem sichtet sie für mich alle Mails, so dass ich mich nur noch um diejenigen kümmern muss, die persönlich, dringend oder wichtig sind.

So sitze ich zu Hause mal wieder am privaten PC, als ich Hörzeuge des folgenden Gesprächs werde:

»Warum muss Papa eigentlich hier immer nackt herumlaufen?«, fragt Ramona die Mau, wobei ich gerade wieder einmal klamottenlos am gemeinschaftlichen Wohnzimmerschreibtisch sitze.

»Frag ihn das doch einfach mal selbst«, höre ich vom Sofa herüber.

Doch die Frage kommt nicht. Stattdessen sagt die Mau zwei Stunden später, als die Tochter bereits ins Bett gegangen ist, zu mir:

»Peter, schön ist das für Ramona nicht, dass du hier oft nackig rumläufst. Die kommt jetzt langsam in die Pubertät. Und sie findet das einfach nur peinlich!«

»Wer wollte denn damals unbedingt den Würfel bauen, damit wir als Familie zusammenwachsen und nicht jeder sich auf sein riesiges Zimmer zurückziehen kann? Ich habe heute nur dieses firmenartige Arbeitszimmer da oben, das ist kein Aufenthaltsraum. Ich habe in diesem Haus sozusagen kein eigenes Zimmer. So wie früher bei meinen Eltern. Da war ich in meinem Zimmer oft nackt, und wenn ich das verlassen habe, habe ich mich angezogen! Wenn das jetzt hier auf einmal nicht mehr gehen soll, dann würde das bedeuten, dass ich mich in meinem eigenen Hause nicht mehr wohlfühlen kann!«

»Ja, aber deine Tochter fühlt sich auch nicht wohl, wenn du hier so rumläufst.«

»Die kann ja auf ihr Zimmer gehen, wie gesagt, ich habe hier kein eigenes Zimmer und deshalb ist dieses Wohnzimmer hier mein Zimmer! Und da möchte ich auch weiterhin so sein können und dürfen, wie ich möchte. Basta!«

Ein Kompromiss ist so schnell nicht möglich, da müsste ich erst drüber nachdenken. Daher erinnere ich alle daran, dass jeder sich verhalten kann, wie er will, solange es andere nicht stört. Und ich bin schon immer nackt rumgelaufen, und es hat bisher niemanden gestört.

Es hat mich noch nie wirklich interessiert, was andere Leute über mich denken. Wenn ich mir solche Gedanken gemacht hätte, wäre ich nie mehr glücklich geworden. In einem Seminar sollten sich die Teilnehmer absichtlich mal in eine peinliche Situation begeben, um zu üben, sich zu überwinden. Als das Gespräch auf mich kam, hieß es: »Sie brauchen diese Übung nicht zu machen, Sie sind ja schon eine einzige Peinlichkeit!«

Immer wieder brauche ich dringend Auszeiten von den anstrengenden Menschen, und diese anscheinend auch von mir. So wie ich oft der »Elefant im Porzellanladen« sein soll, so treten die Menschen in meinem Porzellanladen nicht selten wie eine ganze Elefantenherde auf! Und daher brauche ich Abstand. Zeit, in der sich der Magmaspiegel in meinem Innern wieder senken kann.

Und am besten finde ich zurück zur Erträglichkeit, wenn ich wieder einmal das erleben kann, was mir Spaß macht. Als ich der Mau von den tollen Pagodenlandschaften in Myanmar erzähle, ist sie sofort begeistert. Wenige Monate später sitzen wir im Flieger. Mit im Gepäck sind die Pläne A, B, C, D, E und F und damit meine geplante Flexibilität.

Schon aus der Luft wirkt das Land da unten, Myanmar, still und naturbelassen. Es sind kaum geordnete Strukturen auszumachen, keine großen Verkehrsadern, keine Felder mit geraden Begrenzungslinien, stattdessen wirkt alles ungeplant und wild gewachsen. Mittendrin leuchten die solitär stehenden, gold- und weißfarbenen Pagoden wie Sender in den Himmel, die wohl eine Verbindung zwischen Gott und den Menschen herstellen sollen.

Wir erleben die heiligen buddhistischen Stätten nacktfüßig. Es ist eine besondere Erfahrung, kilometerlang barfuß zu wandern. So genießen die Mau und ich vor allem in der Gegend von Mandalay und im Pagodenlabyrinth von Pagan eine tolle Zeit. Eine Auszeit, die dringend nötig ist, um wieder Energie für den menschenvollen Alltag zu Hause zu haben, um wieder in die Spur zwischen den Menschen zurückzufinden.

Wendhausen – wo das BÜS nie kam

Der Kalender zeigt den 24. Oktober 2006, ein rostrotgrüner Tag. Die Mau und ich fahren mit unseren RaRas nach Wendhausen. Dort wollen wir uns einen neuen Kamin aussuchen. Nachdem wir uns entschieden haben, sage ich zur Mau und den RaRas: »Ich möchte noch einmal dahin fahren, wo ich früher immer Autonummern aufgeschrieben habe, da wo die Sehnsucht nach Ferne mich packte.«

»Muss das sein?«, fragt die Mau.

»Ja!«, antworte ich.

Still lenke ich unseren blauen Bus nach rechts. Durch den Ort Wendhausen, vorbei an alten Fachwerkhäusern. Zur B 6. Darauf ein wenig Richtung Hildesheim, und dann nach links, in den Wald, Richtung Bad Salzdetfurth. Kurze Zeit später fahren wir unter der Betonklotzbrücke durch, die wie ein Fremdkörper im Wald thront. Darüber düsen bunte Blechblasen und graue Kästen. Wie damals in den längst vergangenen siebziger Jahren.

Der Waldrand lückt für uns eine Parkung, genau da, wo vor mehr als dreißig Jahren der kleine Tomai immer in den Wald ging. Ich lasse die Mau und die RaRas im Auto zurück. Sie wollen nicht mit. Ich bin darüber auch froh. Ich will jetzt lieber wieder allein sein. So geht Dr. Peter Schmidt jetzt den gleichen Weg wie damals der kleine Tomai.

Steil bergan, dann auf eine Lichtung und von dort nach rechts unten um die Ecke. Jaaaaah, da ist er noch, der Platz, der viele Jahre meine Welt bedeutete. Ich sehe den kleinen Tomai, wie er juchzte, als er hier das erste Mal SÄK sah, ein Kennzeichen mit einem Ä drinnen. Und wie er vergebens wartete. Auf das Kennzeichen BÜS, das nie kam.

Und wie die vielen bunten Autos vorbeizischten und die Laster vorbeibrummten. Dr. Peter Schmidt wird der kleine Tomai. Es packt mich wieder. Ich juchze, flattere und zappele immer noch genauso wie der kleine Junge von einst. Nichts hat sich im Innersten von mir geändert. Noch heute könnte ich hier stundenlang stehen, wäre ich allein.

Nur mein Autonummernbuch von damals, das habe ich nicht dabei. Aber alles andere ist noch genauso wie früher. Halt, nicht ganz. Da sind mehr Fahrspuren auf der Autobahn. Man hat sie breiter gemacht, ausgebaut! Aber mein Autonummernplatz, der ist noch genauso da, wie zu der Zeit, als ich acht bis zehn Jahre alt war.

Ich träumte davon, wie es da aussehen mag, wo die Autobahn herkommt und wo sie hingeht. Heute weiß ich es: vom Nordkap bis zum Kap der Guten Hoffnung. Die große Nord-Süd-Verbindung. In Deutschland heißt sie A 7. Ich bin mittlerweile fast die gesamte Strecke selber abgefahren.

Norwegen, Schweden, Dänemark, Deutschland, Österreich, Italien, Tunesien, Algerien, Niger. In der Sahara war die Straße 2002 südlich von Tamanrasset nur noch Sand. Durch die Savannen Afrikas, in Namibia, durch die Karroo bis nach Kapstadt, Südafrika.

Die kühnsten Träume des kleinen Tomai wurden wahr. Er hat mit eigenen Augen gesehen, wo die Autobahn herkommt und wo sie hingeht. Ich finde Befriedigung in mir selbst. Obwohl ich mich riesig flatternd freue, dass einer meiner Kinderträume tatsächlich in Erfüllung ging, beginnen meine Augen zu regnen.

Ich denke derweil wieder an die Autonummern. Ich lasse meinen Gefühlen freien Lauf, ich setze mich nieder und lausche dem Konzert der Autos und Laster. Ich versinke in die Welt des kleinen Tomai, der hier alles notierte und sortierte, was zu sehen war. Der auf eine Autoschlangung hoffte, die nie kam. Kein Umfall, ja, damals dachte ich, das heißt wirklich »Umfall«, weil Autos umfallen können, wenn sie zusammenstoßen.

Nichts passiert, nur die monotone Musik der Motoren und Reifen schiut vorbei: »Schiu –schiu –schiu«, »bruuuuhhhm«, ein Laster, – »schschschiiiuuu« und wieder etliche schnelle Autos hinterher. Ich zeite mich ins Jahr 1974 – und regne mich ein. Ich sehe, wie sich das Autonummernbuch füllt und füllt – und doch fehlt irgendetwas. Warum kann bis heute niemand diese Freude mit mir teilen? Die Menschen waren und sind so anders.

Ich beginne final zu begreifen, dass es etwas Grundlegendes gibt, das auf Entdeckung harrt. Das mich tatsächlich fundamental von allen unterscheidet. Ich spüre, dass aus Sicht der anderen irgendwas nicht stimmt. Irgendwas trennt mich von den anderen. Wie Wasser eine Insel vom Rest der Welt trennt. Das spüre ich.

Ich sehe immer Dinge, die andere nicht sehen und umgekehrt – das hat Vorteile und Nachteile – mein Gesicht regnet noch mehr, als ich an die Nachteile denke. Ich habe meine eigene Familie wie erträumt letztendlich gegen alle unsichtbaren Mauern und Kräfte bekommen und fühle mich doch in meinem Innersten irgendwie einsam. Denn niemand versteht mich. Niemand will mich wirklich verstehen. Ich bin T-T-T, total, total traurig.

Die Gedanken holen mich schließlich zurück nach 2006. »Charlie, die warten ja da unten im Auto auf dich!« Es ist wie damals, ich kann mich nicht verabschieden, ich könnte mich stundenlang ergötzen an diesem Vorbeirauschen der Autos. Immer wieder gehe ich los und wieder zurück. Jetzt, wenn das nächste Auto die Brücke passiert, dann ist

Schluss mit Kucken. Und wieder doch nicht. Irgendwann schaffe ich es, der Anziehungskraft dieser Stelle zu entkommen.

»Wo warst du denn bloß so lange? Wir warten hier und warten und warten. Du wolltest doch bloß mal kucken?!«

»Bloß mal kucken, ihr habt keine Ahnung, welche Bedeutung diese Stelle in meinem Leben einmal hatte – und immer haben wird!« Den kleinen Tomai, den kennt die Mau bis heute nicht, denn davon habe ich ihr, glaube ich, noch nie etwas erzählt. Das kann sie gar nicht verstehen – will sie vermutlich hier und jetzt auch gar nicht verstehen. Ich glaube, sie hat auch noch nie meine autonummernvollen Hefte gesehen, die bei der Locken noch irgendwo auf dem Boden herumliegen müssen.

»Da sind doch nur stinkende Autobahnabgase und viel Lärm, sonst nichts!«, sagt sie.

»Da ist viel mehr, aber ihr seht das ja alles nie! Lasst mich in Ruhe. Fahren wir nach Hause, okay?«, kontere ich.

»Ja, bitte! Wir wollen endlich los!«

Auf dem Weg nach Obersilencia hänge ich den Gedanken nach, der kleine Tomai – der kleine Tomai – der kleine Tomai. Es gibt ihn nicht mehr – und es gibt ihn doch noch.

»Was ist denn los?«, fragt die Mau.

»Was los ist, ich bin T-T-T!«

»Warum?«

»Keiner versteht mich! – Ich darf nicht mehr der sein, der ich eigentlich bin, das ist Ä-B!«

»Äußerst bedenklich? Wie meinst du das?«

»Als kleiner Junge war ich so fröhlich und interessiert an allem. Heutzutage ist das immer öfter ganz anders, weil ich im Laufe meines Lebens feststellen musste, dass Erfolg damit steht oder fällt, ob man mit den Menschen blöden Small Talk machen kann. Was hatte damals der Seminarleiter gesagt? ›Sie sind ein hervorragender Stratege, Sie haben offenbar einen hohen IQ, aber es gibt Dinge, das sind Basics, Herr Dr. Schmidt, BASICS, die jedes Grundschulkind bereits beherrscht, wo Sie riesige Lücken haben.‹«

»Und das macht dich T-T-T?«

»Ja, weil diese Lücken so sind wie bei einer Autobahn, die nicht zu Ende gebaut ist. Die ganze Verbindung ist wertlos, mein ganzes Streben, weil ich irgendetwas nicht sehe oder habe, was ihr alle habt und ich offenbar niemals – NIEMALS – haben werde.« Ich platzregne.

Dann fahre ich fort: »Ich weiß nicht, ob ich 2008 noch da bin. Meine Visionen zerbrechen gerade an diesem Problem. So wie eine Autobahn, die um die entscheidenden Engpässe ewige Baulücken hat, so dass sich dort die Staus bilden, so dass damit die ganzen bereits gebauten Autobahnteile für den Durchgangsverkehr entwertet sind. Wie beispielsweise bei der A 66 in und um Frankfurt.«

»Freu dich doch über das, was du bauen konntest! Stattdessen siehst du immer mehr das, was du nicht bauen kannst!«

»Wenn man mir das vorher gesagt hätte, hätte ich auch das Gebaute gar nicht erst gebaut. Wozu? Es macht erst bei Vollendung des Gesamtwerks Sinn, so wie ein Puzzlespiel erst fertig ist, wenn die letzten Lückungen zugepuzzelt sind!«

»Vielleicht solltest du dir einen anderen Job suchen?«

»Nein, dieses Problem scheint fundamental zu sein, es war immer da, ob ich Schüler war, Student, Wissenschaftler, Projektleiter oder was auch immer. Dafür brauche ich keinen neuen Job, bestimmt nicht! Außerdem weiß ich, was ich an dem Job habe – leider auch, was nicht! Aber die Bilanz sieht woanders vermutlich auch nicht viel besser aus!

Denn es gibt keinen Job, bei dem ich unter fremder Führung für andere arbeiten muss, der mir gefallen könnte. Das kann es gar nicht geben. Dafür bin ich nicht geschaffen. Und das wird mich vielleicht früher oder später fertigmachen.

Mich hochdienen, das kann ich nicht! Die wollen, dass ich erst schießen lerne, bevor sie mich zum General befördern. Ich kann aber nicht schießen. Aber ein General beziehungsweise ein Professor, der ohne das ganze tierisch-menschliche Hierarchiegehabe forscht, könnte ich sehr wohl sein. Aber so ein Professor bekommt überhaupt keine Chance. Weil nicht IQ, sondern EQ regiert. Warum soll ich noch leben?«

Stille im Wagen. Nur das Rauschen der Fahrgeräusche begleitet uns.

Ab 2008 würde die hausrettende Lebensversicherung auch bei Selbstmord zahlen. Daher ist diese Zahl zum Synonym dafür geworden, dass ich zeitweise fühle, bereit zu sein, um zu sterben. Ich möchte einfach durchgreifenden Erfolg haben oder nicht mehr weiterleben.

Ich habe mir mühsam rational erarbeitet, wie diese Spielregeln im Berufsleben funktionieren. Und ich habe es begriffen. Aber ich kann sie nicht selber spielen, da fehlen mir die entscheidenen Skills. So muss man zum Beispiel in der Lage sein zu erkennen, ob jemand gelangweilt oder interessiert ist, um dementsprechend mit seinem Werk fortzufahren. Bei mir scheitert es daran, dies nicht zu sehen.

Das Jahr, das über Leben und Tod entscheiden soll, 2008, es ist noch so weit in der Zukunft. Aber ich spüre, es ist das Jahr, in dem du begreifen wirst. Das Jahr der Gran Tournante. In dem endlich mal etwas anderes hinter dem nächsten Gebirgsrücken auftaucht. Das Jahr, in dem du noch mehr und vor allem anders als jetzt zurückblicken wirst. Aber von wo? Und warum? Was ist das bloß für ein eigenartiges Gefühl? Irgendwas stimmt nicht. Irgendwas liegt in der Luft. Irgendwas ist da, was ich wissen muss und soll, um zu verstehen.

Am Tor zum Ich

Paris, Aéroport Charles-de-Gaulle. Draußen dunkelt es. Es ist Januar, seit einigen Tagen schreibt man das Jahr 2007. Ich bin dienstlich unterwegs. Mein Air-France-Flug ist zum Einsteigen bereit. Auf dem Weg zum Flieger erblicke ich in der milchig buntenden Abenddämmerung des Westhorizontes den in den Nachrichten angekündigten Kometen McNaught. Erinnerungen an März 1976 werden wach. Damals beobachtete ich im Morgengrauen den Kometen West am Osthimmel.

Leider grüßt mich McNaught nur wenige Minuten, bevor ich »das Borden completen« muss, um nicht vergessen zu werden. Dieser Komet erscheint eigenartigerweise wie ein Zeichen, das zu mir sprechen will. Sehr bald würde sich in meinem Leben etwas ändern, sagt mir eine innere Stimme. Aber was? Finde ich bald einen anderen Job, der endlich mal wieder meine Stärken nachfragt? Oder gibt es Schwierigkeiten mit der Gesundheit? Oder wird mich die Mau doch noch verlassen wegen meines merkwürdigen Verhaltens? Oder werde ich doch wieder ins gute Wetter ziehen? So ein Quatsch, ich bin doch nicht abergläubisch! Und dennoch. Es gefühlt sich sonderbar. Schließlich borde ich den Flieger. Die Linien der Taxiways ziehen am Fenster vorbei. Die gläsernen Randbefeuerungen an der Startbahn jagen sich immer schneller, bis sie nach unten wegfallen. Abgehoben.

In Frankfurt wolkt der Himmel, und als ich einen Tag später endlich wieder in Silencia bin, entwolkt sich endlich der Himmel wieder. Gegen Abend himmelt es blau. Ich gehe ins Feld, vorbei am rotrunden

Durchfahrtverboten des Asphaltweges. Und starre gen Südwesten. Kein Kometkucken mehr möglich, der war schon in Australien und Neuseeland zu Besuch, jenseits des Horizonts, irgendwo unter mir. So soll ich wie damals den Kometen West auch McNaught kein zweites Mal sehen. Auch diesmal ist die Begrüßung gleich der Abschied.

Im weiteren Verlauf meines Lebens wird alles nur noch schwieriger. Manchmal starre ich stundenlang auf das Niederschlagsradar im Internet. Es ist himmelhoch ergötzend zu beobachten, wie sich Regengebiete und Gewitter über Deutschland entwickeln und weiterziehen. Schon immer faszinierte mich, wie sich etwas fortbewegt. So wie mich früher die vorbeizischenden Autos an der Autobahn oder das Wachsen von Wasserflüssen aus einer umgekippten Gießkanne glückten.

Nun sitze ich am Abend wieder einmal im Fernseh- und Musikzimmer unserer Wohngemeinschaft, um Abwechslung zu finden. Dieses Mal bin ich dort alleine. Ich schalte den Fernseher ein, um Nachrichten zu schauen. Es erscheint das Programm von RTL.

Dann fällt mein Blick auf das Klavier. So setze ich mich mal wieder davor, beginne zu singen und klaviere einhändig Noten als Stützräder zu meinem Gesinge, um den richtigen Ton zu treffen. »Manchmal geh ich meine Straße ohne Blick …«, singe ich, das Lied mit den »sieben Brücken« hat es mir angetan. Derweil zwischelfernsehert es leise im Hintergrund weiter.

Dann pausiere ich mit dem Gesinge und setze mich vor die alte Glotze. Ich will gerade weiterzappen, als ich eine chemische Versuchsapparatur sehe, die zunächst mein Interesse erregt. Sie steht im Zimmer eines etwa achtzehnjährigen Jungen, dessen dargestelltes Verhalten mich ganz eigenartig an mich selbst erinnert. So wie ich ordnet er Hefte und Stifte akkurat auf dem Schreibtisch an.

Arbeitet da einer beim Fernsehen, der mich kennt, zum Vorbild einer Rolle gemacht und dann entfremdet hat? Das frage ich mich, so auffällig ist das. Er ist zwar ein anderer Mensch als ich, aber subtil ist er genauso wie ich, das spüre ich. Daher zappe ich zunächst noch nicht weg. Denn das muss ich mir genauer ansehen.

Er scheint genauso subtil Schwierigkeiten zu haben, Menschen zu verstehen wie ich. Zum Beispiel darf auch bei ihm niemand etwas in seiner Ordnung verändern, sonst rastet er aus. Das alles ist äußerst interessant! Denn in letzter Zeit studiere ich ja gerne das Verhalten der Menschen, um das Unverstandene zu verstehen. Bisher vergebens.

Der Junge sitzt mit seiner Freundin an einem Gewässer, als die Polizei auftaucht. Es stellt sich heraus, dass er offenbar seit seiner Kindheit panische Angst davor hat, in ein Heim eingewiesen zu werden. Lieber wäre er tot. Das trifft mich tief. Ein Gefühl, das mir so sehr vertraut ist.

Szenenwechsel. Man sieht das Sekretariat irgendeiner Schule. Ich schnappe beiläufig einen Satz auf: »... er hat das Aspirga-Syndrom ...« Was soll das denn sein?, frage ich mich. Der schien doch ganz gesund zu sein! Leider wurde ich aus dem Film, was das angeht, nicht schlau.

Der seltsame Schlüssel

In der darauffolgenden Nacht zum 6. Februar 2007, einem blassbeigen, milchigen Tag, albträume ich so schlimm wie schon lange nicht mehr. Es spielt, warum auch immer, in Hamburg, vielleicht wegen des anstehenden Marathons, für den ich noch keinen einzigen Kilometer trainiert habe. Ich sehe Schilder, viele, viele Straßenschilder überall, laufe völlig neben der Strecke, welchen Weg soll ich bloß nehmen?, frage ich mich, als die Zeit sich als perfekte Illusion entlarvt, ganz bizarr, es gibt keine menschlichen Wörter, um zu beschreiben, wie das geht.

Der Traum fortsetzt sich mit allen möglichen Leuten – einschließlich derer aus längst vergangenen Zeiten – und mir selbst als Fremder inmitten eines Wirrwarrs von Straßenschildern, die alle irgendeinen Weg zeigen wollen, aber die Auswahl tiltet mich. Ich stehe außerhalb – und sehe mich – und es wird immer bizarrer. Ich als Mensch und doch nicht von dieser Welt – alle um mich herum wirken so röntgig durchschaubar und hadern mit Befindlichkeiten und Hierarchien, anstatt sich auf das faktenbezogene Leben zu konzentrieren.

Ich bin völlig fertig und stehe neben mir. Ich sehe mich von außerhalb meines Körpers, wie so oft in solchen Albträumen der schlimmsten Sorte. Irgendwann sortiert sich die Handlung kausal nachvollziehbar. Da stehe ich auf einmal neben einer staubigen Piste im hohen Gras und sehe einen glanzblaudunklen Geländewagen heranstauben, der eine Vollbremsung hinlegt, als dessen Fahrer einen glitzernden Gegenstand im Straßengraben liegen sieht. Der Wagen setzt zurück. Der Mann steigt aus. Das – bin ich selber. Ich stehe neben der Piste und sehe den Fahrer als mein Selbst vor der Kulisse südamerikanischer schneeiger Andenvulkane stehen, bekleidet mit schwarzem Tank-Top und ausgewaschener Jeans, deren Nähte aufgehen wollen.

Dann verschmelze ich mit dem Fahrer vollends und breche in Weinkrämpfe aus, weil ich endlich den Schlüssel gefunden habe. Ja, hier liegt er tatsächlich im Gras, ich sehe ihn blinken. Dann muss ich erst mal im hohen Gras neben der Piste pinkeln gehen – da wache ich gesichtsregnend auf, denn mein Blasendruck ist sehr hoch, in echt!

Und dann muss ich an Argentinien denken, wo mein Sohn Raphael kurz vor der chilenischen Grenze vor der Kulisse mächtiger Vulkane an genau dieser geträumten Stelle im hohen Gras den verlorenen Autoschlüssel wiederfand. Das habe ich wohl nachgeträumt. Aber warum kam gerade jetzt dieser Traum? Und welcher Schlüssel lag da eigentlich?

Ich gehe zum Klo, dann zurück ins Bett und versuche wieder einzuschlafen. Ich helfe nach, indem ich mich wie der kleine Tomai im Bett wälze, rechts rum – links rum, rechts rum – links rum, rechts rum – links rum. Dann endlich schlafe ich wieder ein. Und die Szenerie aus dem Traum ist wieder da.

Irgendwann zieht eine dröhnende Stimme bei mir ein. Sie wird ganz langsam immer lauter, bis sie mich durchdringend erreicht: »Sieh dir den Schlüssel ganz genau an. Schau doch endlich mal genauer hin, was da draufsteht.« Ich folge der Aufforderung und starre auf silberne Vertiefungen mit dem Schriftzug einer unbekannten Firma: ASPIRGA. Dieses Wort blinkt im Licht! Wie ein lichtendes Echo.

Aspirga – Aspirga – Aspirga. Es echot so lange in mir, bis ich erneut schockerwache: Aspirgaaarrrr! Charlie! Aspirga! Das war das Wort, das gestern Abend in dem Film vorkam. Dessen Bedeutung unklar blieb. Ich kann nicht mehr einschlafen. Das war irgendein Syndrom, das dieser Chemieschüler aus dem Film hatte.

Warum träume ich das jetzt, obwohl das gar nicht im Film erläutert wurde? Und wenn das auf einmal gar kein körperliches Problem ist? Wenn das auf einmal ein neurologisches Problem ist? Etwas, das mit dem dargestellten Verhalten und der Wahrnehmung zu tun hat? Und was ist, wenn dann das Ganze auf einmal irgendwie auch DEIN Problem ist? Lösungslos schlafe ich darüber wieder ein.

Genau um 6:58 Uhr stehe ich auf. Wie jeden Tag in Frankfurt. Höre zum Auftakt des Tages im Radio die HR3-Nachrichten, gehe anschließend duschen und mache mich frühstücks- und firmenfertig.

Nachdem ich dort die ersten Dinge erledigt habe, E-Mails wie immer nach dringend und wichtig klassifiziert habe, gönne ich mir eine Kaffeepause. Zeit, um einmal nach diesem merkwürdigen Firmennamen oder Syndrom zu googeln. Jetzt will ich doch mal wissen, was das denn sein soll, weil ich das Wort noch nie vorher gehört habe.

Aspirga – kein Eintrag im Wiki, keine Treffer bei Google. Entweder haben die sich das im Film eigens für die Geschichte ausgedacht – oder das Ding gibt es doch, wird nur anders betont oder geschrieben. Eine innere Stimme sagt mir: Heiß-heiß-heiß-heiß! Wie früher beim Topfschlagen. Aber das Klong-klong-klong – das bleibt aus! Wie so oft laufe ich wohl mal wieder blind durchs Leben. Doch dann ideet es in mir. Ich suche das Fernsehprogramm, recherchiere den Titel der Sendung: »Im Namen des Gesetzes: Panik.« Das gebe ich bei Google ein. Volltreffer. Eine Inhaltsangabe der Sendung ist gefunden. Aber in dem kurzen Text, den ich finde, steht leider kein Hinweis auf das Aspirblablabla.

Ich gehe wieder an meine Arbeit. Aber das mit dem Aspirga, das beißt sich fest. Es blockiert mich regelrecht. Das muss jetzt erst geklärt werden, denke ich. Sonst belastet mich das zu sehr. Ich kann halt nur sequentiell arbeiten. So ertappe ich mich wieder mal dabei abzuschweifen, anstatt endlich die vorgesehenen Arbeiten zu erledigen.

Okay, einen Versuch noch. Es handelt sich anscheinend um ein Syndrom, das weiß ich noch. Also gebe ich schließlich als letzten Versuch ein: »Asp* Syndrom«. Die ersten zwei Treffer sind irgendwelche Abkürzungsverzeichnisse:

»ASP: Asperger-Syndrom; HFA: High-Functioning Autismus; ADHS: Aufmerksamkeitsdefizit-Hyperaktivitätsstörung Diagnosen wurden in Anlehnung an …«

»Beachte: AUT = Autismus, **ASP = Asperger-Syndrom,** TE = tiefgreifende Entwicklungsstörungen, AS = autistisches Spektrum, BAP. = breiter autistischer Phänotyp«.

Ja, das Wort »Asperger«, das könnte es wirklich gewesen sein, was da gestern gesagt worden ist. So gebe ich dieses Wort nun auch noch mal richtig ausgeschrieben in Google ein, um Treffer erster Ordnung zu sehen, denn ich will doch wissen, was sich dahinter verbirgt, bevor ich die Arbeit fortsetze.

Beim Sichten der ersten Treffer verdichtet sich dann eine harmlos erscheinende Wolke am strahlend blauen Himmel binnen Sekunden zu einem der schwersten Gewitter, die mich seelisch je erschüttert haben. Lesend stottere ich mich durch die Anzeige auf dem Bildschirm: Da – da – da gibt es ja komplette Listen mit all deinen Problemen, gegen die du seit 41 Jahren wacker gekämpft hast. Das – das – das gibt's doch gar nicht! Ich werde sehr schnell sehr nervös und kurzatmig, dann starre ich ungläubig auf mein Telefon. Auf dem Display steht: 6. Februar 2007, 10:10 Uhr.

In diesem Moment schockt mich ein emotionales Erdbeben der Stärke 10. Mich erschüttern lang gesuchte und bisher nie gefundene Dinge in geballter Form: »... können keinen Small Talk«, »... haben Schwierigkeiten mit der subtilen Kommunikation«, »... können sich keine Gesichter merken«, »... haben oft auffälligen Gang«, und vieles mehr. Die seelischen Erschütterungen sind so stark, dass um mich herum alle Ordnungen meines bisherigen Lebens zusammenbrechen. Dabei werden Dinge freigelegt, die alle zwischenmenschlichen Rätsel meines Daseins schlagartig lösen.

Du bist ein hochfunktionaler Autist. Deine nonverbale Kommunikation ist gestört, heißt es. Und das bedeutet, dass diese Sache mit dem Eisbergmodell dann doch stimmt. Prosopagnosie, die Unfähigkeit, sich Gesichter zu merken, selbst das entdecke ich da gleich mit.

Ich habe es immer gespürt, beim Rasten der Zeitdimension ging etwas schief. Ich landete in einer Welt von Wesen, Leute genannt, die sich aus zwei Arten zusammensetzten: solche, die mich als Alien annahmen oder zumindest tolerierten, und solche, die spürten, dass ich kein Visum für die Erde hatte.

Ich spüre meinen ganzen Körper gänsehäuten und zittern. Ich friere erbärmlich, obwohl ich im warmen Büro sitze. Dann gefriere ich vollends, von innen nach außen, je mehr ich lese. Ich bekomme eine extreme Gänsehaut, wie immer dann, wenn ich spüre, die Lösung eines lange Zeit ungelösten Problems offenkundig gefunden zu haben.

Klong – Klong – Klong – KLONNNNNG! Damit endet also tatsächlich das längste latente Topfschlagenspiel meines Lebens! Aus – vorbei – Ende Gelände!

Ja, diesmal klong-klong-klongt es richtig: Das – bist – DU! Schließlich erstarre ich bis hin zur Versteinerung. Meine Augen starren steinstarr auf den Bildschirm. Vor mir flimmern abwechselnd immer wieder zwei Wörter:

Es dauert eine Weile, bis der Schock die darunterliegende Erlösung freilegt. Autismus – ein Sammelbegriff für alle meine Eigenschaften und Verhaltensweisen, wie es ihn kompakter gar nicht mehr geben kann.

Die ewig gefühlte Mauer – die Menschen nennen sie Autismus. Sie ist also tatsächlich ein medizinisch klassifizierbares Problem. Autist – so nennen die Menschen das, was du bist.

All die vielen ewig sich anhäufenden unbeantworteten Warum-Fragen, die das eigene Leben im emotionalen Kontext mit den Mitmenschen aufgeworfen hat, sind mit diesem einzigen Wort beantwortet. Die ewig gesuchten und nie gefundenen Erklärungen, jetzt kommen sie alle auf einmal. Ja, da werde ICH beschrieben, wie ich bisher durchs Leben ging. Mein Verhalten, das tatsächlich so anders ist – meine Art der strukturierten Wahrnehmung, die so anders ist – so individuell – diese Flatterbewegungen und Stereotypien, die Rituale, es hat alles zusammen einen einzigen Namen.

So sammele ich also ahnungslos ein Puzzleteil auf, das sich als DAS ewig gesuchte und nie gefundene entscheidende Puzzleteil entpuppt, das die letzte Lückung im Bild des eigenen Lebens füllt. Das aus dem bislang unvollendeten und unverstandenen Werk meiner unbegriffenen Kindheit und Jugend nun ein Bild macht, das vollständigt. Es gesichtet mein Selbst.

Kraaaa-bumbummmmmbumbumbummm. Es hallt und hallt in mir immer wieder wie ein Donner, der durch die Wolken grollt. Die Erleuchtung ist da, extrem grell und blendend. Dann regnet es aus meinem Gesicht in Strömen. Ich bin ein Autist – Autist – Autist – Autist – tist-tist-tist donnerhallt es wider – und wieder.

Wie bei einem schweren Unwetter ergießen sich noch mal für zwei Stunden die Augen … Wie nur zwei Mal seit meiner Kindheit. Als ich auf die rauschenden Oberharzer Tannen starrte, die den Weg säumten, an dem ich mich von Gesa verabschiedete, und als ich zur Forschungsfahrt aufbrach, mit der die ozeanische Trennung von meinem Gnubbelchen begann. Dort lagen dann wohl die wichtigsten Abzweigungen meines Lebens, denen ich gefolgt bin.

Damals sah ich die himmelhoch eisigen Berge am Horizont. Doch ein Gebirge folgte dem nächsten. Jetzt, nach 41 Jahren des Daseins auf der Erde, blicke ich erstmalig in das Land, das ich bisher nie sah. So bin ich nun viele, viele Meilen und serpentinige Gebirgspässe später an der Grenze des Landes der unbegriffenen Sehnsucht angekommen.

Einerseits fühle ich mich befreit, denn ich habe das Geheimnis meines Lebens gelüftet. Ich habe sozusagen die Losung, das Codewort, gefunden. Andererseits fühle ich mich um mein Leben als Mensch betrogen, denn in einer Welt zu leben, die durch nicht erkennbare Emotionen bestimmt wird, wird ewig schwierig bleiben.

Die finale Auto-Session

Die Mau steht wie jeden Donnerstag dort, wo früher immer das »Peine, hier Peine!« war. »Peine, hier Peine!«, das war die stereotype Bahnhofsansage, wenn ein Zug hielt. Die habe ich gerne papageienartig nachgesprochen. Als wir schließlich den Weg zum Haus rauffahren, die Via Silencia, und der blaue »Bus«, unser Auto, mit uns in der Garage steht, starre ich auf die Autokennzeichen vor uns an der Wand:

H – AK 1747

GG – KB 960

PE – OQ 37

»Mau, bitte bleib sitzen, wir müssen heute nach langer Zeit mal wieder eine Auto-Session machen!«

»Auto-Session? Das hatten wir aber schon lange nicht mehr! Was ist los?«

»Ich bin T-T-T!« Dann regnet es aus meinen Augen.

»Was ist passiert? Gab es Ärger in der Firma?«

»Nein, da ist alles okay, soweit ich dies erkennen kann – soweit ich dies erkennen kann – soweit ich dies erkennen kann!«, papageie ich, denn nun weiß ich ja – vorher spürte ich nur, jetzt weiß ich ja –, dass ich tatsächlich genau damit auch ein echtes Problem habe.

»Was ist es dann? Hat es was mit mir zu tun?«

»Nein, ganz alleine mit mir! Ich – ich habe vorgestern den – den – den –«

»Wassss deeeeeehhhn?«

»Den

SCHLUSS-STEIN

gefunden, den Stein, der alles erklärt, was mit mir los ist.«

»Wovon redest du? Was für einen Schlussstein?«

»Hast du mich wirklich lieb? Kannst du so einen Außerirdischen wie mich wirklich lieben?«

»Ja, aber sicher, du hast zwar Fehler, aber wer hat die nicht? Also hat es doch was mit mir zu tun?«

»Nein! Ganz allein mit mir. Mit dir nur insofern, dass ich mich frage, wie du dich für mich entscheiden konntest, nach allem was ich vorgestern, gestern und heute über mich im Internet gelesen habe!«

»Im Internet hat jemand was über dich geschrieben? Wer?«

»Nicht über mich persönlich, aber über das, was ich bin!«

»Was bist du denn?«

Stille im Auto. Ich starre vor mich hin. Nach etlichen Minuten knackt die Autotür der Mau, sie will wohl aussteigen, als ich fortsetze:

»Mögen die Kinder, die RaRas, der Raphael und die Ramona, mich wirklich?«

»Ja, bestimmt!«

»Aber die haben es auch schon gemerkt, der Papa ist aber komisch, das haben die schon soooo oft gesagt. Wer weiß, wie oft die das sagen, wenn ich es gar nicht mitkriege!«

»Na ja, dein Verhalten ist auch etwas merkwürdig. Aber früher, da war das doch noch viel schlimmer!«

»Hast du schon mal das Wort Asperger gehört?«

»Nein, was soll DAS denn sein?«

»Da gab es einen Film, in dem ein Junge vorkam, der das haben sollte. Und dabei war der einfach nur genauso wie ich. Die Geschichte war ein Krimi, der mich eigentlich überhaupt nicht interessierte. Wenn ich euch jetzt umbringen würde, dann käme ich nicht mal ins Gefängnis, sondern in eine Psychiatrie! Es begann alles mit einer chemischen Versuchsapparatur.«

»Wovon redest du da?«

Stille. Ich kann nichts mehr sagen. Denn ich merke gerade mal wieder, dass ich es einfach nicht schaffe, das, was zu sagen ist, rüberzubringen. Die Mauer, diese unsichtbare Mauer verhindert es. Ich bringe nur stotternd heraus:

»Das – das bin – ICH!«

»Das musst du mir erklären!«

»Das geht so einfach nicht, wenn du dieses Wort Asperger auch nicht kennst! Ich kannte das ja auch nicht.«

»Dann lass uns endlich reingehen, okay?«

»Nein, noch nicht!«

Ich starre wieder auf die Autonummern in der Garage. Ich sehe die autovolle Autobahn bei Wendhausen, den klengschrankenden Bahnübergang am Bahnhof in Peine, wo die Autos rauf rein in die Stadt und runter raus aus der Stadt woppten, wo ich einmal vergebens auf die bonbonbeladenen Rosenmontagszüge wartete, das Schloss in Groß Ilsede, wo die Züge rangierten, die rosabraunen Rohre auf den Hausbaustellen, die ganzen Schilder und vor allem die Straßen, Straßen und Straßen der Welt. Herrlich juchzig!

»Peter, was ist denn los?«

»Nach allem, was ich da so gelesen habe, bin ich ein Autist!«

»Wie kommst du denn da drauf?«

Wie soll ich ihr das denn jetzt in aller Kürze erklären? Meine Stimme friert ein. Ich schweige. Es herrscht Stille. Stille in der Garage!

Nach einigen Minuten gelingt es mir, die Mauer des Schweigens zu durchbrechen.

»Ich versuche, es dir drinnen weiter zu erklären, okay?«

»Ja, lass uns endlich mal reingehen!«

Drinnen lege ich der Mau die ganzen Zettel auf den Tisch, die ich ausgedruckt habe, direkt aus dem Internet, die meine Selbsterkenntnis belegen. Die ganzen Texte, die zeigen, dass ich offenbar eine angeborene, unheilbare, tiefgreifende Entwicklungsstörung habe, die Autismus genannt wird und sich in den drei Bereichen Sozialverhalten, Kommunikation und Wahrnehmung auswirkt.

Zunächst ist sie ungläubig, aber bei genauerem Hinsehen erkenntnist auch sie: »Ja, wenn man das, was du bist, so nennt, ja, dann ist das wohl so!«

Ich gehe vom Wohnzimmer ins Arbeitszimmer. Dort fahre ich in Gedanken versunken meine gesamte Lebensstraße noch einmal ab. Dann kommt mir die geniale Idee, doch einfach mal zur Oma rüberzugehen, um dort mein altes Zimmer unter dem neuen Licht der Erkenntnis zu betrachten, in dem mein Leben nun steht.

So begebe ich mich mit der traumatischen Autismus-Entdeckung in mein altes Jugendzimmer. Dort ist die Zeit noch immer nahezu stehen geblieben. Fast alles liegt noch genauso an seinem Platz, wie ich es im Sommer 1985 verlassen hatte. Nur die grüne Kringeltapete wurde durch eine helldezente Raufasertapete abgelöst. An der Wand hängt noch immer das große Poster, das mich mit meinem roten Adidas-T-

Shirt und meiner engen körperbetont abgetragenen Levis-Jeans zeigt. Die Locken hat es wohl immer wieder gerne betrachtet. Deswegen blieb es hängen. Ich war und blieb all die Jahre ihr ganz persönlicher Popstar, auf den sie so stolz war, ihr »Goldfasan«, wie sie mich oft liebevoll nannte. Sogar der letzte Schulstundenplan hängt noch am Schrank. Der Kalender gefror am 29. Juni 1985, jenem rostbraunroten Tag, an dem ich letztmalig das Hauptportal des Gymnasiums Groß Ilsede als Schüler durchschritt.

In den Schränken finde ich alles, was ich soooooo gut gebrauchen kann, um meine ganze Lebenszeit noch einmal abspulen zu lassen – im Licht der Autismus-Erleuchtung. Es ist einfach alles noch da, was ich jemals so produziert oder zu Papier gebracht habe. Sämtliche Schulhefte, alle Bilder, die ich jemals gemalt habe, sauber mit dem Datum oder zumindest dem Jahr oder der Klasse auf der Rückseite versehen. Am Bettkasten prangt, wenn auch leicht verblichen, noch immer die Landkarte der »States of Japetus« in den Grenzen von 1984, jenem Land, das ich damals definierte. Als Abgesandter eines fernen Planeten, der hier auf der Erde so die Grenzen seiner Kolonie einer erdfernen Welt erklärte.

Am Regal hängt auch noch immer die zugehörige rotblaue, mittelsaturnige Flagge meiner fernen Planetenheimat von damals. Mann, welchen Wert all diese Dinge auf einmal bekommen. Immer wieder waren sie bedroht, weggeworfen zu werden. Immer wieder hieß es von der Locken: »Wir müssen dein altes Zimmer endlich mal entrümpeln.«

Ich bin soooooo dankbar, dass dies bislang niemals geschehen ist! So viele Erinnerungen, Gedanken, alte Tagebücher. Hunderte von Zetteln, vielleicht sogar mehr als tausend, ich habe sie nicht gezählt, auf denen ich meine Welt seit dem Ende der sechziger Jahre, also seit frühester Kindheit, verewigte. Der »Philos«! Alte Kassetten, Bänder, auf die ich gesprochen und gesungen hatte, alles noch da. Genau so, wie es in Lehrbüchern über Autismus steht. Ich bin wieder fassungslos. So klar sichtbar – und doch sah es 41 Jahre lang niemand.

So finde ich auch alte Kassetten des braunen Brummelbären, die ich früher immer wiederholend meditativ gehört hatte. Ich höre nun diese Lieder, es ist wie eine Zeitreise, zurück und wieder vor, und zurück und wieder vor, wie in einer Zeitschaukel. Längst verschollene Erlebnisse werden wieder so lebendig, als wenn alles gerade erst passiert. Was für einen Fundus, den ich hier als 41-Jähriger finde, um auch längst verschüttete Erinnerungen noch einmal aktiv wachzurufen!

Immer wieder erleide ich beim Betrachten des Materials Weinkrämpfe. Es regnet nicht nur im Gesicht. Es prasselt, denn alles passt. Einfach alles! Autismus hier – Autismus da – Autismus überall. Ich kann es einfach nicht fassen.

Und dann muss ich an Frau Vogt denken, als sie mal sagte, die Liebe sei ein scheuer Vogel, der den Schlüssel meines Gefängnisses um seinen Hals trage. Ich hatte durch die Liebe den Weg aus dem autistischen Gefängnis gefunden.

Schließlich fällt mir auch wieder das kleine türkisgrün diagonal gestreifte Poesiealbum in die Hände, das schon in der Schulzeit für später einmal farblich und lyrisch viel Hoffnung verkünden sollte.

Beim Blättern halte ich inne bei einem Eintrag, den eine Mitschülerin bereits am 17.12.1978 schrieb. Sie brachte bereits damals den in ferner Zukunft liegenden, aber aufgrund meines Wesens wohl vorhersehbaren Moment der Erleuchtung auf den Punkt:

»Man sieht oft etwas hundertmal,
tausendmal,
ehe man es zum allerersten Mal
wirklich sieht.

Christian Morgenstern«

882 Nachwörter

22 Jahre suchte und fand ich meine Wege jenseits der Schulpforte. Im Jahr 2007 stehe ich an einer Kurve meiner Lebensstraße, von der sich eine geradezu unheimliche Aussicht bietet, die niederschmetternd und erlösend zugleich ist. Wie aus einer Adlerperspektive werden mir an diesem phantastischen Aussichtspunkt bislang unverstandene Zusammenhänge der im Tal der Kindheit liegenden, ebenen Welt transparent gemacht.

Es dauert noch eine ganze Weile, bis ich anderen Menschen davon erzähle. Schließlich trete ich den Weg zu einer ärztlichen Diagnostik an. Dadurch wird mir zum ersten Mal richtig bewusst, wie wichtig

Mimik beim Erfassen sozialer Situationen ist und wie groß meine Schwierigkeiten im Umgang damit sind. Da gibt es eine farbige Kommunikation, die ich nur in Schwarz-Weiß erlebe. Daraus ergibt sich eine Art zwischenmenschliche, soziale Blindheit. Im Laufe der Zeit bestätigen Ärzte und Professoren namhafter Kliniken unabhängig voneinander, dass ich ein Leben lang tatsächlich ein Autist gewesen sein soll, ohne es zu wissen.

Mehr noch, als ich wissen will, wie sicher denn diese Einschätzung sei, heißt es: »Da gibt es keinen Zweifel, bei Ihnen ist es geradezu klassisch, wie aus dem Lehrbuch.« Nicht passend zum »Lehrbuchfall« sei jedoch das, was ich draus gemacht habe.

Heute bin ich froh, all die Jahre nichts davon gewusst zu haben. Die Diagnose »Hochfunktionaler Autismus mit ausgeprägtem Asperger-Syndrom« kam serendipisch genau zur rechten Zeit. Zwar hätte ich mit einer früheren Diagnose auch viel früher Hilfe und Verständnis erwarten können, aber sie hätte mir aufgrund meiner ganz persönlichen Rahmenbedingungen doch eher geschadet. Weil man mir vielleicht nicht richtig geholfen, sondern mich möglicherweise verholfen hätte, weil man mir vielleicht nicht geglaubt oder zugetraut hätte, dass ich den Weg schaffen könnte, den ich bisher gegangen bin.

Erst als ich das erreicht habe, was aus eigener Kraft mit dem starken Glauben an mich selbst möglich war, und daran verzweifelte, warum es nicht mehr so richtig weitergehen wollte, bekam ich die Auflösung, um nun mit diesem Wissen mein Leben weiterhin zu bereichern, indem ich nicht mehr länger als nötig mit unerfüllbaren Erwartungshaltungen kämpfen muss. Es hat sich auch ganz nebenbei ergeben, dass meine Frau lückenlos meine Eltern in Sachen Unterstützung im Alltag abgelöst hat. Ich habe zum Glück nie völlig alleine leben müssen.

Unmöglichkeiten werden möglich, wenn man Wege nimmt und auch nehmen darf, die anders sind als die, die bekannt und reguliert sind. Ein gesundes Selbstbewusstsein, ein damit verbundener starker Wille und ein starker Glaube helfen, diese anderen Wege auch zu finden. So soll dieses Werk nicht nur eine interessante Geschichte sein, sondern auch anderen Mut machen, aufzubrechen, um so wie ich neues Land und neue Ziele für sich zu entdecken.

Außenseiter können mit ihrer Sichtweise weiterbringende Lösungen finden, wenn die Gruppe keine Perspektiven mehr sieht. Auf diese Weise bereichert die Vielfalt des Seins das Zusammenleben. Doch die

Vielfalt im Alltag zu akzeptieren, ist eine ewige, menschliche Herausforderung, für mich und für alle anderen.

1982 bekam ich im Rahmen eines Austauschprogramms vom Staat Oklahoma eine schöne Tafel, die mich als »Ambassador of Goodwill« titelt. Trotz aller Unwegbarkeiten (ganz bewusst mit »e« und nicht mit »ä« geschrieben, weil ich es als Kind so begriff und lange Zeit auch so verstand, also nicht die Waage, sondern die Wege als Grundwort gesehen habe) ist dies ein Auftrag, den ich ab sofort mehr denn je erfüllen möchte.

Das Leben mit der Mau hat mir gezeigt, dass Liebe alles verbindet, auch das, was durch Mauern getrennt ist. Liebe ist, füreinander da zu sein. Liebe ist der ewige Weg in die Mitte des Seins. Liebe ist wie die Flamme des Kaminfeuers. Tiefgründige Liebe ist wie die Glut des Kaminfeuers. Wenn man kein Holz nachlegt, erlischt sie!

Entschuldigung für gestern, heute und morgen

Ich möchte mich hiermit für alle Tritte in Fettnäpfchen entschuldigen. Das soll gelten für alle Fettnäpfchen, in die ich bereits hineingetreten bin, in die ich mit diesem Buch eventuell hineintrete und in die ich noch hineintreten werde, weil ich das auch bei größtem Gutwillen leider nicht werde verhindern können. Vielen Dank für Ihr Verständnis.

Danksagung

Ich bedanke mich bei allen Leserinnen und Lesern für ihr Interesse an meinem Leben, das einerseits relativ erfolgreich und voller Freude war, ist und hoffentlich bleiben wird, und das andererseits von viel Frust, Trauer, Wut und Verzweiflung gekennzeichnet war, ist und wohl ewig bleiben wird, solange ich so gekörpert bin.

Besonderer Dank gilt natürlich der Mau ganz allgemein für ihre Hilfe beim Bewältigen des Alltags und ganz speziell hier beim Korrekturlesen des Manuskriptes. Und natürlich gilt mein besonderer Dank auch Heike Hermann vom Patmos Verlag für das Lektorat und die hervorragende Betreuung.

Außerdem möchte ich mich bei allen bedanken, die mir geholfen haben, meinen Weg, nicht selten gegen Widerstände, zu finden und zu gehen. Besonderer Dank gilt den Papamamas, die mich im Rahmen ihrer Möglichkeiten unterstützten, und allen Menschen, die nie versuchten, aus mir etwas zu machen, was ich nicht bin, Menschen die spürten, wie man mich anfassen muss, die mich mit allem aufblühen ließen, was ich aus meinem Innersten heraus anbieten konnte.

Und denjenigen, die mir Steine in den Weg legten, möchte ich an dieser Stelle sagen, dass ich auch mit vielen dieser Steine noch was Wunderbares bauen konnte.

»Create your own path to success!«, die englische Version meines Lebensmottos, half mir, vormals ungegangene Routen zu finden. Vielleicht helfen meine dort hinterlassenen Spuren nun anderen, auch ihren Weg zu gehen.